영혼의 물리학
(Physics of the Soul)
- 죽음을 치유하는 의학 -

PHYSICS OF THE SOUL: The Quantum Book of Living, Dying, Reincarnation and Immortality
by Ami Goswami Ph.D.
Copyright (c) 2001, 2013 by Amit Goswami, Ph.D.
Korean translation rights (c) 2022 by Booklab Co.,Ltd.
All rights reserved.
This Korean edition published by arrangement with Hampton Roads Publishing Company c/o Red Wheel
Weiser, LLC through Shinwon Agency Co., Seoul

죽음을 치유하는 의학

영혼의 물리학

Physics
of the Soul

아미트 고스와미(Amit Goswami, Ph.D.) 저

최경규 옮김

삶, 죽음, 환생과 불멸에 대한 양자 서적
과학과 영혼, 마침내 손을 맞잡다

"아미트 고스와미 박사는 과학계에서 가장 뛰어난 인재 중 하나이다. 나는 물리학과 의식의 관계에
대한 그의 통찰력에 깊이 감명받았고, 그에게 진심으로 감사드린다. 『영혼의 물리학』은 도전적이며
뛰어난 책이다."

- 디팩 초프라

 북랩

『영혼의 물리학(Physics of the Soul)』이 처음 출간된 지 12년이 지났다. 나는 그동안 이 책에 있는 이론과 자료, 결론이 그 어느 때보다 더 타당하다고 말하게 되어 기쁘다. 간단히 말해서, 사후의 생존과 윤회(輪廻)는 근거가 있는 과학적 개념인 것이다.

『영혼의 물리학』을 읽을 때, 당신은 이 책에 있는 사후의 생존과 윤회의 중심 이론이 결정적으로 양자기억이라는 개념에 의존한다는 것을 발견할 것이다. 이는 우리 기억의 일부(양자기억이라고 부르자), 특히 학습에 의한 기억은 비국소적이라는 개념이다. 즉 이 기억들은 국소적으로 뇌에 있는 것이 아니라, 시공간의 밖에 함께 있다. 이런 식으로 이 기억은 신호나 에너지 전이(轉移) 없이 시공간을 가로질러 이전할 수 있다. 에너지 문제는 중요하다. 왜냐하면 사후생존 반대자들은 생전의 몸무게가 죽은 후에도 변화가 없다고 야단법석이기 때문이다.

또한 중요한 것은 생존이, 본질적으로 우리를 정의하는 우리의 일부가 아니면, 아무 의미도 없다는 것을 이해하는 것이다. 생각해 보면 당신의 본질은 당신의 역사가 아니라, 당신이 삶에서 학습한 것일 수 있다. 만일 이 물질주의(物質主義) 시대에 이런 개념이 너무 충격적이라면, 이를 영적(靈的)인 전통이 수천 년 동안 우리에게 이야기해 온 것이라고 이해하라. 양자물리학이 그 내용을 입증해 준다.

비국소성 - 신호 없는 소통 - 은 양자적 개념이다. 실험적으로 입증되었음에도 불구하고 많은 물리학자들이 이들의 타당성에 대해, 특히 현실의 거시적 영역에서 의구심을 가지고 있다. 걱정하지 말라! 이 책에 자료들을 적어 놓았다. 이 아이디어를 탐구할 때 마음을 열라.

이것이 과학적임에도 불구하고 생존과 윤회의 이론을 지지하는 것이 아직 위험한 것 같다면, 안심하라. 이 책에는 생존과 윤회에 관한 양자 모델에 관해 정확한 경험적인 증거들이 많은데, 지금은 말하지 않겠다. 그러나 내가 이 책에 무심코 남긴 놀랄 만한 자료를 볼 수 있을 것이다.

학습된 성향의 기억이 비국소적이라는 직접적인 증거가 있다. 1960년대에 신경생리학자 칼 래슐리(Karl Lashley)[1]는 뇌에서 배우는 성향이 있는 위치를 찾아내려는 실험을 했다. 그는 Y자 모양의 미로에서 쥐에게 치즈를 찾는 훈련을 시켰고, 쥐의 뇌 부분을 잘라 내기 시작했다. 그리고 그 성향이 남아 있는지를 테스트했다. 이상하게도 뇌의 50%를 잘라 냈어도, 훈련받은 쥐는 치즈를 찾아갈 수 있었다. 가능한 결론은 학습된 기억의 성향은 비국소적이라는 것이고, 고대 언어로 아카식(akashic)이라고 한다. 이는 산스크리트어로 시공간 밖이라는 의미이다(또 다른 결론으로, 뇌가 홀로그램이라는 이론이 한때 인기 있었는데, 더 이상 가능한 것으로 생각되지는 않는다).

그래서 더 나아가, 그것을 믿으라! 우리가 학습한 기억은 시공간 밖에 있다. 즉 그것이 비국소적이라는 것은 과학적이다. 그것을 탐구하는 것은 무모하지 않다. 당신의 탐구로 얻을 수 있는 것이 정말 많다. 하나는, 당신의 비관론이 우월한 생활 스타일을 낙천적 생활 스타일로 바꾸어 준다는 것이다. 만일 당신이 이미 낙천적이라면, 이런 생각은 개인적 목적의식과 영혼의 만족스러운 의미를 줄 것이다.

탐구하라, 탐구하라!
세상에는 너무도 많은 아이디어, 의미, 가치가 있다.

---

1) 미국의 신경심리학사. 동물의 지각·본능·학습 등의 문제, 특히 지능과 대뇌의 관계를 동물 실험을 통해 검토했다.

한 생에서 탐구하라.

두려워 말라. 당신의 죽음은 연장에 지나지 않는다.

인간의 상태는 특유하다!

당신은 다시, 또 다시 돌아온다!

궁금하지 않은가?

당신의 탐구의 끝은 무엇인가?

사후의 생존과 윤회의 이론을 발전시키는 것은 나에게 가장 보람 있는 여정(旅程)이다. 당신도 읽게 되겠지만, 이 여정은 노부인이 나에게 "우리가 죽은 다음에는 어떻게 되느냐?"라고 물은 데서 시작됐다. 당시에 나는 그것을 몰랐고, 알 수 있다고 믿지도 않았다. 그러나 신지론자(神智論者)가 내 생활에 들어왔고, 그것을 믿는 전통과, 실제로 내가 그런 전통에서 성장했다는 것을 상기시켜 주었다. 그리고 꿈이 도전과 함께 왔다. "『티베트 사자의 서 (Tibetian Book of Dead)』[2]는 맞는 이야기이고, 그것을 증명하는 것이 당신의 임무이다!" 그리고 마지막으로 한 대학원 철학과 여학생이 남자친구의 죽음으로 인한 슬픔에 대해 상담을 요청했다. 이런 연속적인 동시성(同時性)이 여기에 적힌 발견으로 이끌었다.

당신은 책을 읽으면서, 여기 있는 이론이 또 다른 논란이 되고 있는 현상 - 채널링(channelling)에 대한 설명도 해준다는 것을 알게 될 것이다. 채널링이란 채널러라는 사람이 죽은 사람의 '영혼'을 형상화한다고 주장하는 현상이다. 채널링에 대한 모든 대체적인 모델들이 일종의 이원론(二元論)적인 사고에 기반을 두는 반면, 여기서 탐구된 모델은 이 현상에 대해 오직 과학적인

---

2) 티베트불교의 시조 파드마삼바바가 쓴 경전. 티베트어로 '바르도 퇴돌'이라고 한다. '바르도' 란 죽어서 환생할 때까지의 중간 사이를 말한다. '퇴돌'이란 '듣는 것을 통한 영원한 해탈'이 라는 뜻이다. 죽음의 순간 한번 듣는 것만으로도 삶과 죽음의 수레바퀴를 벗어나 영원한 해 탈을 얻을 수 있다고 한다.

설명만으로 이루어지고 있다.

이 모델에 의하면, 오직 학습된 성향 또는 사망한 사람의 특성만이 채널 링된다. 이 책에 실험적으로 증명된 것이 보고되어 있다. 몇 가지 코멘트만 추가하겠다.

1. 많은 채널러들이 채널의 실체와 특이한 재주의 수행뿐만 아니라 아이 디어와 구상을 보여주고, 이것들이 채널된 실체로부터 온다고 주장한 다. 이 주장들은 의심을 가지고 보아야 한다.

2. 채널러와 채널된 실체 사이에서 무엇이 채널링을 가능하게 만들었는 가? 누구나 채널링을 할 수 있는 것은 아니다! 나는 어떤 사람들은 그 들의 학습된 성향이 그들의 육체가 사라진 이후에도 인간 세계에 있기 를 바라는 특별한 의도를 가지고 죽는다고 생각한다. 다른 사람, 채널 러들은 채널링에 특수한 연마된 의도를 가진 심령술사들이다.

3. 우리 모두가 채널링을 배울 수 있는가? 나는 『창의적 진화(Creative Evolution)』라는 책에서, 어떤 소수의 사람들이 어떻게 공동체(오래된 부족 의 실체 같은)에서 작용하는 긍정적 감정의 뇌 회로를 발전시킴으로써 인 간 진화의 과정을 변화시킬 수 있을까 하는 것에 대해 기술했다. 이 아 이디어는 몇 세대 안에 많은 인간들이 그런 뇌 회로를 가지고 태어날 것이라는 내용이다. 전달은 이 책에서 더 발전된 루퍼트 셀드레이크 (Rupert Sheldrake)[3]의 개념인 형태형성장(形態形成場, morphogenetic field)[4]의 비 국소적 기억에 의한다. 만일 우리가 집단으로 채널링의 의도를 사용하

---

3) 케임브리지 대학의 생화학자이자 세포생리학자. 초심리학 연구와 저서가 있으며, '형태공명 장(morphic resonance)'에 의해 생명체의 각 기관이 형성된다고 한다. 그리고 생명체는 그 종에 특이하고 그때까지 이어져온 '집단적 기억(collective memory)'을 가지고 있다고 한다.

4) 발생생물학에서의 루퍼트 셀드레이크(Rupert Sheldrake)의 개념으로 개별적, 국소적인 생 화학적 신호에 반응하여, 특정한 형태학적 구조나 기관으로 발달할 수 있는 세포의 그룹을 밀한다. 여기서는 활력체 수준에서의 형태형성 프로그램으로서, 이 프로그램에 의해 물리적 신체를 구현한다는 개념으로 사용한다.

면 학습된 성향의 비국소적 전파가 한층 속도를 내게 될 거라고 나는 진정으로 생각한다.

마지막으로 한마디 하면, 젊은 여성이 슬픔을 상담하기 위해 찾아왔다는 이야기를 했다. 그때 나는 무엇을 상담해 주어야 할지 몰랐다. 지금은 안다. 가능한 한 슬픔에서 벗어나라. 당신의 슬픔이 죽은 사람의 의지를 붙잡고 있기 때문이다. 그를 자유롭게 놓아 주어라.

이 책을 즐기기 바란다. 이에 대한 연구가 나의 일생을 변화시켰다. 이 책이 당신의 삶을 풍요롭게 하길 바란다.

아미트 고스와미

　인간은 태어나서 부모의 양육을 받다가, 교육을 받고 성숙해져서 경제적 기반을 가지게 되면, 아직은 상당수의 사람들이 결혼하고 자식을 낳아서 양육한다. 그 과정에 기쁨과 슬픔, 쾌락과 고통이 있다. 일부의 사람들은 뛰어난 능력으로 큰 물질적 부를 이루어 부러움의 대상이 되기도 하고, 극소수의 사람들은 인류 사회에 큰 기여를 하여 존경받기도 한다. 그러나 결국 늙어서 사망하고 사라지게 된다. 그 외에 또 무엇이 있겠는가?

　수백만 년 전 인류 역사가 시작된 이래, 언제부터인가 인간이 환경과 다른 객체들로부터 자신을 구별하고 자아를 가지게 되었다. 그리고 현실 생애에서의 삶의 유지와 번식뿐만 아니라, 죽음과 죽음 이후의 상태가 궁극적인 관심의 하나가 되었다. 인류학자들에 의하면, 모든 시간을 먹이 사냥에 투자하지 않아도 삶이 유지되는 계급이 생겨나면서, 이러한 형이상학적인 사유와 이에 대한 헌신의 의식이 나타나기 시작했다고 한다.

　수천 년이 지난 지금 우리는 지금 고도의 물질문명 시대에 살고 있다. 현대 물질문명의 바탕이 되는 과학의 발전은 그 기저에 일원론적 물질주의의 세계관을 가지고 있어서, 정신과 마음, 영혼 같은 것은 물질의 상호작용에서 나오는 부수 현상에 지나지 않는다고 생각한다. 이는 인류의 여러 종교들과 다르다. 또 데카르트의 마음과 신체를 구분하는 심신 이원론은 영혼과 신체의 상호작용이 에너지보전 법칙을 위배함으로써 배척당한다. 이들은 모두 현대 과학의 원리에 맞지 않기 때문이다.

뉴턴의 물리학 그리고 수학의 발달로 많은 자연 현상들이 수학과 물리학의 정리로 설명 가능하게 되었다. 특히 최근 분자생물학의 발달은 인간의 신체뿐만 아니라, 행동과 사고도 유전자의 틀에 넣을 수 있는 근거를 마련한 것으로 여겨진다. 그리고 지속되는 생물학과 의학적 발전의 결과로 우리는 물질의 부수 현상으로 생기는 생을 살다가 물질과 함께 모두 사망하여 사라지는, 의미를 두기 힘든 삶을 살고 있다. 질병에 걸리면 기계가 고장 났을 때와 같은 과정으로 진단과 치료가 이루어진다. 모든 것은 물질에서 시작되었기 때문에 어쩔 수 없는 것이다.

아미트 고스와미 교수는 이러한 물질주의 일원론을 단호히 배격한다. 고전 물리학에 바탕을 둔 현대 과학에서는 단지 소립자, 원자, 분자, 세포 기관들이 작용하면서 나타나는 부수 현상으로 생각되는, 아무런 의미가 없는 우리의 정신과 느낌, 사고와 영혼 같은 현상들은 분명히 의미가 있고 존재의 근거가 있다고 주장한다. 그 근거는 양자물리학이다. 비국소성과 비연속성 그리고 양자도약을 특성으로 하는 양자물리학은, 의식의 존재 하에서만 가능성의 파동이 붕괴되어 물질이 생긴다는 것을 분명하게 보여준다. 우리의 정신이나 마음, 영혼이 물질의 부수 현상이 아니라, 의식이 물질의 근거인 것이다.

모든 실재의 근거는 의식이라는 의식 위주의 과학에서는, 우리가 삶을 영위하는 현재의 생애와 물리적 신체가 우리의 긴 여정의 한 순간과 일부라는 것을 설명해 준다. 기독교와 불교, 힌두교와 이슬람교, 그리고 다른 비전의 종교들이 지금까지 말해 온 느낌과 정신, 신성이 실재이고, 물질적 신체는 이를 이루기 위한 긴 여정에서 하나의 도구라는 것을 보여준다.

붓다와 예수를 비롯한 위대한 인류의 스승들이 알려주었으나, 지금까지 우리가 생의 다른 영역으로 비껴 두고 일부의 사람들만 참여해 온, 그러나 언젠가는 꼭 해야 할 인류 진화의 여정을 이제 시작해야 한다. 유한한 자원으로 이루어져 생존 경쟁이 불가피한 물질문명으로부터 생명체 누구나 나누어 가질 수 있는 무한한 자원인 사랑과 평화와 안정의 초정신체 정신문명을 이루기 위한 위대한 여정이 우리를 기다리고 있는 것이다. 이 책 『영혼의 물리학』은 이러한 관점이 옳다는 것을 과학적·실증적으로 증명해 준다. 그런 의미에서 이 책은 '죽음을 치유하는 의학'이라고 부제를 붙였다.

목
차
/

제1부

죽음으로부터 불멸로

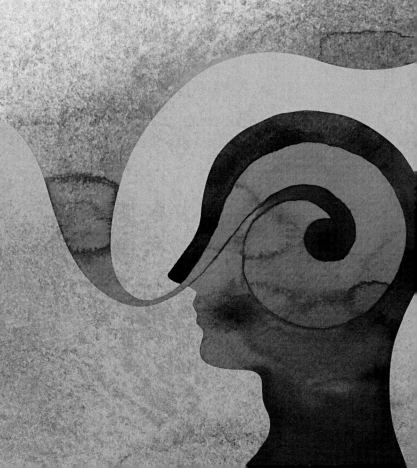

죽음이란 무엇인가? 쉬운 질문 같다. 죽음은 생명의 끝이고, 생명의 중지이다. 그러면 생명이 무엇인지 아는가? 생명의 중지가 무엇을 의미하는지 아는가? 이 질문들은 적어도 과학에서는 대답하기 쉽지 않다.

대부분의 사람들은 삶과 죽음에 대한 과학적 정의에는 별 관심이 없다. 1993년에 의식 위주(意識爲主)를 기반으로 한 과학인, 실재의 본성에 대한 새로운 과학적 패러다임을 제안한 나의 책이 나온 후에, 나는 라디오 청취자 프로그램에 참여했다. 첫 번째 질문은 실재의 본성이나 의식에 관한 것이 아니었다. 사후에 생이 있느냐는 것이었다. 처음에 나는 깜짝 놀랐다. 그리고 많은 사람들에게는 이것이 실재에 대한 궁극적인 질문이라는 것을 깨달았다.

어린이들도 알기를 원한다. 어린이는 신에게 쓰는 편지에, "하나님, 우리가 죽으면 어떻게 되나요? 나는 죽고 싶지 않아요. 나는 단지 어떤지 알고 싶어요"라고 썼다.

죽은 다음에 무슨 일이 일어나는가? 과거에는 교구의 신부, 목사, 구루, 물라(이슬람교 율법학자), 랍비(유대교 율법학자) 또는 선사(禪師)에게나 물어보았을 질문이다. 전혀 과학에 관한 질문으로는 여겨지지 않았다. 그 당시 과학은 세계의 실제적인 측면만 다루었다. 사람들에게 더 밀접한 문제들은 종교에서 답을 찾았다. 어떻게 살아야 하나, 죽은 다음에는 무슨 일이 생기나, 신을 어떻게 아는가? 등등.

항상 답이 있는 것은 아니었다. 선 수행자가 선사에게 물었다, "죽은 다음에는 무슨 일이 생깁니까?" 선사는 "나도 모른다"라고 대답했다. 그 수행자는 놀랐다. "그러나 당신은 선사가 아니십니까!" 그는 말했다. "그러나 나는 죽은 선사가 아니지 않나"라는 대답이 왔다.

그러나 많은 종교의 교사들은 이에 대해 대답하기를 주저하지 않는다. 대답은 대부분 간단했다(적어도 조직 체계를 갖춘 종교에서는). 신은 세계의 궁극적인 황제이시고, 세계는 선과 악으로 나뉘어져 있다. 선에 속하게 되면 죽은 다음 평화와 즐거움의 장소인 천국에 가게 된다. 그러나 악을 따르면, 죽은 다음 지옥에 떨어져 불과 유황에 둘러싸여 고통을 받게 된다. 종교의 메시지는 '선한 사람이 되라'이다. 만일 선함이 이 세상에서 보상받지 못하면, 죽은 다음에 보상받을 것이다. 아! 이 발전된 과학 시대에 이런 대답은 만족스럽지 못하다.

당신은 이 책에서 진전된, 만족할 만한 답을 찾을 수 있을까? 나는 그러기를 바란다. 의식 위주의 철학에 바탕을 둔, 양자물리학이라는 새로운 물리학에 근거한 대답은 우리에게 예지적 창문을 가져다준다. 그리고 이를 통해 아주 오래된 질문에 대한 새로운 대답의 돌풍이 불 것이다. 죽음 이후의 일에 관한 질문과 대답은 이 새로운 과학 분야가 가장 최근에 한 발견일 뿐이다. 자, 읽어 보자.

생존은 무엇인가?

죽은 다음 당신은 누구인가? 분명히 죽은 다음 당신은 신체적 또는 물질적 실체가 될 수 없다. 그래서 무형(無形)의 영혼이라는 개념이 대중적인 것이다. 신체가 죽은 후에 남는 것이 영혼이라고 듣는다. 죽은 다음 심판의 날의 결과에 따라 영혼은 천국이나 지옥에 간다.

많은 사람들이 기대하는 천국에 대한 묘사는 할리우드 영화에서처럼, 천국에서도 그들이 지금과 같은 자아를 가지고 있기를 기대하는 것을 시사한다. 그들에게는 자아가 영혼이다. 그러나 이런 믿음에 대한 반대도 있을 수 있다.

우리는 어떻게 우리의 자아 정체성을 얻는가? 분명한 것은, 우리가 성장하는 과정의 경험이 자아를 형성한다. 아마 이 경험에서의 기억은 대부분 물리적 뇌에 보존된다. 더구나 경험(교육(nurture))만으로는 전체 자아개발이 되지 않는다. 우리의 유전적 자질(본성(nature))이 또한 역할을 한다는 것이 논리적이다. 그러나 유전자와 뇌는 모두 물질적이다. 신체가 죽고 결과적으로 물질적 기억이 없어졌는데, 자아가 기능할 수 있겠는가?

영혼이 자아라는 데 대한 다른 논쟁은 심리학자 찰스 다트(Charles Tart)[5] 가 제기했다. 다트(1990)는 신체와 뇌가 우리의 정체성을 안정시키는 데 영향을 준다는 것을 지적했다. 예를 들면, 꿈을 꾸는 동안 우리는 우리의 물질적 신체에 대한 인식을 잃고 무슨 일이 생기는지 본다. 꿈에서 우리의 정체성은 한 꿈 - 신체로부터 다른 신체로 여러 번 전환할 수 있다. 여기에는 우리가 동일시할 안정성이 별로 없다. 탈 감각의 상태나 환각제를 복용했을 때도 비슷한 일이 생긴다. 인식이 깨어 있는 상태에서 경험하는 안정된 자아 정체성, 정상 상태가 이렇게 의식이 변화된 상태에서는 사라지게 된다. 다트는 우리가 모르는 다른 종류의 안정화 과정이 있지 않다면, 이런 변화된 의식 상태가 죽음 이후에 있게 되는 상태와 같을 수도 있다고 생각했다.

그래서 영혼의 본성, 죽을 때 남는 것의 본성은 어렵고 논쟁의 여지가 많은 문제이다. 더구나 많은 문화에 있는 연속적 묘사를 - 삶과 죽음을 연속적으로 생각하는 - 생각해 보면, 더 논쟁의 여지가 많고 수수께끼 같다. 죽은 다음에도 무엇이 생존할 뿐만 아니라, 그 생존한 것이 다른 생애에서 다른 신체에 돌아오고 하는 등의 과정은 계속된다.

---

5) 미국의 심리학자. 초개인심리학의 개척자로 의식의 본성에 대한 연구를 함. 『마음의 과학(Mind Science)』, 『의식 상태(States of Consciousness)』, 『초감각적 지각 사용 학습 (Learning to Use Extrasensory Perception)』 등의 저서가 있다.

윤회 *(輪廻, Reincarnation)*

사후에 영혼이 천국이나 지옥에서 살고 있는 그림은 일반적인 유대·기독교 문화의 모습이다. 다른 문화에서는 좀 다르다. 예를 들어, 이슬람교에서는 차이가 크지 않으나 어떤 경우는 사후세계의 실제에 관한 관점이 아주 다르다. 인도의 힌두교, 티베트 등에서의 불교(불교에서 영혼에 대한 개념은 아주 미묘함에도 불구하고), 그리고 불교도가 아닌 중국과 일본의 조상들은 영혼과 천국, 지옥을 믿는다. 그러나 그들에게 천국이나 지옥에서의 체류는 오직 여정의 시작에 지나지 않는다. 이들 문화에서 천국과 지옥은 임시적인 거주지이고, 그 다음 영혼은 다시 한번 지구로 돌아와야 한다. 얼마나 오래 천국이나 지옥에서 임시로 거주하느냐는, 선과 악의 장부를 구성하는 인과관계의 개념인 당신의 업보(業報, 카르마(karma))에 따라 다르다. 하지만 한 가지 중요한 차이가 있다.

기독교와 마찬가지로 선한 행위가 쌓이면 선한 업보가 되고, 악한 행동은 당신의 장부에 악한 업보로 쌓인다. 물론 악한 업보는 환영받지 못한다. 예를 들면 많은 중국인들은 만일 지구에서의 행동이 정말로 나쁘면 다음 생애에 쥐나 벌레로 태어날까봐 두려워한다. 그러나 선한 행동도 업보의 바퀴가 회전하는 것을 멈추게 하지는 못한다. 선한 업보를 많이 쌓아도 완벽한 천국에 영원히 머무를 수는 없다. 당신은 항상 불완전한 지구로 돌아와야 한다. 이로 인해 선한 업보도 충분하지는 않다는 미묘한 아이디어가 들어 있다. 심지어, 그러고 나서 반복되는 윤회의 순환인 업보의 수레바퀴에 매이게 된다. 그리고 업보의 바퀴는 고통의 수단으로 작용하는 것으로 보인다.

선한 업보를 쌓는 것, 지구에서의 모든 행위와 경험에서 선한 행동을 하는 것보다 좋은 게 무엇이 있을까? 힌두교와 불교에는 업보의 바퀴에서 벗어날 수 있게 해주는 궁극적인 완전한 삶의 길에 대한 개념이 있다. 힌두교에서는 이를 모크샤(moksa)라고 하는데, 자유의 의미이다. 불교에서는 니르

바나(nirvana, 열반)라고 하고, 욕망의 불의 소멸이라는 의미이다.

우리는 사후에 일어날 일에 대한 유대 - 기독교와 힌두 - 불교의 관점의 차이를 설명하기 위해서 철학을 이용할 수 있다. 한 철학에 의하면, 문화에 의해 발전된 사후세계의 실제에 대한 특정 모델은 그 문화가 물질적으로 풍요한지, 빈곤한지에 따라 다르다고 한다. 종교의 목적은 사람들이 악하게보다는 선하게 살도록 인도하기 위한 것이다. 만일 그 문화가 물질적으로 빈곤하다면, 사람들은 사후에 좋은 생활을 즐길 수 있기를 바라며 산다. 만일 그들이 윤회를 알았다면, 일시적으로 지옥에 가는 위험을 감수하면서 이따금 악해지는 것을 주저하지 않을 수 있다. 선하게 살 수 있는 다음 생(生)이 항상 있기 때문이다. 그래서 사람들이 영원한 지옥이라는 개념을 가질 수 있게 하는 것이 중요하다. 그들이 지옥을 이미 알고 있으므로, 영원히 지옥에 있고 싶어 하지 않는다.

반면 풍요로운 사회에서는 다른 견해로 생각할 수 있다. 풍요로운 사회에서는 사람들이 계급제도 내에서 살게 되는데, 대부분의 사람들이 중산층이다. 당신이 중산층이라면, 당신에게 일어나는 최악의 사태는 빈곤해지는 것이다. 그러면 악한 업보는 지옥뿐만 아니라, 다음 생의 더 안 좋은 생활(예를 들면 하층민)을 낳게 되므로 윤회에 대한 두려움이 작용한다. 이런 경우가 윤회의 개념이 번창했던 풍요로운 고대 인도 사회의 카스트 제도[6]이다. 지금은 인도에서도 변하고 있다. 대부분의 인도인들은 빈곤하기 때문에 더 이상 윤회 개념이 대중적이지 않다.

한편, 점점 풍요해지는 오늘날의 서구에서는 계급제도가 증가하고 있다. 윤회의 개념이 이 사회에서 자리 잡아 가고 있는 것은 이상한 일이 아니다. 이해가 가는 일이다. 사후 100과정에서 당신은 신과 선, 악, 영혼, 천국 그리

---

6) 인도의 사회 계급제도. 브라만(Brahman, 사제·성직자), 크샤트리아(Kshatriya, 귀족·무사), 바이샤(Vaisya, 상인·농민·지주), 수드라(Sudra, 소작농·청소부·하인)의 네 가지로 분류되고, 이 네 카스트 아래의 계급을 하리잔(Harijan, 불가촉천민(untouchable))이라고 한다.

고 지옥 등 기본적인 개념을 배운다. 사후 300과정에서 당신은 윤회, 업보의 바퀴라는 개념을 알게 된다. 거기서 당신은 100과정에서는 생각할 수 없었던 질문을 하게 된다. 사후의 생이 있다면, 왜 생전의 생이 없겠는가? 왜 선한 사람들에게 나쁜 일이 생기는가? 가장 좋은 것은, 진정으로 공정하고 자애로운 신이 어떻게 모든 사람에게 천국에서의 좋은 생을 줄 수 없는가? 하는 질문이다.

이 과정들과 비교할 때, 해방의 개념은 500과정 정도 수준의 대학원 과정이다. 당신은 '업보 - 콜라(karma-cola)'를 실컷 즐긴 다음에야 이 과정에 들어간다. 당신은 실제의 진정한 본성, 그리고 그것과 당신의 연결 관계에 대해 질문하게 될 때, 또한 당신과 세계 그리고 신이 서로 분리되지 않고 독립적이 아니라는 직관(直觀)을 하게 될 때 그 과정에 들어가게 되는 것이다. 당신은 지각 있는 존재의 모든 세계가 당신의 가족이 될 때, 그리고 당신이 당신의 가족을 위해 새로운 방법으로 봉사하기 원할 때 그 과정에 들어가게 된다.

철학자 마이클 그로소(Michael Grosso)는 최근 미국에서 나타나는 윤회에 대한 관심의 부활을 '윤회 신화의 자연스러운 형성'이라고 불렀다. 그러나 이것은 신화의 형성 이상이다. 나는 우리 모두가 사후 100과정에서 300과정까지 졸업했다고 생각한다. 그리고 우리들 중 일부는 이미 대학원 과정을 생각하고 있다.

다음 과정으로의 이전은 언제 일어나는가? 철학자 앨런 와츠(Allan Watts)[7]는 이를 아주 잘 설명했다. 와츠(1962)에게 업보의 수레바퀴는 카니발에 있는 것과 거의 같다. 처음에는 영혼으로서 당신은 덜 모험적이다. 당신은 환생(還生)했을 때의 좋은 생활에 매달린다. 얼마 후에야 당신은 조금 더 위험한 바

---

7) 영국 출신의 미국 철학자, 작가. 동양철학을 미국과 유럽에서 강의. 『영성심리상담(The way of Zen)』, 『불교사상: 비종교의 종교(Buddhism: Religion of non - Religion)』 등의 저서가 있다.

퀴를 타게 되면, 보다 훌륭한 학습의 기회가 있음을 알게 된다(가난하게 태어나는 것(그러나 덕목 있게)또는 평탄치 않으나 창의적으로 살아가기 등). 그러나 그때에도 궁극적으로 겪게 되는 권태가 당신의 발목을 잡는다. 업보의 수레바퀴에 영원히 매달리는 것은 우리 모두에게 조만간 끔찍한 일이 될 것이다. 영화 제작자 우디 앨런(Woody Allen)은 영화 <한나와 그 자매들(Hannah and Her Sister)>에서 이 감정을 완벽하게 포착한다.

> …니체와 그의 영겁회귀의 이론. 그에 의하면 우리가 사는 생, 우리는 영원히 정확하게 같은 식으로 계속 살게 될 것이다. 대단하다. 이것은 내가 다시 아이스 쇼에 끝까지 앉아 있어야 한다는 것을 의미한다. 가치 없는 일이다.
>
> - 피셔(Fischer) 1993에서 인용

우리가 이런 식으로 느낄 때, 우리는 해방의 개념에 의지할 수 있다.

천국에서의 영원성에 대한 기독교의 개념과 해방에 대한 동양적 개념이 본질적으로는 우리가 진정으로 영혼의 불사라고 말할 수 있는 - 더 이상의 탄생도 죽음도 없는 - 단계를 말한다는 것에 주목하자. 전자(천국)는 중간 단계를 생략한, 거기에 어떻게 가는지를 다소 단순화한 버전일 뿐이다.

그러므로 윤회를 순전히 동양적인 것이고 최근에야 서구에 알려진 것이라고 생각하지 말자. 윤회는 예수가 태어난 유대주의의 일부에서 받아들여진 개념이다. 서기 533년 전에는 많은 학자들에 의해 받아들여졌다. 기독교에서도 윤회의 개념을 수용했다. 이 해에 5차 공회에 의해서 영혼이 환생한다는 개념에 반하는 칙령이 통과되었다고 전해진다. 그러나 다른 학자들은 공회가 공식적으로 그런 칙령을 만든 적이 없다고 생각한다(좋은 논의를 위해 바체(Bache[8] 1991)와 맥그리거(MacGregor 1978)를 참조하라).

---

8) 미국의 철학자, 초개인 심리학자. 불교와 윤회, 의식 상태의 철학적 의미 그리고 집단의식의 역동학에 대해 연구. 저서에, 『라이프스타일(Lifestyle)』, 『어두운 밤, 이른 새벽(Dark night,

많은 학자들은 또한 서양에서의 윤회에 대한 분열은 동양과 서양 사이의 분열이 아니고, 서양 종교에서의 비전(祕傳)적 맥락과 대중적 맥락 사이의 분열이라고 생각한다. 윤회는 이슬람의 비전적 분파인 수피교에 의해 받아들여졌다. 그노시스파와 기독교의 다른 신비적 전통처럼 유대의 하시디즘도 윤회를 지지한다(바체 1991; 크랜스턴(Cranston)과 윌리엄스(Williams)1984).

윤회의 개념은 종교적 맥락이 아닌 서양적 사고에서도 자주 나타난다. 피타고라스[9]와 플라톤[10]으로 시작해서, 데이비드 흄(David Hume), 랄프 왈도 에머슨(Ralph Waldo Emerson), 헨리 데이비드 소로(Henry Thoreau), 벤자민 프랭클린(Benjamin Franklin), 괴테(J. W. von Goethe)[11] 등 모두가 윤회를 믿었다. 괴테는 다음과 같이 적었다.

> 사람의 영혼은 물과 같다.
> 하늘에서 내려와 하늘로 올라가고
> 다시 내려와서는 땅으로 돌아간다.
> 영원히 무상(無常)하다.
>
> - '물 위의 영혼의 노래', 바이니(Viney) 1993에서 인용

그리고 프랭클린은 22세밖에 안 됐을 때 그의 묘비명을 썼다.

---

early dawn)」등이 있다.

9) 그리스의 종교가이자 철학자, 수학자. 만물의 근원을 '수'로 보았다. 수학에 기여한 공적이 매우 커서 플라톤, 유클리드를 거쳐 근대까지 영향을 미쳤다. 피타고라스의 정리로 유명하다.

10) 고대 그리스의 대표 철학자로, 객관적 관념론의 창시자이다. 소크라테스의 제자이자 아리스토텔레스의 스승. 30여 편에 달하는 대화록을 남겼는데, 그 안에 담긴 이데아론(형이상학), 국가론 등은 고대 서양철학의 정점으로 평가받는다.

11) 독일의 시인, 극작가, 정치가, 과학자. 바이마르 공국(公國)의 재상. 『빌헬름 마이스터의 편력시대』, 『파우스트』, 『젊은 베르테르의 슬픔』 등 대작이 있다.

인쇄업자 B. 프랭클린의 시신.

낡은 책의 표지가 닳고

문자와 금박이 벗겨져나간 것처럼

그의 시신은 여기 누워 벌레의 먹이가 될 것이다.

그러나 그의 업적은 사라지지 않을 것이니

그가 믿는 바와 같이

저자의 수정과 개정을 받고

새롭고 보다 우아한 판본으로

다시 세상에 나올 것이기 때문이다.

- 크랜스턴과 윌리엄스(1984)에서 인용

이미 윤회를 수용하는 씨앗이 있었기 때문에, 윤회가 기본적 교리로 포함되어 있는 신지학 운동이 19세기 서양에 빠르게 파고들었다. 최근에는 여론조사에서 거의 25%에 달하는 상당수의 서양인들이 윤회를 믿는 것으로 나타났다(갈럽(Gallip)1982). 철학자 두카스(C. J. Ducass)는 "생의 연속성에 대한 믿음이 모두 자연스럽게 (어린 시절에서부터) 유래된다"라고 계속 주장하고 있다. 우리가 가지고 있는 환생 - 기억 회상에 관한 자료는 현재 서양 세계에서 그 같은 많은 예가 있음을 보여준다(스티븐슨(Stevenson)[12] 1974). 만일 윤회가 문화와 연관된 것이 아니라 보편적인 것이라면, 이 개념이 과학적이냐 하는 질문은 당연한 것이다.

---

12) 미국 정신과 의사, 교수. 영혼 불멸설을 과학적으로 입증했다. 인지과학 연구를 하여 『전생을 기억하는 아이들』이란 저서를 출판했다.

생존과 윤회의 개념은 과학적인가?

이런 논의가 우리 시대의 과학적 검토 하에 이치에 맞을까? 몇 십 년 전이라면 대답은 필연적으로 '아니다'였을 것이다. 그러나 더 이상은 그렇지 않다. 주된 원인은 충분한 자료에 있다. 나는 위에서 환생 - 기억 회상에 관한 자료를 언급했다. 입증된 많은 자료들의 대부분이 전생을 기억하는 어린 이들에 관한 것들이다. 그리고 더 많은 자료들이 전생회귀라고 부르는 것에 관한 것이다. 사람들은 최면, 외상, 약물 또는 다른 특수한 기법들에 의해 전생의 사건들을 기억하는 것 같다(크랜스턴(Cranston)과 윌리엄스(Williams)1984 참조). 그리고 많은 회상된 기억들이 입증되었다. 많은 경우에 가짜의 가능성은 배제시켰다.

가장 중요한 것은, 환생 - 기억 회상이 단순한 자료가 아니라는 것이다. 근사체험(近死體驗, near death experience, NDE)[13] - 의학적으로 죽은 상태에서 다시 살아난 사람들의 경험 - 은 사후 실제의 묘사를, 적어도 어떤 면에서는 고대 문화의 『티베트 사자의 서』에서 발견되는 것을 아주 잘 입증해 준다(그로프(Grof)[14] 1994 참조). 근사체험자들은 신체를 떠나 다른 세계로 가는 터널을 통해 들어가서, 오래 전 죽은 친척이나 빛의 영적 존재 등을 보는 것을 묘사한다.

과거 이삼십년 동안 과학은 시의적절하게, 그러나 기대되지는 않았던 고대 지혜에 대한 재평가를 시작했다. 17세기 이래 과학의 일반적인 성향은 물질적인 것에 초점이 맞춰져 발전한 반면, 20세기 말경 일이십년 동안 과학은 전에는 무시되었던 영적 영역을 탐구하기 시작했다. 이 책에서 나는 과학의 새로운 패러다임의 탄생이 신, 영혼, 천국, 지옥, 업보, 윤회 등의 개

---

13) 일시적인 심정지 등으로 거의 사망 상태에 이르렀다가 생존한 사람들의 일부가 느꼈다고 하는 개인적인 경험으로서, 신체로부터의 이탈, 평정감, 완전 소멸의 경험, 공중부양감, 시각 현상의 잔존 등이 있다.

14) 체코 출신의 미국 정신과 의사, 초개인심리학의 개척자. 인간의 정신적인 통찰과 성장, 탐구와 치유를 목적으로 한 의식의 비일상적 상태에 대해 연구했다. 홀로트로픽 호흡 기법을 개발했다.

념과 전반적으로 아주 일치한다는 것을 보여줄 것이다.

이런 개념은 적절하게 표현되고 이해될 때 아주 미묘하다. 우리의 학습된 성향은 그런 개념에 대해 조잡하고 물질적인 태도로 생각하게 된다. 예를 들면, 대부분의 사람들은 천국을 지구를 본뜬 형태의 장소로 생각한다(할리우드 영화에서 보여주는 것처럼). 대중적인 종교에서 주로 그런 식으로 묘사하고 있고, 우리도 어릴 때부터 그런 사고 양식에 사로잡혀 있다. 그러나 분명한 것은, '다른 세계'가 있다 하더라도 이런 것과는 근본적으로 다를 것임에 틀림 없다는 것이다.

현대 과학은 실재가 오직 한 물질로만 이루어졌다는 일원론(一元論)을 압도적으로 지지한다. 만일 영혼적 실체라는 이원적 세계가 있다면, 어떻게 그런 세계가 물질적 실체와 상호작용할 수 있는가? 무엇이 그런 상호작용을 중개할 수 있는가? 분명한 것은, 영혼적 실체와 물질적 실체 모두 중개자로서 행동할 수는 없다는 것이다. 또한 그런 상호작용에는 두 세계 사이의 에너지 교환이 있어야 하지 않을까? 만일 그렇다면 물질세계의 에너지 장부에 간혹 과잉이나 부족이 보여야 할 텐데, 사실은 그렇지 않다. 물질세계의 에너지는 일정하다는 것이 물리학의 법칙, 에너지 보존의 법칙이다. 그러므로 과학적 지혜는 당연히 실제에 관한 사고에서 상호작용 이원론(dualism[15], 철학자 데카르트(René Descartes[16])의 유산)을 피하게 된다. 이원론과 과학은 기름과 물처럼 서로 맞지 않는다.

그래서 지난 3세기의 구 과학은 우리에게 모든 현상이 물질로 이루어진 사물의 현상이라고 가르쳤다. 이는 물질이 모든 존재의 근거라는 개념의 일원론이다. 새로운 패러다임은 일원론 대신에 물질이 아니라, 의식(대중적이고 영

---

15) 데카르트의 사상 중 하나로, 우리 존재가 비물질적 마음과 물질적 몸의 이원적으로 이루어져 있다는 것.

16) 프랑스의 철학자·수학자·물리학자. 근대철학의 아버지로 불리는 데카르트의 형이상학적 사색은 방법적 회의에서 출발한다. '나는 생각한다, 고로 나는 존재한다'라는 근본 원리가 『방법서설』에서 확립되었다. 그 외 『성찰』, 『철학의 원리』 등이 있다.

적인 전통에서 정신, 신, 신격[神格], 에인소프[Ain Sof], 도[Tao], 브라만[Brahman]등으로 다양하게 불리는)에 기반을 둔 의식 위주의 일원론을 상정한다. 이는 통일적이고 초월적인, 그러나 우리같이 지각을 가진 존재 내에서의 의식에 기반을 둔 일원론이다. 우리는 그 의식이다. 물질을 포함한 모든 경험의 세계는 초월적 형태인 의식의 물질적 구현[具現]이다.

플라톤의 동굴의 우화가 상황을 명확하게 설명해 준다. 플라톤은 인간의 경험을 그림자 쇼라고 상상했다. 우리는 동굴 안 의자에 줄로 묶여 있어 항상 벽만 바라보고 있는 상태인데, 그 벽에는 밖에서 들어오는 빛에 의해 이상적인 원형[原形]의 그림자가 드리운다. 우리는 그림자를 실제로 알고 있다. 그러나 그 원천은 원형으로 우리 뒤에 있다. 그리고 궁극적으로 우리가 보는 모든 것은 빛이므로 빛이 유일한 실제이다. 의식 위주의 일원론에서는 의식이 플라톤의 동굴에서의 빛이고, 원형이 초월적인 실재를 만들고, 그림자는 내재적 실재이다.

내가 일원론적 관념론[觀念論]이라고 부르는, 이런 일원론적 관점은 아주 오래되었다. 이는 세계의 모든 위대한 정신적 전통의 근본이 된다. 그래서 때로는 영속적인 철학이라고 부르기도 한다. 기독교의 비전적 분파에서는 존재의 근거를 신격(Godhead)이라고 하고, 초월적 원형의 세계를 천국, 경험의 세계는 지구라고 한다. 과거에는 이런 관점에 대한 과학적 수용에 한계가 있었다. 왜냐하면 관념론자들이 초월이나 자기참조[自己參照, 자신과, 자신과는 분리된 객체를 말하는, 주체/자신으로 나누는 방법] 같은 개념을 과학적으로 수용할 수 있는 용어로 설명할 수 없었기 때문이다. 이런 의식 내 과학의 새로운 패러다임은 때로는 관념론적 과학이라고 불리는데, 이 개념들이 과학적 신뢰성을 얻었을 때 비로소 시작되었다. 이는 나의 저서를 포함한(고스와미[Goswami] 1993, 허버트[Herbert]1993) 몇 가지 근래의 책의 주제가 되어 왔다.

이것은 진정한 진전이다. 물질주의는 순수한 형이상학이다. 마음과 의식을 포함한 모든 것이 물질로부터 생긴다는 것을 객관적으로 증명할 방법이 없다. 오래 전부터의 영속적인 철학은 우리가 경험적 형이상학이라고 부를 수도 있는 것이다. 왜냐하면 모든 전통으로부터 위대한 정신적 스승들은 존재가 무한한, 초월적인 그리고 통일적인 의식에 바탕을 두고 있다는 것을 직접 보았다고 주장하기 때문이다. 이에 반해서, 일원론적 관념론 - 의식 내에서의 과학의 새로운 맥락에서의 영속적 철학 - 은 경험적 형이상학일 뿐 아니라, 실험적 형이상학이다. 왜냐하면 적어도 부분적으로는, 형이상학적 개념이 개인적 경험에서뿐만 아니라, 공공 부문에서의 실험에 의해서도 입증 가능하기 때문이다.

만일 당신이 아직 물질주의 문화인 서양에서 성장했다면, 당신의 세계관은 물질주의(물질 위주의)와 데카르트의 상호작용 이원론(정신세계는 비물질적으로 구성된 분리되고 독립된 세계로 존재하고, 물질세계와 상호작용을 한다)이 혼합되어 이상하고 혼란스러울 가능성이 많다. 그리 오래되지 않은 과거에 사람들은 영혼의 존재를 증명하기 위해 에너지 보존의 법칙에 반하여, 죽을 때 체중이 줄어드는지를 알아보려(납득이 가지 않는) 시도했다.

일원론적 관념론을 공언한 사람들조차도 죽음과 윤회를 토론할 때는 이원론적인 데카르트의 영혼 이야기에 사로잡히곤 한다. 그들은 물리적 실제를 공유하는 의자나 나무 같은 객체와 같이, 유령이나 귀신 같은 것이 타당한 것처럼 이야기한다. 나는 의자가 나의 눈에 빛을 반사하기 때문에 의자를 볼 수 있다. 유령이 다른 세계의 비물리적 존재라면, 내가 받을 수 있는 신호를 보내거나 빛을 반사할 수 있을까? 분명 그렇지 않다. 우리의 의식 위주의 과학에서 가장 중요한 도전은 죽음과 윤회의 현상에 관한 논의를 일원론적 관점에서 재구성하는 것이다. 이것이 내가 이 책을 통해 도전하기로 한 것이다. 만일 이원론적 개념을 이용해야 한다면, 우리는 과학 법칙에 위반되지 않는 설명을 찾아야만 한다. 우리는 전반적인 일원론적 관점 내에서 이 개념을 조화시켜야만 한다. 이것이 내가 이 책에서 완수한 것이다.

영혼과 양자

생존이란 무엇인가? 생존해 있는 것은 우리가 정말 연속체라고 부르는 탄생 - 죽음 - 재탄생 같은 식으로 환생할 수 있는가? 약 1년간의 강도 높은 연구를 통해, 나는 답을 발견했다. 물리적 신체가 죽은 다음 존재하는 것은 '영혼'이다. 그리고 이것이 다른 신체에 환생해 연속체를 형성한다. 그렇다. 이런 영혼 이야기는 의식을 기반으로 한 과학에서는 말이 되는 일이다. 그러나 오직 '양자'의 개념에서 영혼을 생각할 때뿐이다.

19세기 말 경에 일어난 상황과 비슷하다. 물리학자들은 오래된 뉴턴[17] 식으로 물질과 빛에 대한 생각 - 즉 물질은 항상 국소적이고, 잘 정해진 궤적에서 이동하며, 빛은 항상 파동성이고, 분산되고, 동시에 한 군데 이상에서 존재할 수 있다는 - 이 이상하고 역설적이라는 것을 알게 되었다. 그들은 새로운 방법의 사고 - 양자 방법 - 를 발견했다.

양자란 단어의 의미는 '분리된 양'이라는 뜻이다. 예를 들면, 광자라고 불리는 빛의 양자는 에너지의 개별화된 양이고, 국소적인 에너지 다발이다. 빛이 친숙한 파동의 성격에 더해 국소적 입자의 성격을 가지고, 또 물질이 더 친숙한 국소적 입자의 성격에 더해 파동의 성격을 가진다는 것을 인지하면, 위에서 이상하고 역설적이라고 한 것을 이해할 수 있다.

그래서 단어 양자의 중요성은 비연속성을 훨씬 넘어서는 것이다. 양자역학은 초현미경적인 영역의 객체에 예상 밖의, 거의 마술적인 능력을 가져다준다.

---

17) 영국의 물리학자·천문학자·수학자·근대이론과학의 선구자. 수학에서는 미적분법을 창시하고, 물리학에서는 뉴턴역학의 체계를 확립했다. 근대과학 성립의 최고 공로자이다. 그의 역학적 자연관은 18세기 계몽사상의 발전에 지대한 영향을 주었다.

- 물질은 파동과 같아서 동시에 한 군데 이상에서 있을 수 있다는 것은 무슨 의미인가? 이것이 역설적으로 들린다면, 물질의 파동은 가능성의 파동(기술적으로는 파동함수라고 부르는 수학적 함수로 표현됨)이라는 것을 알면 해결된다. 이들은 오직 가능성 안에서만, 그리고 둘 이상의 가능성의 중첩으로서만 동시에 두 군데 이상에서 있을 수 있다.

- 양자 객체는 우리의 관찰이 잠재력으로부터 실재를 가져올 때까지, 즉 많은 잠재적 사건들로부터 한 실재의 국소적 사건으로 가져올 때까지, 가능성의 중첩으로서 존재한다. 만일 특정한 가능성이 관찰 하에서 실제화될 수 있는 큰 확률을 가지면, 그 가능성의 파동은 그에 따라 강해진다. 파동이 약하면 실제화될 수 있는 확률도 따라서 작아진다. 한 예가 이 상황을 명확하게 해줄 것이다. 방에서 우리가 전자를 방출한다고 가정해 보자. 그 순간에 전자가 온 방으로 퍼져 나갈 것이다. 그리고 지금 방 안에 가이거 계측기라는 전자 검출기들을 설치했다고 하자. 모든 계측기가 똑딱 소리를 낼까? 아니다. 오직 한 계측기만 똑딱 소리를 낸다. 결론은? 관찰하기 전에는 전자가 단지 가능성의 파동으로서 사방으로 퍼져 나갔다. 그리고 관찰이 가능성의 파동을 실제 사건으로 붕괴한 것이다.

- 양자역학은 모든 역동적 상황에서 허용되는 각 가능성의 확률을 계산할 수 있게 해주는 확률 미적분이다. 확률은 불확실성을 낳는다. 우리는 더 이상 한 객체의 정확한 행방을 정확히 알 수 없다. 양자 객체의 운동은 항상 불확실성으로 가려져 있다.

- 양자물리학이 제대로 알려지기 전에는 물질주의 형이상학이 과학계를 지배하고 있었다. 소립자(素粒子)가 원자를 만들고, 원자는 분자를 만들고, 분자는 신경원을 포함한 세포를, 신경세포는 뇌를, 뇌는 의식을 만든다. 이런 인과 이론을 상향 인과(上向因果) 이론이라고 한다. 원인이 미소 소립자로부터 계속 올라가 거시적 뇌와 의식까지 올라간다. 인과

적 힘은 세계의 어떤 실체에도 있지 않고, 오직 소립자들 사이의 상호작용에만 있다.

그러나 만일 우리 자신이 물질적 가능성에 지나지 않는다면, 어떻게 우리의 관찰이 가능성의 파동을 붕괴할 수 있겠는가? 가능성 사이의 상호작용은 보다 복합적인 가능성을 낳을 뿐 실재를 만들 수는 없다. 그래서 만일 세계에 오직 상향 인과만 있다면, 양자붕괴는 역설적인 것이 된다. 역설이 없는 양자물리학의 올바른 해석에서 볼 때 상향 인과는 (비물질적인) 의식이 선택하는 가능성의 물질적 파동만을 만들 수 있을 뿐이다. 제공된 가능성 중에서 자유롭게 선택함으로써 실제로 구현을 만드는 것은 하향 인과(下向因果, downward causation)[18]가 하는 일이다. 의식은 더 이상 뇌의 부수현상이 아니라 존재의 근거가 되고, 거기에 뇌를 포함한 모든 물질적 가능성이 놓여 있게 된다.

- 양자객체는 비연속적 도약을 할 수 있다. 지금 여기 존재하다가, 금방 저기에 가 있다. 이런 도약을 양자도약(量子跳躍)이라고 한다. 전자가 높은 에너지 상태에서 낮은 에너지 상태로 도약하면, 원자는 빛을 방출한다. 당신은 전자가 원자핵 주위의 높은 궤도에서 사이의 공간을 통하지 않고 낮은 궤도로 점프하는 것을 마음속으로 그려 볼 때, 이 양자도약의 급진성을 인정할 수 있을 것이다.

같은 맥락으로, 하향 인과는 어느 모로 보나 비연속적이다. 인과적으로나(우리는 정확한 원인을 모른다) 기계적으로나(우리는 그것의 기계적 모델을 만들 수 없다), 알고리즘적으로나(이에 맞는 수학은 없다) 논리적으로나(이 논리는 순환적이다. 붕괴가 일어나기 위해서는 관찰자가 필수적이다, 그러나 붕괴가 일어나기 전에는 관찰자도 오직 가능성에 지나지 않는다) 말이다.

---

18) 철학자이자 사회과학자 도널드 캠벨(Donald Campbell)이 사용한 용어. 인과적 관계는 시스템의 상위 수준에서 하위 수준으로 간다. 예를 들면, 정신적 사건이 신체적 사건의 인과가 된다.

- 양자객체는 적절히 연관되어 있을 때, 공간을 통하는 신호 없이 일정한 시간도 걸리지 않고, 서로에게 비국소적으로 영향을 준다는 것이 실험적으로 밝혀졌다. 그래서 연관된 양자객체는 시공간을 초월하는 영역에서 연결되어 있음이 틀림없다. 비국소성은 초월을 의미한다. 모든 가능성의 양자파동은 시공간을 초월하는 영역에 속한다. 우리는 이를 워너 하이젠버그(Werner Heisenberg)[19]가 받아들인 아리스토텔레스의 용어인 초월적 가능태(잠재력을 의미. 可能態, potentia)[20]의 영역이라고 부를 것이다.

가능성이 실재보다 덜 실제적이라고 생각하지 말라. 그 반대일 수 있다. 가능태라는 것은 구현된 것보다 더 실제적일 수 있다. 왜냐하면 가능태는 영원한 영역에 존재하지만, 실재는 단지 순간적이기 때문이다. 이는 시간 내에서만 존재한다. 이것이 동양인들의 생각이고, 온 세계 신비주의자들의 생각이며, 또 양자물리학의 메시지에 귀를 기울이는 물리학자들의 생각이다.

양자가 '마술' - 동시에 두 군데에 존재하고, 하향 인과이며, 양자도약을 하고, 비국소적으로 연결되어 있는 - 을 부리는가? 초현미경적 영역에서 이렇게 강력하고 분명한 것이 우리가 경험하는 거시 세계로 확장될 수 있는가? 최근의 진전된 아이디어는 우리의 뇌가 모든 관찰에서 양자적 과정을 포함하게 된다는 것인데, 이를 양자측정(量子測定)이라고 한다. 뇌는 거시적으로 구분 가능한 양자 가능성(가능성 파동)을 표현함으로써 자극에 반응한다. 그리고 그 중의 하나가 의식이 그렇게 선택한 경험 사건으로 남아 있게 된다.

당신은 이미 여기서 영혼의 양자물리학을 위한 올바른 은유를 확인할

---

19) 독일의 이론물리학자. 원자구조론을 검토하여 양자역학의 시초가 되는 연구를 했으며, 불확정성원리에 대한 연구로 새로운 이론의 개념을 명확하게 했다.

20) 아리스토텔레스 - 토마스 철학의 형이상학의 기본 개념. 아리스토텔레스는 사물의 변화 현상을 설명하는 기본 개념으로, 모든 사물은 가능태와 현실태 두 원리로 구성되어 있다고 했다. 모든 사물은 변화를 받아들일 수 있는 가능한 상태에 있으면서, 동시에 변화를 받아들인 현실 상태에 있다.

수 있을 것이다. 물질적 신체가 살아 있는 동안에는 가능성을 표현하는데, 이는 시작과 끝이 있는 국소적 구조로만 구현되어야 한다. 그리고 영혼은 구현에서 국소적 구조가 없는 가능태, 가능성을 표현한다. 시공간에서 국소적인 구현으로 고정되지 않는 초월적 가능태로서 한 지역과 시간에서의 한 생애로부터 다른 시공간의 생애로 이전(비국소적으로 경험되는)한다.

영혼의 개념은 앞으로 보게 되겠지만, 양자역학과 하향 인과로 설명할 때 데카르트의 이원론적 역설로부터 벗어나게 된다. 그리고 양자역학은 또한 우리에게 비전(祕傳)의 가르침의 타당성을 확인해 주고, 이상하다고 생각했던 자료들을 설명할 수 있게 해주는, 기대하지 못했던 가능태를 가져다준다. 물론 영혼이, 구조 없는 양자 가능성이 어떻게 개개인의 생애의 축적된 경험을 기억하는가 하는 중요한 질문이 있지만, 걱정하지 말라. 내가 이 질문을 해결한 답이 이 책의 중요한 부분을 구성하고 있다.

『바가바드기타(Bhagavad Gita)』[21]에서, 크리슈나(Krishna)[22]가 아르쥬나(Arjuna)에게 "당신과 나는 전에 수많은 윤회를 해왔다. 나는 기억하지만 당신은 못한다"라고 말했다. 인도의 현자들은 해방이 과거의 기억을 되돌아오게 하고, 죽음에 대한 두려움을 없앤다고 말한다. 그러나 이런 식으로 죽음의 두려움을 다루는 것은 매우 힘들다. 그것은 주어진 한 시대에 소수만이 할 수 있다.

내 생각으로는, 확실하고 만족할 만한 새로운 양자역학 내에서 이전하는 영혼의 개념에 굳게 자리 잡고 바탕을 둔 윤회의 과학이 죽음에 대한 두려움을 감소시켜 줄 것이다. 그러면 죽음은 생의 한 부분으로서 받아들여지고, 죽음을 과도하게 부정하려 하지 않을 것이다. 또 죽음이라는 현상에 대

---

21) 『베다』 『우파니샤드』와 함께 힌두교 3대 경전의 하나. 고대 인도의 대서사시 '마하바라타'의 일부분으로서. 인격신 크리슈나를 향한 강렬한 사랑과 헌신을 바탕으로 한 박티 요가를 강조한다.

22) 힌두교의 신. 비슈누(Vishnu) 신의 화신이라고 한다. 인도 전설의 영웅, 전사, 소 치는 자, 사랑하는 자, 용을 찔러 죽인 자로 추앙되며, 브라만(Brahman)이다. 인도의 대서사시인 '마하바라타'의 영웅으로도 그려진다.

한 깊은 의미를 발견하는 것은 우리의 생을 탐구하는 것에 많은 의미를 가져다 줄 것이다. 우리가 충분히 살 수 있으면, 우리는 죽음을 생의 재개에 필요한 단계로 창의적 기회의 틀 안에서 보게 될 것이다.

생 - 죽음 - 환생 순환에서의 창의성

죽은 다음에는 무슨 일이 일어나나? 중국의 철학자 공자는 이렇게 말했다.

죽음이 무엇이냐고?
자, 나는 말을 아끼겠네.
자네가 삶이 무엇인지 알게 되면
그 때, 우리 죽음에 대해 다시 이야기해 보지.

공자가 한 말은 한 가지에 대해선 맞다. 죽을 때까지 우리는 죽음 후에 무슨 일이 생길지 경험할 기회가 없다. 요즈음 사람들이 어떤 의미에서 사망했다가 심박동이 다시 돌아오거나, 또는 비슷하게 다시 살아나는 근사체험을 이야기한다. 아직 화제에 많이 오르는 이 경험들은 엄격히 말하면 사망후의 상태를 경험한 것은 아니다.

그러나 우리는 과학을 구축하기 위해서 엄격한 실증주의에 의존해야만 하는가? 분명한 것은 사후의 생존, 그리고 윤회에 대해서 우리가 도달하는 결론은 주로 이론과 직관 또는 경험적 관측, 그리고 우리 자신의 창의성에 의해야만 한다는 것이다. 경험적 자료로부터의 도움은 기껏해야 2차적인 것이다. 그러나 만일 우리가 어떤 중요한 가설을 증명할 수 있고, 이것이 유용하고, 죽음의 본성과 죽을 때 무슨 일이 일어나는 가를 발견하는 기술을 위한 과정을 설계하는 데 활용될 수 있다면, 이것도 여전히 과학이라고 할 수 있다.

과학적으로 조사될 수 있는 죽음의 기술이 있는가? 그것은 확실히 있는 것 같다. 티베트의 영적 스승인 소걀 린포체(Sogyal Rinpoche 1993)[23]는 어린 시절 일화를 회상한다. 여정 중에 라마승이 죽어가고 있었다. 관습대로, 동반자가 라마의 영적 구루인 린포체를 부르려고 했다. 그러나 그 라마승은 자신이 무엇을 해야 하는지를 알고 있으니 그럴 필요 없다고 했다. 그리고 눈을 감고 죽었다. 그러나 동반자는 린포체를 불러왔다. 린포체는 '죽은' 라마승을 보더니 다정하게, "고승이여, 그 상태로 머물지 마시오. 장애가 생길 수 있소"라고 말했다. 그때 놀란 소걀의 눈앞에, 라마가 다시 살아 돌아와 있었다. 린포체는 라마승에게 의식의 죽음의 과정을 잘 안내해 주었다.

잘 알려진 책인 『티베트 사자의 서』는 바로 죽어가는 사람을 위한 안내서로 만들어진 것이다. 우리는 그것을 이해할 수 있는 과학을 발전시킬 수 있을까? 바로 근래 달라이 라마(Dalai Lama) 자신이 "죽음과 죽어가는 것은 티베트 불교와 현대 과학 전통 사이의 만나는 점을 제공해 준다. 나는 이 둘이 모두 서로를 이해하는 수준에서나 실질적으로 도움을 주는 수준에서 서로 크게 공헌하리라고 믿는다"라고 썼다. 나는 동의한다. 이 책은 오래 전 시대의 예술과 현대 과학, 특히 『티베트 사자의 서』의 아이디어와 양자물리학의 통합이다.

죽음에의 접근은 과학과 예술이 모두 관여한다. 그러나 둘 다 완전히 객관적이지는 않다. 문헌과 우리가 가지고 있는 자료들은 당신이 어디서 생각

---

23) 티베트 불교의 닝마파에 속하는 린포체. 13대 달라이 라마를 지낸 테르퇸 소걀의 환생이며, 『삶과 죽음을 바라보는 티베트의 지혜』(민음사), 『죽음으로부터 배우는 삶의 지혜』(판미동), 『깨달음 뒤의 깨달음』(민음사) 등의 저서가 있다.

을 시작해야 할지에 대한 아이디어는 줄 수 있다. 하지만 다음에는 당신의 뜻에 달려 있다. 이 탐구의 진정한 의미는 죽음의 진리에 대해 당신 자신이 발견하도록 하는 것이다.

만일 그렇게 많은 사람들(이 책을 읽고 있으므로 당신도)의 직관이 옳고 윤회가 있다면, 죽음은 우리가 마주하는 가장 큰 의식이 된다. 그래서 어떤 사람들은 우리의 삶은 죽음에 대한 준비라고까지 말하는 것이다. "인간의 생에 대한 해답은 (한) 인간의 생 그 한계 내에서 발견되는 것이 아니다"라고 심리학자 칼 융(Carl Jung)[24]은 말했다. 이를 진심으로 이해할 때, 우리는 죽음을 궁극적인 창의적 과정으로 보게 된다.

창의적 과정은 일반적으로 준비, 배양(培養), 통찰, 구현(具顯)의 네 가지 단계를 가진다. 준비는 알려져 있는 것을 검토하고 창의적 통찰의 기초 작업을 하는 것이다. 배양은 무의식의 처리 과정, 인식 없는 처리 과정이다. 준비 단계에는 의식적인 노력이 있는 데 반해, 배양 단계에는 의식적인 노력은 없으나 수면 상태는 아니다. 이 두 단계는 노력과 휴식, 하는 것과 안 하는 것이 교대로 섞여 있다. 통찰은 새로운 아이디어가 떠오르고 맥락이 전환되는 것이다. 이것은 사고의 양자도약, 즉 사고가 중간 단계를 통하지 않고 비연속적으로 전이되는 것이다(고스와미 1996, 1999). 구현은 통찰에 의해 요구되는 변환을 가져오는 것이다.

삶은 죽음을 위한 준비인가? 우리의 전 생애는 사후 실제의 본성을 창의적으로 발견하는 앞의 두 단계 - 준비와 배양 - 로 구성된다고 하는 것이 더 옳을 것 같다. 죽는 순간 통찰의 구현과 함께 실제에 대한 통찰의 가능성을 지니게 된다. 이 통찰과 함께, 통찰의 깊이에 따라 나(당신)는 사후에 일어나는 일을 선택할 수 있다는 가능성을 생각해 보자, 우리 통찰의 구현을. 그리

---

24) 스위스의 정신과 의사. 연상 실험을 창시하여, S. 프로이트가 말하는 억압된 것을 입증하고, '콤플렉스'라 이름 붙였다. 분석심리학의 기초를 세우고, 성격을 '내향형'과 '외향형'으로 나눴다.

고 만일 이 시기에 우리에게 통찰이 없으면, 더 많은 무의식 과정, 더 많은 준비가 필요하다.

그래서 어떻게 죽느냐 선택하는 것에 의해서 우리는 개별적으로 사후에 무슨 일이 생기는지를 결정하게 된다. 그런 시나리오가 죽음에 대한 우리의 전체적인 방향을 바꾼다. 그렇지 않은가?

사람들은 죽음이 잠을 자는 것, 아주 깊은 잠을 자는 것과 같다고 약간의 타당성을 가지고 말한다. 나는 이 또한 큰 가능성이 있다고 주장한다. 영적으로 발달된 일부 사람들은 니르비칼파 사마디(Nirvikalpa Samadhi)라 불리는 잠자는 상태와 같은 경험을 한다. 이것은 수면과 비슷하지만, 주체 - 객체 분리의 경험이 없다. 거기에는 '깨어나면서' 창의적 통찰을 일으키는 무의식적 과정이 있다. 그러므로 이는 당신의 선택이다. 당신은 죽어서 큰 잠에 빠진 후, 당신이 결과적으로 전과 같은 모습으로 다음 생에서 깨기를 원하는가? 아니면 죽어서 큰 사마디(samadhi)[25]에 들어가, 다음 생에서는 창의적 통찰의 결과인 새로운 당신을 자신으로 발견하기를 원하는가?

죽음에서 불멸로

사람들은 종종 생의 의미, 특히 자신의 생의 의미에 대해 궁금증을 가진다. 윤회의 체계에서 우리는 의미에 대한 질문의 대답을 얼핏 보기 시작한다. 이 질문은 우리 자신에 관한 것, 우리 자신의 본성, 그리고 일반적으로 말하면 우리 의식의 본성에 관한 것이다. 우선 우리는 외적 영역에서 이 질

---

25) 산스크리트어로서 힌두교, 불교, 자이나교, 시크교, 요가학교에서 명상 시에 마음이 산란되지 않고 고요하게 머물러 있는 의식의 상태를 말하며, 이를 통해 해탈에 이를 수 있다. 우리말로는 삼매경이라고 한다.

문을 탐구한다. 이는 우리의 물질주의적 단계로 구성된다. 많은 환생을 했는데도 답이 오지 않을 때 우리는 내적으로 들어간다. 처음에는 내적 여정이 아주 잠정적이고 우리가 외적 여정으로부터 받은 습관 패턴에 의해 많이 얼룩져 있다. 그러나 점차 이해되기 시작한다. 다음에 갑자기 결정적인 이해가 생기고, 더 이상의 질문이 없어진다. 그리고 우리는 해방된다. 이제 우리는 탄생 - 죽음 - 재탄생의 순환 밖에 있다. 우리는 불멸이다. 만일 결정적 이해가 우리의 생애 중에 일어나면, 우리는 이번에 죽고 다시 돌아오지 않는다. 만일 이해가 죽는 순간에 일어나면, 그때도 또한 돌아오지 않는다. 이것이 우리의 마지막 죽음이 될 것이다.

인도의 한 <우파니샤드>[26)에 다음과 같은 노래가 있다.

비실재(非實在)로부터 실재(實在)로 나를 인도하소서.

어둠으로부터 빛으로 나를 인도하소서.

죽음으로부터 불멸로 나를 인도하소서.

이 노래에서는 해방이 불멸을 이야기한다. 발전하는 윤회의 과학 이론에서 이것이 우리가 탐구해야 할 불멸의 한 종류이다.

그러나 많은 사람들이 오늘날과 과거에, 불멸을 전혀 다른 맥락으로 - 물리적 신체의 불멸, 절대 죽지 않는 물리적 신체를 얻으려는 것으로 - 생각한다. 또한 기독교의 기본 본질로 예수의 부활이 있다. 부활을 어떻게 해석할 것인가? 분명하게 가장 직접적인 해석은 물리적 신체의 부활(불멸)이다. 신체적 불멸이나 사후 불멸의 신체로 부활하는 개념이 과학적 지지를 받을 수

---

26) 힌두교의 중심 철학을 담은 책으로, 불교와 자이나교에서도 공유하는 개념이다. 베다의 마지막 장에 있기 때문에 〈베단타(Vedanta)〉라고도 한다. 궁극적 실재(ultimate reality)인 브라만(Brahman)과 영혼, 자신(Atman)에 대한 내용으로 되어 있다.

있는가? 이런 종류의 질문이 과학적으로 고려조차 될 수 있는가?

추론이 의심에 가까운 것이기는 하지만, 이 책 저자의 대답은 '그렇다'이다. 그러나 우리가 과학 속으로 들어온 여정을 생각해 보자. 그리 오래되지 않은 과거에, 심지어 의식이라는 것도 과학적으로 '어려운' 질문이었다. 그러나 우리가 의식 위주의 과학을 할 때, 과학은 새로운 명확성과 힘(하향 인과의 힘)을 찾고, 그리고 이 추가된 힘으로 새로운 대답을 추구하고 발견할 것이다. 당신은 보게 될 것이다.

제2부

『티베트 사자의 서』는 옳다.
이것을 증명하는 것이 우리의 임무이다

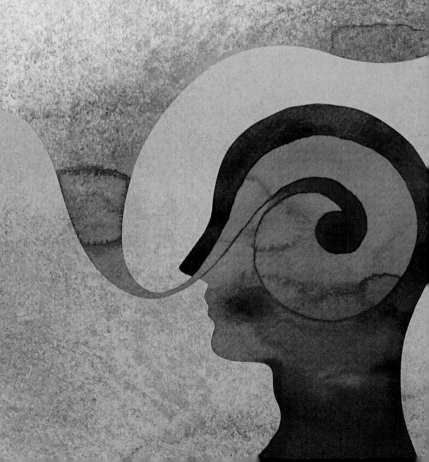

죽음에 관한 모든 서적 중에서 『티베트의 사자(死者)의 서(書)』는 학습 경험의 연속체를 형성하는 인간의 생과 사를 묘사하는 것으로서 가장 탁월하다. 거기에는 티베트 사람들이 바르도(bardos)라고 부르는 통로가 있다. 살아있는 상태로 가다가 이곳을 지나면, 사후 상태가 되는 문으로 가게 된다. 이 모델은 삶과 죽음을 하나로 연결하는 이행(移行)의 연속으로 본다("죽음은 삶 안에 있고, 삶은 죽음 안에 있다"). <B.C.>라는 신문 연재만화가 있다. 손금 보는 사람이 한 손님의 손금을 보고 소리 지른다. "놀랍다. 나는 이렇게 완전히 원처럼 생긴 생명선을 처음 봅니다." 손님이 대답한다. "나는 환생 중에 있습니다." 그는 또한 "나는 『티베트 사자의 서』에 있습니다"라고 말할 수도 있었을 것이다.

바르도에 대해 말하기 전에 잠깐 불교의 형이상학에 대해 이야기하는 것이 도움이 되겠다. 사실 형이상학이란 앞에서 이미 논의한 일원론적 관념론과 같은 뜻인데, 다른 이름으로도 불린다. 불교에서는 존재의 근거가 되는 의식을 법신(法身, Dharmakaya)이라고 부르고, 원형의 초월적 영역을 보살(삼보가카야(Sambhogakaya[27]))이라고 한다. 마지막으로, 경험의 구현 영역을 화신(Nirmanakaya)이라고 한다.

첫 번째 바르도는 탄생이다. 두 번째는 생애 중 어린 시절부터 어른까지이며, 죽기 전까지가 세 번째이다. 네 번째 바르도는 죽음에서 여정을 시작하는 것이다. 이는 신체를 떠난 영혼(잔존한 '자신')을 위한 기회의 연속의 시작이다. 네 번째 바르도에서 순수한 의식의 투명한 빛(Dharmakaya)이 나타난다. 만일 영혼이 밝은 빛을 인지하게 되면, 업보의 수레바퀴에서 자유롭게 되어 더 이상 윤회할 필요가 없다. 다섯 번째 바르도는 생에서의 두 번째 바르도와 평행하다. 영혼은 여기서 원형의 세계(보신불(Sambhogakaya))의 형태인 평화

---

27) 보신불. 법신·화신과 함께 삼신불의 하나. 인(因)에 따라 그 과보로서 나타난 불신. 수백 생에 걸쳐 수행에 정진 노력하고 덕을 쌓아, 적공누덕하는 보살행의 실천인(因) 그 결실과보로서 나타난 불신.

로운 신(神)을 먼저 만나고, 다음에 분노에 찬 신 - 악마 또는 아수라 - 을 만난다. 이제 밝은 빛이 희미한 빛으로 보이고, 이를 인지하는 것은 더 이상 삼사라(samsara, 구현의 세계)의 업보의 수레바퀴로부터의 완전한 자유로 이어지지 않는다. 그러나 해탈의 통로는 보신불(Sambhogakaya) 형태(비물질적)로 해방으로 인도한다. 빛을 인지하지 못하면 여섯 번째 바르도인 윤회의 통로로 인도한다.

여섯 번째 바르도가 환생의 바르도이다. 영혼이 순수한 의식 또는 보신불(Sambhogakaya)의 원형의 초월적 세계와 동일시할 수 있는 기회를 가지지 못한 것이다. 이제 모두 세계로 재탄생하는 경로가 남은 것이다. 업보에 따라 업보의 빚을 다 갚거나 인정받을 만할 일들을 축적할 때까지 천국, 지옥 그리고 지구를 포함하는 여섯 로카스(lokas, 장소) 중 하나에서 새로운 재탄생을 한다. 여섯 번째 바르도 이후에 영혼은 새로운 업보가 쌓일 수 있는 신체적 형태(Nirmanakaya)에서만 환생할 수 있다.

그런데 마지막 두 바르도의 사후 전이에 대한 묘사는 힌두교와 아주 비슷하다. 힌두교에서 다섯 번째 바르도에서의 두 가능성은 데바야나(devayana)라고 하는 신(하늘로 올라가는 경로라고 묘사됨)에게 가는 경로, 그리고 피트리야나(pitriyana)라는 아버지(지구를 향해 인사하는 것같이 돌아가는 경로로 묘사됨)에게 가는 경로이다.

비록 나는 『티베트 사자의 서』를 내 생의 나중에 접했지만, 이런 힌두교적 맥락에서의 개념과 함께 성장했다. 이 그림 같은 묘사는 내 젊은 시절 합리적이고 과학적인 나 자신에게 항상 부정적 반응을 일으켰다. 여러 경로를 떠도는(어디를?) 신체 없는 영혼에 대한 이원론(dualism)적인 묘사는 이해가 되지 않았다. 만일 아무도 죽음에서 삶으로 돌아올 수 없다면, 그런 경험을 아무도 증명할 수 없다는 사실이 더 불편하게 만들었다.

현대 과학에서도 블랙홀 - 자신의 중력에 의해 붕괴된 거대한 별이 공간에 하나의 구멍만 남기는 상태 - 이라고 불리는 개념이 있다는 것이 흥미롭다. 거기에는 '지평선'이 있는데, 이를 넘으면 모든 것이 그 속으로 떨어지고, 아무것도 탈출할 수 없다. 그래서 그 누구도 블랙홀에서 돌아와 우리에게 그 속이 어떤지 이야기해 줄 수 없다. 그러나 우리가 지평선 안쪽에서 무슨 일이 일어나는지 알 수 없다는 것은 사실이 아니다. 우리는 우리에게 정보를 주는 아인슈타인[28]의 일반상대성이론 같은, 아주 믿을 만한 이론이 있기 때문이다.

내가 이런 말을 하는 이유는 우리 문화에서 이론의 힘이 자주 저평가되기 때문이다. 그러나 현대 물리학에서는 우리가 직접 증명할 수 없는 이론적인 '것'들이 성공적인 기술들의 기반으로 되어 믿을 만한 예측을 하게 해준다(당신은 이것을 양자역학에서도 볼 수 있다. 가능태의 초월적 가능성 파동에 대한 이론이 반도체 기술을 이끌었다). 우리는 또한 이 이론들을 우리의 창의성을 통해 발견했기 때문에 신뢰를 보낸다.

『티베트 사자의 서』에 대한 나의 편견으로 돌아오자. 나의 불편함은 나의 친구 휴 해리슨(Hugh Harrison)이 1994년 5월 나와 함께 새로운 물리학을 연구하기 위해 올 때까지 1년 넘게 지속되었다. 나는 휴와 고인이 된 부인 루스(Ruth)가 1980년대 초에 오리건의 밴든(Bandon)에서 컨티넘 센터(Continuum Center)라는 이름의 전시관을 지은 것을 알고 있었다. 이것은 기본적으로 죽음과 삶이 연속된 여정이라는 아이디어를 전파하기 위한 것이었다. 휴는 가끔 그것과 윤회의 개념에 대해 이야기했다. 즉 만일 기독교에서와 같이 죽음 이후의 삶이 있다면, 대칭적으로 삶 전에 삶이 있어야 한다고 주장했다. 휴는 헬레나 블라바츠키 여사(Madame Helena Blavatsky)[29]가 125년 전에 시작한 서양의 신지론(神智論) 운동의 동조자였다. 신지론자들은 윤회를 실제의 기

---

28) 독일 출신의 미국 이론물리학자. 광양자설, 브라운 운동의 이론, 특수상대성이론을 연구하여 1905년 발표했으며, 1916년 일반상대성이론을 발표했다. 미국의 원자폭탄 연구인 맨해튼 계획의 시초를 이루었으며, 통일장 이론을 더욱 발전시켰다.

29) 러시아의 신비사상가. 미국, 유럽, 이집트에서 영매로 활약했다. 티베트밀교, 카발라, 이집트 마술의 행법을 통하여 타고난 올코트 능력을 한층 더 개발하는 데 힘썼다. 미국에 신지협회를 창립했다.

본 원리로 생각한다(블라바츠키 1968; 저지(Judge)[30] 1973). 그때 나는 그런 개념에 대해 아주 어정쩡한 태도였다.

그런데 1994년 5월 첫 주에 뜻밖의 잊을 수 없는 일이 생겼다. 나는 출판을 위해 오래된 아이디어들을 정리하고 반박문을 쓰는 등, 여러 일로 파묻혀 있었다. 내 생의 창의성이 없는 시기였고, 다시 방향 감각을 잃었던 것 같다. 이 일들이 나를 무겁게 짓누르는 어느 날 밤이었다. 나는 TV에서 <피켓 펜스(Picket Fence)>라는 쇼를 보았다. 그것은 죽음의 윤리적인 문제에 초점을 둔 이야기였다. 나의 일은 거의 다 잊은 채 무거운 마음으로 잠자리로 갔다. 그러나 아침에 반은 자고 반은 깬 상태에서 몸이 굉장히 가벼웠다. 그리고 『티베트 사자의 서』가 옳고 유용하다는 암시가 내 꿈속 마음의 하늘에 형성되기 시작했다. 실제로는 암시 이상이었다. 이것은 훈계였다. 나는 똑똑히 들었다, "『티베트 사자의 서』는 옳다. 그것을 증명하는 것이 너의 임무이다." 그날이 토요일이었기 때문에 나는 하루의 대부분을 창의적 아지랑이 속에 머물러 있을 수 있었다. 그동안 죽음과 삶에 대한 아이디어가 과학적 이론으로 형태를 갖추기 시작했다. 그것을 보는 데에 빛을 제공한 것은 양자물리학의 개념이었다. 나를 깨워 준 가장 기본적인 개념은 양자적 비국소성이었다.

양자 가능성과 그 측정

양자물리학에 의하면 객체는 가능성의 파동, 기술적으로는 파동함수(波

---

30) 아일랜드 출신의 미국 신비주의자, 신지학자, 심령술사. 미국 신지학협회를 창립했다. 『신지학의 바다(The Ocean of Theosophy)』 등의 저술이 있다.

動函數)라는 것이다. 유명한 이중 슬릿 실험처럼(그림 2.1), 구멍 2개가 있는 스크린에 전자를 지나가게 한다면, 어떤 스크린으로 지나갈까? 양 구멍 동시에? 당신은 이것을 시각화하는 데 문제가 있는가? 안심하라. 이것이 실현되기 전에는 가능성 내에서만 발생한다. 전자는 한 구멍에 50%, 다른 구멍에 50%씩의 가능성으로 동시에 지나간다. 하지만 가능성 내에서이다.

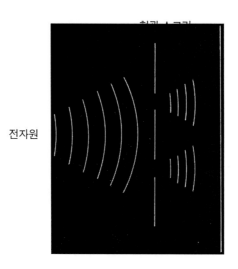

그림 2.1. 이중 슬릿 실험

어떻게 이를 알 수 있나? 두 구멍으로부터의 두 가능성 파동이 퍼지고, 서로 간섭하기 때문이다. 이들은 어떤 장소에서는 서로 겹쳐서 보강된 파동이 되고, 그 장소 사이에서는 서로 파괴한다(그림 2.2). 실제로 이는 전자들이 이중 슬릿 스크린을 넘어서, 구슬처럼 한 구멍만 통과할 때는 갈 수 없던 많은 장소에 도달하도록 허용한다. 만일 구슬을 이중 슬릿 스크린에 쏘면, 구슬은 오직 각 구멍의 뒤에만 도달할 것이다. 그러나 전자 줄기를 이중 슬릿 스크린에 통과하게 하여 형광판에 닿게 하면, 두 구멍 뒤에 두 부분이 아니라 밝은 띠와 어두운 띠 모양을 형성한다(그림 2.3). 밝은 띠는 파동이 강화된 부분, 즉 전자가 도달하는 확률이 높은 장소이다. 밝은 띠 사이는 전자의 도달 확률이 낮은, 그래서 전자가 없는 어두운 띠가 된다.

보강간섭: 강화

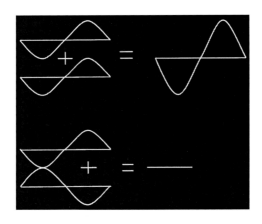

그림 2.2. 서로의 위상 강화에서 형광 스크린에 도달하는 파동(보강 간섭); 서로 상쇄하는 위상에 도달하는 파동(상쇄 간섭)

스크린에 나타난 섬광의 간섭 형태

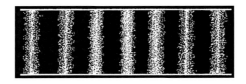

그림 2.3. 밝고 어두운 교대의 간섭에 의한 간섭 형태의 결과

그러나 다음에 만일 전자가 가능성의 파동으로 지나가면, 가능성의 밖에서 실제로 가져오는 것은 무엇인가? 명백하게도 관찰할 때마다, 측정할 때

마다 우리는 독특한 실재를 보게 된다. 결과적으로, 위의 이중 슬릿 실험에서 우리가 형광판을 보면, 각 전자는 퍼져 나가는 것이 아니라, 한 점에 도달하게 된다. 최근에 표면화된 명료한 대답은 관찰자의 관찰이 퍼져 나가는 가능성 파동으로부터 독특한 실재를 만든다는 - 즉 의식적인 관찰이 모든 가능성으로부터 실제 사건을 구현한다는 - 것이다.

캘커타의 한 코미디언이 과자점에 갔다. 그는 진열장에 라스굴라(rasa-gullas, 우유와 설탕을 응고시킨 덩어리)가 있는 것을 보고 그것을 좀 달라고 했다. 그러나 가게 주인이 진열장에 있는 라스굴라를 가져왔을 때 그 코미디언은 "나는 그것을 원하지 않는다. 진열장 말고 다른 데 있는 것을 달라"고 했다. 가게 주인은 놀라서, "그러나 이들은 모두 내가 아침에 만든 같은 것들이다"라고 말했다. "그러나 진열장에 있는 것들은 사람들이 계속 본 것 아니냐?"라며 코미디언은 반대했다.

진열장에 있는 것을 보는 것이 변화를 일으키는지의 여부는 논란의 여지가 있다. 그러나 양자물리학에서 관찰의 효과는 명백하고 극적인 것이다. 이것이 가능성을 실제로 붕괴시킨다. '붕괴'라는 단어의 특별한 사용에 주의해 보자. 물리학자들은 이 단어를 양자측정을 표시하는 데 사용한다. 왜냐하면 퍼져 가는 파동의 이미지가 갑자기 국소적 입자로 붕괴되기 때문이다. 이는 우리가 전자를 측정할 때 적절한 이미지이다(그림 2.4). 그러므로 우리는 우리가 경험하는 실제를 의식이 선택하는 뇌의 양자 가능성을 말할 때도 이 단어를 사용할 것이다.

관찰자의 눈

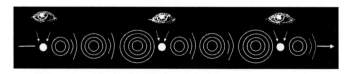

그림 2.4. 우리가 볼 때, 우리는 전자의 파동을 한 장소에 국소화시킨다. 그러나 우리의 관찰 사이에서 전자는 초월적 가능태에서 가능성의 파동으로 퍼져 나간다.

그러나 이 가능성의 파동은 시공간을 여행하지 않는다는 것을 주목하라. 왜냐하면 만일 그렇게 하면, 파동이 즉시 입자로 붕괴될 수 없기 때문이다 (시공간에서는 모든 것이 제한된 속도로 움직인다. 아인슈타인이 발견한 대로, 최대 속도는 빛의 속도를 넘을 수 없다). 양자파동은 초월적 가능태 안에서 가능성 파동이며, 가능성이 실제로 붕괴되기 위해서는 의식이 있어야 하고, 이는 자유로운 선택의 실행과 앞에서 언급한 하향 인과의 힘에 의해 일어난다.

양자측정과 의식의 본질

그러나 원래 수학자 존 폰 노이만(John von Neumann 1955)[31]에 의해 제안된 의식에 의한 양자붕괴의 해법은, 많은 양자 과학자들에 의해 거부되었다. 왜냐하면 그들은 오래 전에 데카르트가 주장했던 것처럼, 의식을 물질적 세계와 상호작용하는 분리된 이원론적 세계로서의 의식으로 그리고 있었기 때문이다. 그리고 이 그림은 어려운 문제로 가득 차 있다. 의식과 물질세계 사이의 상호작용은 무엇이 중개하나? 물리적 세계는 에너지가 보존된다는 물리 법칙을 위반하지 않고, 의식은 물질세계와 어떻게 상호작용하는가?

의식이 양자 가능성을 실제로 붕괴하는 것을 이해하기 위해서는, 의식에 대한 데카르트의 이원론적 사고의 유산이 일원론적 관념론의 사고로 바뀌어야만 한다. 일원론적 관념론 사고에서는 의식이 모든 것이고, 모든 존재의 유일한 근거이며, 유일한 궁극적 실재이다. 의식은 물질적 우주를 초월하기

---

31) 헝가리 출신의 미국 프린스턴 대학 교수. 1945년에 발표한 논문 「전자계산기의 이론 설계서론」에서, 오늘날 사용되는 컴퓨터와 같이, 주기억장치에 프로그램을 내장시켜 놓고 명령어를 하나씩 불러 실행시키는 노이만 형 기계의 개념을 제안했다. 또한 컴퓨터 내에서의 2진법을 제안함으로써 현재의 디지털 컴퓨터가 가능하게 했다.

때문에 물질적 가능성을 붕괴할 수 있다. 이는 양자역학의 관할권을 넘어서는 것이다. 모든 가능성은 의식 내에 있다. 이것이 선택할 때, 이는 단지 가능성의 하나를 인지한다. 그리고 제3자의 개입이 없고, 이원론적 에너지 교환도 일어나지 않는다.

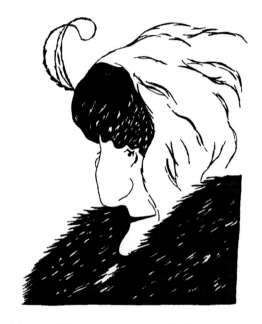

그림 2.5.　W. E. 힐(W. E. Hill)의 게슈탈트 그림. '내 아내와 장모님'. 만일 당신이 장모님을 보고 있다면, 아내를 보기 위해 그림에 아무런 일도 할 필요가 없다. 당신이 하는 일은 보는 관점을 달리하는 것뿐이다. 아내가 되느냐, 장모님이 되느냐의 가능성은 모두 당신의 의식 속에 있다. 당신이 하는 일은 하나를 인지하느냐, 또는 다른 하나를 인지하느냐이다.

　게슈탈트[32] 그림 연구에서는(그림 2.5) 같은 선들에 의해 겹쳐진 두 그림이 표현된다. 하나는 젊은 여인이고, 다른 하나는 나이 든 여인이다. 미술가는

---

32) 홀로 잘 쓰이지 않고, 게슈탈트 심리학(Gestalt psychology), 형태주의적 접근(Gestalt approach) 등처럼 다른 말 앞에 붙어 쓰인다. 이때 형태주의라고 번역하거나 그냥 게슈탈트라고 한다. 형태주의는 전체와 부분의 전체성 혹은 통합성을 강조한다.

이 그림을 '내 아내와 장모님'이라고 부른다. 우리가 젊은 여인(또는 나이 든 여인)을 인지할 때, 우리는 그림에 아무런 일도 하지 않는다. 우리는 단지 이미 존재하는 가능성 중에서 선택하고 인지하는 것이다. 의식이 붕괴하는 과정은 이와 같다.

보수주의자들은 의식이 양자 가능성을 특정한 실재로 변환시킨다는 것에 대해, 사람들은 각자의 의식으로부터 다르게 선택할 수 있다는 이유로 반대한다. 만일 두 사람이 동시에 같은 사건을 선택하면 어떻게 되나? 만일 그들이 다른 모순이 되는 실재를 선택하면, 큰 혼란이 일어나지 않을까? 만일 오직 한 선택만 우세하면, 누구의 선택이 되는가? 예를 들면, 당신과 내가 양자 장치에 의해 작동되는 신호등이 있는 교차로에서 서로 직각 방향으로 만났는데, 우리 모두가 초록 불빛을 원한다고 하자. 누가 처음 가게 되는가? 누구의 선택대로 될까? 일원론적 관념론자의 대답은, 거기엔 오직 한 선택자만 있고, 의식은 하나라고 말한다. 당신과 나는 각자의 생각, 느낌, 꿈 등을 가진다. 그러나 그것이 우리가 가지고 있는 의식은 아니다. 개개인의 것은 그대로 두자. 우리가 바로 의식이다. 우리 모두는 바로 같은 의식이다(고스와미 1993; 블러드(Blood)1993 참조).

그래서 우리는 선택한다. 그러나 의식의 비일상적 상태에서 당신과 나는 하나이고, 우리의 선택은 대립되지 않는다. 양자측정에 대한 일원론적 관념론의 해석은 또 다른 중요한 측면이 있다(고스와미 1993). 의식이 존재의 근거이다. 그것은 반박할 수 없는 것이다. 그러면 애매할 때는 언제나 의식이 선택하는가? 그러면 거기에는 이중슬릿 간섭 패턴은 없을 것이다. 왜냐하면 의식이 이미, 전자가 또 다른 자아와 간섭할 기회를 가지기 전에, 어느 구멍에 전자가 통과할지를 선택하기 때문이다.

이 수수께끼에 대한 답은, 모든 양자측정에는 지각 있는 관찰자가 필요하다는 것을 깨닫는 것이다. 자극에 대한 반응으로 우리가 외부의 객체를 관찰할 때, 우리의 뇌는 거시적으로 구분할 수 있는 수많은 가능성을 만든다.

이것이 뇌의 가능성 파동이다. 그러므로 관찰의 행위, 즉 양자측정에서 의식은 객체의 가능성 파동을 붕괴할 뿐만 아니라, 뇌의 가능성 파동도 붕괴한다. 우리 뇌에서의 양자측정은 우리의 자기참조 - 우리들, 주체들, 그리고 우리가 경험하는 객체의 인식 분야들 사이의 인지적 구분 - 를 설정한다(그림 2.6). 당신이 하나의 객체로 보는 바닥에 놓인 장미 패턴의 카펫을 생각해 보자. 이제 당신이 장미와 배경에 있는 잎을 다른 객체로 본다고 상상해 보자. 그러나 이것은 모양이다. 오직 직물이 있는 것이고, 장미와 잎은 직물과 떨어진 분리된 존재가 아니다. 비슷하게, 자신과 객체의 분리도 양자측정에서는 오직 모양에 지나지 않는다.

무엇이 뇌를 자기참조를 하는, 자신을 참조하는 능력을 지닌 특별한 것으로 만드는가? 여기에 내재하는 순환 논리를 생각해 보자.

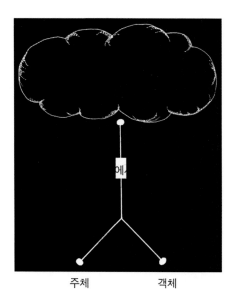

주체   객체

그림 2.6. 관찰자의 뇌 안에서 양자 가능성 파동의 붕괴는 자기참조 - 주체와 객체로의 의식의 분리 - 로 이어진다.

뇌 없이는 붕괴도 없다. 그러나 붕괴하지 않는 한, 뇌는 없고 오직 가능성뿐이다.

이런 순환 논리('닭과 계란 중 무엇이 먼저냐?'와 같이)를 얽힌 계층이라고 부른다. 뇌의 양자측정은 얽힌 계층이다. 그리고 이는 우리의 자기참조 - 경험의 뚜렷한 주체·객체 분리의 본성 - 를 낳는다(7장 참조).

경험에는 대가가 있다. 경험은 기억을 만들고, 이는 우리의 자기참조 시스템 - 우리의 뇌 - 을 훈련(조건화)시킨다. 양자측정에서 훈련(조건화)의 영향은 - 과거의 경험을 바탕으로 행동하는 자아, 나로부터 일어나는 우리의 행위에 모양, 성격을 주는 것이다. 그러나 이것은 자유의지(自由意志)의 의식이 기준점을 가지기 위해 입게 되는 추정된 정체성이다. 우리 의식의 일상적인 상태는 자아 정체성으로 가려져 있다(7장 참조).

그래서 요약하면, 무엇이 우리가 하향 인과의 힘을 인지하게 해주는가? 이는 비일상적 상태의 의식으로, 거기서 우리는 우리 각 개개인을 넘은 일체성, 그리고 주체와 객체가 분리된 세계의 공동 창조자로서 경험한다.

이 모두가 내가 이전의 작업에서 알게 된 것이다(고스와미 1993). 나는 또한 자아개발에도 불구하고, 모든 것을 잃지는 않았다는 것을 알았다. 어떤 경험들은 앞에서 말한 훈련(조건화)의 구름을 통과하게 도와주는 의식의 비일상적 상태 같은 것과 관련이 있다. 우리가 창의적일 때, ESP(초능력, Extra Sensory Perception)를 경험할 때, 사랑할 때, 그런 순간에 우리는 훈련(조건화)된 것을 넘어서고, 일체성과 공동 창조자 의식에 대한 넘치는 지식을 가지고 행동하며, 완전한 선택의 자유를 가지고 가용한 가능성을 붕괴한다. 아마 이는 우리가 죽을 때도 일어날 것이다. 죽음 직전의 순간에 우리는 하나의 의식과 그것을 통한 비국소성에 허용된다.

양자 비국소성, 그리고 어떻게 이것을 인간의 뇌에 적용하는가 : 실험적 형이상학의 예

물질주의자들에게는 오직 사물이 시공간 안에서 움직이는 물질세계만 있을 뿐, 다른 세계를 위한 개념적 기반이 없다. 당신이 '사후에 내게 무슨 일이 생기나?'라고 묻는다면, 당신은 이원론적으로 생각하고 있는 것이다. 당신은 살아남은 당신의 부분, 영혼이 다른 세계로 간다는 이원론적인 생각을 하는 것이다. 그러나 과학자의 논리가 당신을 좌절시킨다. 어떻게 이중적 세계가 이 시공간의 세계와 상호작용하는가? 그리고 만일 그렇지 않다면, 걱정해도 소용없다. 왜냐하면 당신은 알 수 없을 테니까. 그러나 양자물리학이 우리에게, 의식이 분리된 두 신체 사이에서 중개 역할을 한다는 대안을 가져다준다. 더 자세히 이야기해 보겠다.

양자역학에서는 객체들을 상호 연관시켜, 아주 먼 거리로 분리되어 있어도 서로 연결되어 있게(얽힌 위상) 한다(그림 2.7). 우리가 관찰할 때 상호 연관된 양자객체는 실제로 분리된 것으로 붕괴된다. 그러나 그 붕괴들의 얽힌 본성은 의심의 여지없이 서로 상호 연관되어 있다는 것을 보여준다. 어떻게 상호 연관성이 먼 거리에서 시간도 걸리지 않고, 신호 교환도 없이 유지되는가? 분명히 상호 연관과 그의 붕괴는 비국소적인 것이다. 그리고 거기에는 사물이 독립적이고 분리된 것으로 보이며 실재에 내재하고 시공간 영역을 초월하는 상호연결된 영역들이 관여한다.

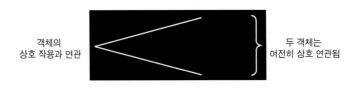

객체의   두 객체는
상호 작용과 연관   여전히 상호 연관됨

그림 2.7   일단 두 양자객체가 상호작용을 통해 상호 연관성을 가지면, 이 상호 연관성은 두 객체가 먼 거리로 분리되어도 그대로 남아 있다.

상호연결의 초월적 영역에 대한 우리의 이해와 수용은, 1982년 프랑스 물리학자 알랭 아스펙트(Alain Aspect[33], 아스펙트, 달리바르와 로저[Aspect, Dalibard and Roger] 1982)가 주도한 프랑스 물리학자 단체에 의한 양자물리학 실험의 결과, 양자 도약을 받아들인 것에 의한다. 이것은 두 상호 연관된 광자가 신호교환 없이 먼 거리에서 서로 영향을 주는 실험이다. 이것은 마치 당신은 로스앤젤레스에서 춤을 추고, 당신의 파트너는 뉴욕에서 춤을 추는데, 당신과 파트너가 텔레비전이나 다른 신호처리 도구 없이 같은 스텝을 밟는 것과 같다.

좀더 상세한 내용이 양자측정 과정의 비국소성을 더 명확히 하는 데 도움될 것이다. 우리가 관찰하기 전에는, 양자물리학에서는 객체가 가능성의 파동이라는 사실을 상기하자. 그래서 빛의 양자(광자)는 측정되기 전에는 속성이 없다. 아스펙트의 실험은 어떤 축을 따라가거나 수직을 이루는 편광이라고 부르는 빛의 두 가지 값을 갖는 속성에 집중한다(두 값을 가진다는 것은 편광 안경을 이용하여 볼 때와 같이 하나는 축에 수직이고 다른 하나는 축에 수평인, 수직으로 교차된 편광을 통과할 수 있는 빛은 없다는 것을 인식하면 분명해진다. 그림 2.8).

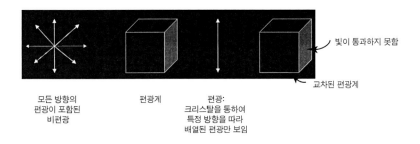

모든 방향의   편광계   편광: 빛이 통과하지 못함
편광이 포함된   크리스탈을 통하여
비편광   특정 방향을 따라   교차된 편광계
                                              배열된 편광만 보임

그림 2.8   빛의 편광의 두 가지 값은 교차된 편광을 통해 빛을 보면 드러난다. 당신은 아무것도 보지 못한다.

---

33) 프랑스 물리학자. "양자역학은 고전역학과 통계역학으로부터 유도되지 않는다"라는 폰노이만의 접근 방법을 증명.

아스펙트의 실험에서 한 원자는 한 쌍의 광자를 방출한다. 그래서 한 광자가 어떤 축에 평행하면, 다른 광자도 같은 축에 평행하게 상호 연관된다. 그러나 양자객체는 오직 가능성일 뿐이므로, 광자는 어떤 세트의 편광 축에서도 시작하지 않은 상태이다. 오직 우리의 관찰만이 그들을 위해 편광축을 고정시킬 수 있다. 그리고 만약 우리가 하나의 상호 연관된 광자를 관찰해서, 그 광자에게 지정된 편광을 주면, 다른 광자의 편광도 또한 즉시 지정된다. 이 광자가 첫 번째 광자에서 얼마나 멀리 떨어져 있든지 간에 상관없다. 만일 두 광자 사이가 너무 멀어서 우리가 측정했을 때 빛조차도(자연에서 가장 빠르므로) 다른 하나에 대한 영향을 중개할 수 없다면, 우리는 그 영향이 비국소적이고 국소적 신호의 중개 없이 일어난다고 결론지어야 한다. 이것이 아스펙트와 그 동료들이 실험적으로 발견한 것이다.

시간이 걸리는 공간을 신호를 통하지 않고 통과했다면, 어떻게 두 광자가 연결되어 있을까? 이들은 시공간을 초월한 의식의 비국소적 영역을 통해 연결되어 있다. 이는 또한 2개의 상호 연관된 양자객체의 상태를 동시에 붕괴시키는 의식의 비국소적인 행동을 따른다.

사람에 관한 이야기로 바꾸어 보자. 두 사람이 연관되어 있는데, 각자 지구의 반대쪽으로 갔다. 만일 둘 중의 한 사람이 번쩍이는 불빛을 보면, 다른 한 사람도 실제의 자극 없이도 불빛을 보게 된다(그림 2.9). 말도 안 되는 소리 같은가? 사실 사람들 사이에서 이런 비국소적 상호작용과 소통은 정신적 사고 영역에서 수천 년 전부터 알려져 왔다. 이를 텔레파시라고 부른다.

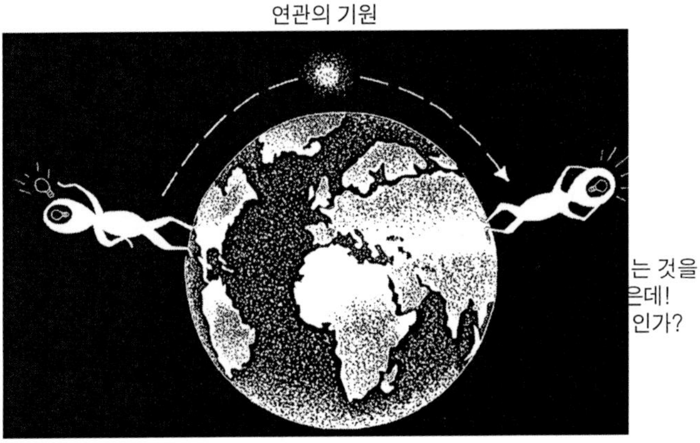

연관의 기원

는 것을
은데!
인가?

그림 2.9. 비국소적 상호 연관의 기적. 일단 어떤 기원으로 상호 연결되면, 한 사람이 불빛을 볼 때 다른 사람도 보게 된다. 이것은 단순한 은유일까?

　최근에 과학적으로 통제된 실험에서 텔레파시가 실증되었다. 원격 보기(distant viewing 또는 remote viewing)라는 실험에서, 한 심령술사가 컴퓨터에 의해 인위적으로 선택된 객체를 보면, 그 보인 객체를 실험실에 있는 파트너가 실험자의 감독 하에 그린다. 그리고 그려진 그림을 컴퓨터로 맞는지 확인한다(얀[Jahn]1982).

　비국소적 상호 연결을 보여주는 다른 종류의 실험이 있다. 한 사람이 그 사실을 알지 못한 채 멀리 떨어진 폐쇄회로를 통해 관찰된다. 그런데도 그의 행동이 관찰에 의해 영향 받는지를 본다(앤드류스[Andrews]1990, 1994).

　멕시코대학교 신경생리학자 야코보 그린버그 - 질버바움(Jacobo Grinberg - Zylberbaum)과 동료들에 의한 실험(1994)은 인간 뇌의 비국소성 개념을 보다 객관적으로 지지해 준다. 이 실험에서의 뇌는 아스펙트 실험에서의 광자에 해당된다.

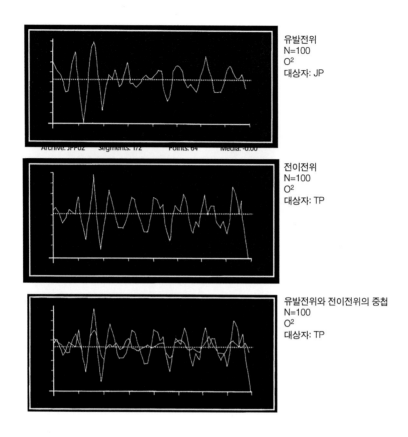

유발전위
N=100
O²
대상자: JP

전이전위
N=100
O²
대상자: TP

유발전위와 전이전위의 중첩
N=100
O²
대상자: TP

Archive: JPP02   Segments: 1/2   Points: 64   Media: -0.00

그림 2.10.　그린버그 - 질버바움(Grinberg - Zylberbaum)의 실험에서, 만일 두 사람이 상호 연관되어 있고 한 사람에게 불빛을 비추어 두 개에 연결되어 있는 뇌파(EEG)에 유발전위(誘發電位)를 일으키면, 자극받지 않은 파트너의 뇌파에서도 비슷한 강도와 위상의 전위가 보인다(70% 중복). 두 그림의 세로 좌표의 눈금 차이에 주목하라.

　두 사람에게 '직접 소통'을 하기 위해 약 20분 동안 서로 중재하도록 지시한다. 그리고 두 사람을 각각 분리된 패러데이 방(모든 전자기장을 금속으로 차단한 막힌 방)에 있게 하고, 실험하는 동안 직접적인 소통은 유지하게 한다. 한 사람에게 연속적인 불빛을 보게 하여, 이 감각 자극에 의한 뇌의 특이한 전기 생리학적 반응인 유발전위를 뇌파 기계로 측정한다(그림 2.10 위).

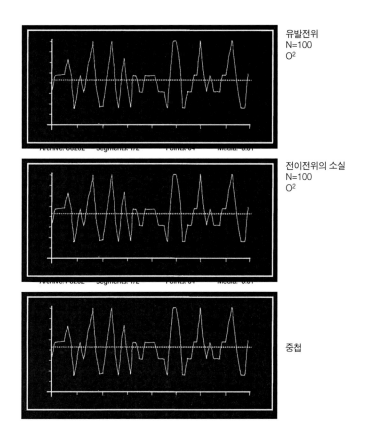

Figure 2.11　　상호연관이 없는 대조군. 자극된 피험자의 뇌파에서 뚜렷한 유발전위가 있음에
도 불구하고, 전이된 전위가 나타나지 않는다. 두 그림의 세로 좌표의 눈금에 주목하라. (그린버
그-질버바움의 실험에서 인용)

　　놀랍게도 약 사분의 일의 경우에, 자극받지 않은 다른 사람의 뇌에도 유
발전위와 모양·강도가 아주 비슷한 '전이된' 전위의 전기적 활성이 나타났
다(그림 2.10의 중간과 아래). 상호 연관이 없고 말로 직접 소통하지 않은 대조군
실험에서는 전이된 전위가 전혀 나타나지 않았다(그림 2.11). 간단한 해석은
양자 비국소성이다. 두 사람의 뇌가 비국소적으로 상호 연관된 양자 체계처
럼 행동한 것이다. 상호 연관된 뇌 중 하나만 자극했는데 그 반응에서, 의식
은 두 사람의 뇌 상태에서 비슷한 붕괴를 했고, 그래서 비슷한 뇌 전위가 나

타난 것이다. 그린버그 - 질버바움 실험의 결과와 결론은 지금 런던의 신경 정신의학자 피터 팬윅(Peter Fenwick)[34]에 의해 재현되었다(1999).

인정하건대 이 실험에서는 상호 연관되었으나 자극을 받지 않은 사람은 그의 파트너가 경험한 자극을 실제로는 경험하지 않았다. 이는 아마 순수한 의도(意圖)의 또 다른 도약일 것이다. 그렇기는 하지만, 한 사람의 뇌파가 국소적 신호의 전이 없이 다른 사람의 뇌파로 소통될 수 있다는 것은 정말 놀랄 만한 일이다.

상호 연관된 뇌와 상호 연관된 광자 사이에 뚜렷한 유사점이 있는 것은 분명하다. 그러나 여기에는 또한 뚜렷한 차이점도 있다. 유사점은 이 두 경우 모두 처음의 상호 연관이 어떤 '상호작용'으로 나타났다는 것이다. 광자의 경우에는 순수한 물리적 상호작용이다. 그러나 상호 연관된 뇌에서는 의식이 관여한다. 상호 연관된 광자들은 한 가능성의 파동이 측정에 의해 붕괴되자마자, 그 객체들은 상호 연관이 없게 된다. 그러나 상호 연관된 뇌들의 경우에는 의식이 처음에 연관성을 만들 뿐만 아니라, 의도성을 가지고 실험이 진행되는 동안 연관성을 유지한다.

명확한 유발전위를 얻기 위해서 실험자들은 전형적으로 '잡음'을 제거하기 위해, 100회 이상 불빛을 비추는 평균 처리방법(averaging procedure)을 사용한다. 그러나 뇌는 관찰자가 불빛을 보자마자 상호 연관이 없어지지는 않는다. 유일한 결론은 의식이 상호 연관이 깨질 때마다 상호 연관을 재정립한다는 것이다. 이것이 왜 사람이 실험 내내 직접 소통하려는 중재적 의도를 유지하는지에 대한 중요한 이유이다.

상호 연관된 광자와 상호 연관된 뇌의 비국소적 연결 사이의 이런 차이는 아주 의미가 있다. 상호 연관된 광자의 비국소성은 양자물리학의 급진적인 면을 보인 데 대해서는 괄목할 만하지만, 물리학자 필립 이버하드(Philippe

---

34) 영국의 신경정신과 의사. 신경생리학자. 뇌전증과 근사체험(near deatn experience)에 대한 많은 연구를 했다.

Eberhard)에 의한 정리에 따르면, 정보를 전달할 수는 없다. 그러나 상호 연관된 뇌의 경우는, 의식이 상호 연관을 시작하고 유지하는 데에 관여하므로, 이버하드의 정리가 적용되지 않아, 메시지 전달이 금지되지 않는다. 한 사람이 불빛을 보면, 의식이 다른 사람의 뇌의 가능성에서 비슷한 사건으로 붕괴한다(그림 2.12).

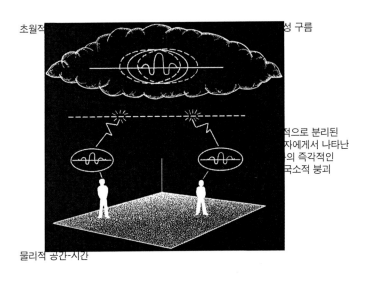

그림 2.12. 의식이 상호 연관된 한 사람에게서 다른 사람에게로 전기적 전위를 전달한다.

이것이 내가 윤회의 실제적 모델을 만들 수도 있겠다는 생각이 들게 했다. 그리고 맞았다. 심지어 『티베트 사자의 서』도 그렇다고 할 수 있다. 윤회 연구에서 가장 눈에 띄는 자료의 하나가 무엇인가? 어린이에게 전생에서 살던 집(또는 어떤 그런 것)을 보게 함으로써 과거의 기억을 회상하게 하는 것이다. 그 기억이 어린이의 이전 생애로부터 관련된 정보의 비국소적 전이에 의한다고 가정해 보자! 이에 대해서는 다음 두 장에서 더 자세히 다룰 것이다.

한마디 더하자. 어떤 텔레파시 소통을 위해서는 의식적인 의도와 두 사람의 동의가 중요하다. 그러나 의도는 자아 중심적이 아니다. 단순한 생각과 의향으로 되지는 않을 것이다. 대신에 의식의 상태를 자아를 넘어 그냥 가게 두는 것이고, 거기서 둘은 하나가 된다. 예수는 "만일 당신들 중 두 사람이 원하는 것에 대해 이 땅에서 동의하면, 천국의 아버지께서 당신들을 위해 해주실 것이다"라는 말을 했을 때, 이에 대해 알고 있었다. 의미 있게도, 그리스어 동사 '동의하다'에 해당되는 단어는 symphonein인데, 이는 'symphony'에 어원을 둔다. 동의한다는 것은 양자적 상호 연관에서 동조하며 진동한다는 뜻이다. 이것이 우리가 그림 2.10과 2.11의 뇌파 자료에서의 일치성을 보는 것 아니겠는가?

물질주의 과학자들은, 잘 알려진 심령술사들도 텔레파시의 반복 실험에서 자주 실패하기 때문에 믿을 수 없다고 말한다. 나는 그들이 그런 실험에서 핵심적인 요소의 하나를 놓쳤다고 생각한다. 바로 의식의 의도이다. 의식은 하나다. 아마 실험자들의 의심하는 닫힌 마음이 의식적인 의도를 방해하고, 그래서 의식이 심령술사를 상호 연관시키지도 못하고, 그런 적개심의 존재 하에 있는 그들 뇌의 (거의) 동일한 가능성을 붕괴하지 못한 것이다.

지연선택(遲延選擇) 실험

흥미로운 것은, 양자의 비국소성은 공간을 넘을 뿐만 아니라 시간도 뛰어넘는다는 점이다. 당신은 이런 결론에 도달하게 만드는 지연선택 실험에 충분히 관심이 있는가(휠러(Wheeler)[35] 1983)?

---

35) 미국의 물리학자. 닐스 보어와 함께 핵분열 이론을 만들었고, 독창적인 다중 우주론을 제기했다. '블랙홀'이라는 용어를 처음으로 사용했다. 『중력』, 『중력과 시공으로의 여행』 등의 저서가 있다.

한 빛줄기가 반 도금 거울 M1에 의해 같은 강도로 두 줄기 빛으로 갈라진다. 이 두 빛줄기가 두 개의 일반 거울 A, B에 의해 반사되어 우측의 교차점 P를 향해 진행한다(그림 2.13. 우리는 또 다른 반 도금 거울을 놓을 수도, 놓지 않을 수도 있다). 원래 이 실험은 파동 - 입자 상보성을 보이기 위해 고안되었다. 한 실험 세팅에서는 양자객체가 동시에 두 장소에서 있는 파동성을 보여주고(앞의 이중슬릿 실험에서와 같이), 다른 세팅에서는 한 번에 한 장소에 국한된 입자를 검출한다(가이거 계측기로 방사선 유출을 검출할 때와 같이). 만일 우리가 빛의 입자 검출 모드를 선택하면, 그림 2.13의 오른쪽 아래처럼, 검출기나 계측기를 교차점 P를 지나서 놓으면 된다. 하나 또는 다른 계측기가 째깍거리고, 정해진 객체의 국소적 경로를 정의하고, 입자의 양상을 보일 것이다.

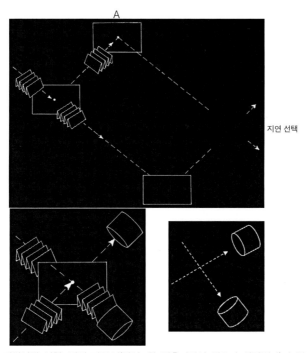

그림 2.13. 지연선택 실험. 빛의 파동성(간섭, 한 검출기에서 신호가 사라진다)과 입자성(무간섭, 두 검출기가 째깍거린다)을 위한 배열이 각각 아래 왼쪽과 아래 오른쪽 그림에 있다.

객체의 파동성 양상을 검출하기 위해서는 이중슬릿 실험처럼 반도금 거울 M2를 P의 자리에 놓아, 파동추가(wave addition) 현상을 이용한다(그림 2.13 아래 왼쪽). M1에 의해 나누어진 두 줄기 빛의 파동은 구조상으로 P의 한쪽에서는 M2에 의해 보강되고, 검출기가 째깍거릴 것이다. 그리고 다른 한쪽은 상쇄되어 째깍거리지 않을 것이다. 그러나 빛의 파동 양식을 검출할 때 우리는 반드시 빛의 양자가 A와 B 경로를 모두 지나간다는 것에 동의해야 한다는 데에 주의하자. 그렇지 않으면 어떻게 파동 추가가 있을 수 있겠는가?

그러나 실험의 가장 미묘한 측면은 더 남아 있다. 지연선택 실험에서 실험자는 아주 마지막 순간 마지막 피코(pico, 10^{-12}) 초에, 파동 양상의 측정을 하든지 안 하든지 간에, P에 반도금 거울을 넣을 것인지 아닌지를 결정한다(물론 이 결정은 기계적인 방법으로 구현된다). 실제로는, 만일 당신이 일반적인 뉴턴 식의 객체로 빛의 양자를 생각한다면, 이는 빛의 양자가 빛이 갈라지는 지점 M1을 이미 지난 다음이다. 그렇기는 하지만, P에 거울을 넣으면 항상 파동 양상이 나타나고, 거울을 넣지 않으면 입자 양상이 나타나도록 세팅한다. 그러면 P에 거울을 넣을 때, 이 빛의 각 양자는 한 경로를 지났는가, 아니면 두 경로를 지났는가? 빛의 양자는 우리의 지연선택에 즉각적이고 소급적으로 반응하는 것 같다(우연히도 이는 광자 자신이 자신의 가능성 파동을 붕괴시킬 수 없다는 것을 보여준다. 만일 당신이 이에 대해 의아해 한다면, 달리 어떻게 우리의 지연선택에 반응하겠는가?).

양자객체는 정확하게 우리의 선택과 조화를 이루어 한 경로 또는 두 경로를 지난다. 어떻게 이것이 가능한가? 객체들의 경로는 오직 가능한 경로일 뿐이고, 객체들은 관찰에 의해 우리가 그들을 구현하기 전에는 오직 가능성의 파동이기 때문이다. 어느 경로도 구체적으로 정해져 있지 않다. 가능성이 소급적 방식으로 보이는 후향 인과(後向因果) 방식으로 실제화되는 것 같다.

부언하면, 객체가 우주라 하더라도, 우리가 볼 때까지는 어떤 양자 객체도 구현되지 않는다. 우주도 첫 번째 지각 있는 존재(아마도 처음의 살아 있는 세포)가 우주를 관찰할 때까지는 구현되지 않고, 오직 가능성일 뿐이다. 관찰이 소급적으로 첫 번째 지각 있는 존재를 이끈 전체적인 인과 경로를 따라 우주를 붕괴한다.

그래서 만일 우리가 공간뿐만 아니라 시간을 가로질러 상호 연관 있는 객체를 가진다면, 의식의 선택으로 아무 시점에서나 전체 경로를 촉발할, 인과적 경로를 붕괴한다. 요점은, 의식이 사건을 붕괴하는 선택을 할 때까지는, 공간도 없고 시간도 없다는 것을 깨닫는 것이다. 시간에 대한 관습적인 생각은 이런 양자적 기묘함을 수용해야만 한다. 지금 일어나는 사건은 과거의(또는 미래의) 사건과 상호 연관이 있다. 이것으로 칼 융이 동시성 - 원인은 없으나 의미 있는 우연의 일치 - 이라고 부른 모든 종류의 사건들을 설명할 수 있다(융과 파울리(Jung and Pauli)1955). 윤회를 이해하기 위한 나의 첫 시도는 시간에서의 양자 비국소성의 개념을 통해서였다(3장, 4장 참조).

지연선택 실험은 1980년대 중반에 실험실에서 증명되었다(헬무스, 자욘스와 발터(Hellmuth, Zajonc and Walther 1986)). 이는 1995년 6월 19일판 『뉴스위크(Newsweek)』의 지면을 장식하기도 했다.

우리가 관찰할 때까지 가능성 파동은 붕괴하지 않는다

당신에게는 얼마나 반직관적인 것처럼 보일지 몰라도 우리, 즉 지각 있는 존재가 그들을 보고 선택할 때까지 양자 가능성은 실재화(實在化)되지 않는다는 것이 지연선택 실험의 메시지이다. 초능력자 헬무트 슈미트(Helmut

Schmidt)[36]에 의한 최근의 실험은 이 메시지가 사실임을 보여준다.

슈미트는 오랫동안 염력에 관해 선구자적인 연구를 해왔다. 그의 실험에서는, 내적인 생각에만 영향을 주는 정신적 텔레파시와 반대로, 심령술사가 물리적 객체를 옮기거나 의식적 의도를 통해서 물리적 결과에 영향을 주려고 노력한다.

일련의 실험에서 심령술사가 연속된 양수와 음수의 난수를 생성하는 난수 생성기에 영향을 주려고 시도한다. 예를 들면, 심령술사가 난수 생성기가 양수를 더 많이 생성하도록 조정하는 것이다.

전형적인 실험에서 난수 생성기는 100개의 이진 사건을 생성하는데(0과 1로 이루어진), 이는 연속된 100개의 붉은(0비트의 경우) 불빛과 녹색(1비트의 경우) 불빛으로 나타난다. 심령술사는 녹색보다 붉은색이 많이 나올 수 있도록 정신적으로 집중하라고 지시받는다. 마지막에는 붉은 빛과 녹색 빛의 연속이 기록되고 프린트된다.

전자와 같은 붕괴 산물을 내는 방사능 샘플은, 방사성 붕괴가 양자 처리 과정이자 확률적이며 완전히 임의적인 다수의 사건이기 때문에, 아주 좋은 난수 생성기이다. 이미 슈미트의 주제는 염력(念力)의 효과성을 나타내어, 작지만 통계적으로 의미 있는 정도로 임의의 방사성 붕괴에 영향을 주는 것으로 알려져 있다(슈미트 1976).

그러나 슈미트의 1993년 실험은 (물론 다른 실험자에 의한 반복 실험의 주제인데), 그가 실험에 새로운 요소를 소개했기 때문에 획기적인 것이다. 이 실험은 - 방사능 붕괴와 전자식 계수기에 의한 검출기, 플로피 디스크의 정보 기록, 연속된 난수의 컴퓨터 생성 등을 제외하고는 - 아직 방사성 난수 생성기를 사용하며, 이 정보를 아무도 미리 보지 못하게 하고 수일 또는 수개월 동안 수행된다. 컴퓨터는 점수를 인쇄하고, 아무도 못 보게 최대한 주의하며, 프린

---

36) 독일의 물리학자. 초심리학자. 예지력과 투시력에 대한 실험. 그리고 난수 발생기를 통해 기계에 대한 인간 의식의 영향력에 대한 실험을 했다.

트된 것은 봉해서 독립된 관찰자에게 보내진다.

순서대로 독립된 관찰자는 봉인된 것을 그대로 두고, 심령술사가 붉은색을 더 많게 할 것인지, 아니면 녹색을 더 많게 할 것인지를 임의로 지정한다. 다음 단계에서는 독립적 관찰자가 임의로 선택해 준 것을 따라 심령술사가 컴퓨터에 저장된 자료를 보면서 붉은 빛(또는 녹색 빛)이 더 많이 생성되게 의도적으로 영향을 행사한다. 이제 독립적 관찰자가 봉인된 인쇄물을 열어서, 심령술사가 선택한 방향으로 인쇄물이 치우친 결과를 나타냈는지 직접 확인한다. 그런데 정말 통계학적으로 의미 있는 효과가 발견되었다. 그런 결과가 나올 확률은 8,000대 1 정도일 것이다(슈미트 1993).

이 실험을 어떻게 해석해야 할까? 직접적인 해석은, 방사능 붕괴, 산물의 검출, 컴퓨터 기록과 인쇄물 모두 (심령술사에 의해서) 관찰이 이루어지기 전까지는, 가능성으로서 가능태 내에 남아 있었다는 것이다. 심령술사가 자료를 보고 있을 때 그들은 오직 가능성이었기 때문에, 심령술사가 자신의 의도대로 결과에 영향을 줄 수 있었다. 의식적인 관찰이 이루어질 때까지는 아무것도 실제화되지 않았다.

이 해석이 옳다면, 자료의 결과를 사전에 검사하면 심령술사의 이어지는 노력이 실패해야만 한다. 실제로 사전 감사를 철저히 한 경우에는 그것이 사실로 나타났다(슈미트 1993).

슈미트는 다른 독립된 관찰자들과 여러 차례 측정을 반복했다. 비록 실험 때마다 명확한 결론이 나지는 않았지만, 그의 실험(표준편차 3배 범위의 신뢰로, 물리학 실험의 표준으로 사용하기에 뛰어난 것은 아니지만, 심리학적 실험의 성과로는 적합한 성과로 인정되는)은 지연된 시점에 자료를 볼 때도 심령술사가 임의적인 방사성 사건에 영향을 줄 수 있고, 그러므로 가능성의 파동은 지각 있는 관찰자가 볼 때까지는 붕괴되지 않는다는 것을 보여준다.

왜 우리가 우리 자신의 실재를 창조하고 있음을 인지하지 못하는 것 같은지에 관한 질문으로 다시 돌아가자. 사실 우리는 아주 드물게만 자유롭게 선택하는 의식의 상태에 있다. 이는 우리가 창의적일 때만 일어난다. 예를 들면, 다른 존재에 대한 깊은 연민을 경험할 때, 도덕적 통찰을 얻을 때, 자연과 교감할 때 등이다. 영적인 전통에서는 이런 지고한 자기 경험을 아트만(Atman[37], 힌두교), 성령(聖靈, 기독교) 등으로 부른다. 나는 이것이 양자측정 내에서 완전히 자유로운 선택과 연결되어 있기 때문에 양자 자신(量子自身)이라고 부른다. 이 경험에서의 자신은 보편적이고, 초개인(超個人)적이고, 통일적이다.

이에 반해, 우리의 자아가 우세한 일상의 경험은 개인적이고, 훈련(조건화)된 것이다(거의 창의성이 없는). 거기서 양자 자유는 거의 100% 과거 경험이라는 기억의 거울에의 많은 반영을 통해 훈련(조건화)된 것에 자리를 내준다(미첼(Mitchell)과 고스와미 1992). 실제로 신경생리학자들은 어떤 사람이 자극을 받는 것과 그 경험을 말로 할 때까지 약 2분의 1초의 시간 지연이 있다는 것을 발견한다(리벳(Libet)등 1979). 이 2분의 1초는 기억의 거울에서 많은 반영을 사용하는 시간이다. 그 결과 어느 정도 선택의 자유가 있는 1차적 경험 또는 2차적 경험이라도, 우리가 기억과 자아를 동일시할 때 전의식(前意識)이 되는 것이다.

그러나 자아 정체성에서 벗어날 때마다, 또 전의식을 탐구할 수 있을 때마다, 자유의 가능성이 나타난다. 나는 죽는 과정에서 자아 정체성이 점점 희미해지는 단계가 있다고 확신한다. 그래서 만일 우리가 죽는 동안 의식을 유지할 수 있다면, 죽음은 자신을 세계의 창조자, 즉 신으로서 볼 기회를 제공할 수 있다.

---

37) 고대 인도의 『우파니사드』 철학에서 브라만과 함께 가장 중요한 원리 가운데 하나. 끊임없이 변화하는 '물질적 자아'(육체, 생각, 마음)와 대비해 절대 변치 않는 내밀하고 '초월적인 자아'(영혼)를 말한다.

신에 대한 관점의 변화

내가 아이다호 주의 디어리(Deary)에 있는 고등학교에서 과학과 윤리에 관한 수업을 할 때, 자연스럽게 신에 대한 질문이 나왔다. 이제는 수업시간에 신에 대해 이야기할 수 없다는 것을 알고 있다. 이는 『월 스트리트 저널(The Wall Street Journal)』이 여기에 대해 논문을 게재했을 정도로 금기시되어 있다(나의 물리철학에 대한 대학 강의에서 우리는 신을 G로 표시한다). 내가 신의 존재를 믿는 학생들이 얼마나 되는지 묻자, 얼마 안 되는 학생들만 손을 들었다. 그러나 내가 물질을 넘는 인과적인 잠재적 창의적 원리인 구성 원리(構成原理)가 있을 것이라고 믿느냐고 물었을 때, 거의 모든 학생들이 손을 들었다.

신에 대한 우리 생각의 방식이 변하고 있는 것이다. 신의 전통적인 이미지는 하늘의 왕좌에 앉은 황제가 선행, 악행에 따라 상을 주고 벌을 주는 심판을 하는 것이다. 하지만 지금은 민주주의의 발전과 인종평등 운동, 양성평등 운동 등으로 계급주의가 공격받고 있기 때문에, 이 같은 생각을 하는 사람들은 소수에 지나지 않는다. 일반적으로 적어도 우리 대부분은 신을 세계 뒤의 창의적 원리로 생각하고 있다. 그리고 그것이 의식 위주의 과학이 유지하고 있는 개념이다.

그러나 거기에는 어떤 미묘함이 있다. 의식을 예로 들어 보자. 의식은 신과 동의어인가? 아니다. 의식은 존재의 근거이다. 이는 기독교에서는 신격(神格, Godhead), 유대교에서는 야훼(Yahweh(YHWH)), 도교에서는 형언할 수 없는 절대적인 도(道, Tao)이다. 신은 의식이 양자측정을 통해서 구현된 세계를 만들 때 등장한다. 신을 창의적 원리, 모든 창의적 구현 행위에서 양자 가능성으로부터 실재를 선택하는 자로 생각하자.

우리가 참여하는 모든 창의적 행위에서 우리는 그 속에 있는 신과 조우(遭遇)한다. 이런 제한된 의미에서는 우리가 신이다. 그러나 우리는 개인으로서 모든 지각 있는 존재를 통해 모든 창조에 종사하는 의식의 움직임을 헤

아닐 수는 없다. 이런 의미에서 우리는 신이 아니다. 그래서 역설적이 된다. 우리는 신이기도 하고 신이 아니기도 하다. 그러나 이는 양자 전문가로서, 놀랄 만한 일은 아니다. 그렇지 않은가?

이 역설을 해결할 한 방법은, 창의적 행위에서 우리는 보편적인 양자 정체성을 통해 신의 힘을 인지하는, 양자 자신이 된다고 말하는 것이다. 인간의 창의적·영적 여정은 철학자 마틴 부버(Martin Buber)[38]의 말처럼, 미켈란젤로[39]가 그린 시스티나 성당의 천장화에 있는, 아담과 신이 서로 손을 잡으려고 내민 불멸의 나 - 너의 관계(나는 관계라는 단어보다는 '조우'를 더 좋아한다)로 보아야 한다.

물질주의자들의 물질의 신격화는 부분적으로, 천국의 황제로 묘사된 구약의 신에 대한 반응에서 성장한 것이다. 실제로 신은 우리의 과학에 필요하지 않다. 그러나 신은 과학에서 양자측정의 역설을 해결하기 위한 창조 원리뿐만 아니라, 생물학적 진화(고스와미 1997)와 심신 치유(초프라(Chopra)[40] 1989) 등에서 창의를 위한 설명 원리로서 필요한 것이다. 그래서 신에 대한 새로운 관점은 종교적, 과학적인 양 도그마에서 빠져나갈 수 있다.

---

38) 독일의 유대인 사상가, 철학자. 시오니즘의 문화운동에 종사하며 유대적 신비주의의 유산을 이어받아 유대적 인간관을 현대에 살리려고 했다. 주 저서에 『나와 너』(1923)가 있다.

39) 르네상스 시대의 이탈리아 조각가, 건축가. 회화, 조각, 건축에서 뛰어난 업적을 남겼다. 산 피에트로 대성당의 '피에타', '다비드', 시스티나 대성당의 천장화 등이 대표작이다

40) 인도 뉴델리 태생의 하버드대학 의학박사. 고대 인도의 전통 치유과학인 아유르베다와 현대 의학을 접목하여 '심신의학(Mind - body Medicine)'이라는 독특한 분야를 창안, 미국과 유럽 사회에 심신의학 열풍을 불러일으켰다.

삶과 죽음의 정의

양자 가능성의 붕괴는 오직 인간의 뇌와 함께 일어나는가? 뇌가 있는 동물 또는 뇌가 없는 동물은 어떤가? 자기참조적 양자측정은 생명을 정의하는 살아 있는 단세포에서 시작했다고 가정하는 것이 합리적일 것 같다. 살아 있는 세포는 자율적이고, 자기 통합적이다. 자신을 환경과 다르게 분리하여 감지한다. 살아 있는 세포 속에서 양자측정이 환경으로부터 생명의 구별을 만든다고 하는 것이 이해가 간다(그림 2.14). 양자측정 전에는 오직 의식과 가능성만 있다. 그 후에 생명과 환경이 나누어진다.

분리되지 않은 의식과 그 가능성

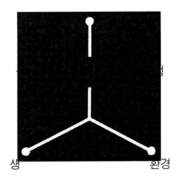

그림 2.14. 살아 있는 세포의 양자측정으로부터 발생한 자기참조는 생명과 환경 간 살아 있는 세포의 인지적 구분을 가져온다.

하나인 의식이 두 개의 분리된 것으로의 분열은 세포들이 모일수록 더 정교해진다. 결과적으로 뇌의 발달로 우리는 세계를 의미 있는 객체와 분리된 정신적 주체로 보게 된다.

그래서 의식에 기반을 둔 과학은 우리에게 생명에 대한 분명한 정의를 준다. 확실히 당신은 '생명이 무엇인가?'라는 간단한 질문에도 대답할 수 없는, 물질주의 모델의 난해한 문제들을 해결할 수 있다는 가능성을 볼 것이다. 생명을 정의 내리면서 의식 내의 과학은 죽음의 정의도 분명하게 해준다. 죽음은 의식이 살아 있는 물질로부터 자기참조적 병발(supervention), 초월적 개입을 거두어들일 때 일어난다.

제3부

비국소성과 윤회 :
나의 아내와의 무신경한 대화

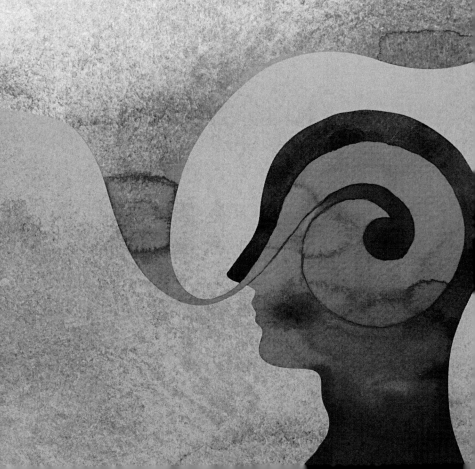

내가 아내에게 죽음의 의미와 윤회가 생길 수 있는 개념의 과학적 이론에 대한 생각을 이야기했을 때, 아내는 별로 열광적이 아니었다. 그럼에도 불구하고 대화는 이어졌다. 그녀는 조금씩 활기를 띠기 시작했다.

"당신 이 정도면 충분히 이론화시키지 않았나?"

그녀는 놀렸다. 그녀의 말은 내가 최근에 펴낸 실재의 본성에 관한 책의 내용을 두고 한 이야기였다.

"게다가 아주 재미있지!"

나는 웃으며 말했다.

"결국 나는 내 이론을 지지하는 단체에 있게 되었지. 앨런 와츠(1962)는 윤회의 의미를 짐작하고 있었어. 그는 우리가 지구에 오기 전에 시나리오를 선택한다고 말했지. 그리고 칼 세이건(Carl Sagan[41] 1973)은, 당신도 알다시피, 외계의 지적 생명과의 교신(CETI(Communication with Extraterrestrial Intelligence))은 생명의 의미를 충족시킨다고 말하곤 했어."

아내는 재미있어하며 머리를 흔들었다.

"당신은 질문의 의미와는 너무 먼 예를 들고 있어. 그것은 앞으로 올 것에 대한 전조 아닌가?"

"그게 재밌는 점이야. 좌우간 내 생각은 이래. 프레드 알란 울프(Fred Alan Wolf[42] 1984)는 창의성이 시간에서 비국소적이라고 말했어. 오늘 창의적이었던 것이 내일은 진부한 것이 되는 거야. 이는 우리가 미래로부터 창의적 경험을 빌리는 것 아닌가?"

"기억해 두어야 할 것은, 비국소성은 실재에 대한 우리의 새로운 패러다임에서 중심적인 역할을 하는 것 중의 하나라는 거야. 이는 시공간을 통한

---

41) 미국의 천문학자. 미국 항공우주국(NASA)에서 바이킹호 등의 행성탐사 계획에 실험 연구원으로 활동했다. 그는 캘리포니아 패서디나에 설치한 전파교신 장치로 우주 생명체와의 교신을 시도했다

42) 미국의 이론물리학자. 특히 양자물리학, 물리학과 의식의 관계를 전공한다. 현재 과학은 물질에서 마음으로 가고 있다고 했으며, 〈디스커버리 채널〉의 대중화에도 공이 크다.

신호 없는 소통 또는 영향을 의미하지. 다시 말하면, 이 세계 밖에서의 연결이야."

"맞아." 아내가 끼어들었다. "나는 그 아이디어가 특별히 놀랄 만한 것이라고는 생각하지 않아."

"그러나 이제 마음 단단히 먹어."

나는 계속했다, 잠시 의미심장하게 멈추고(나는 그녀를 감명시킬 기회를 놓치는 일이 없다) "우리가 과거로부터 빌린다고 생각해 보자. 그러면 어떻게 될까?" 하고 말했다.

"역사로부터의 학습. 우리 인간들은 전쟁 같은 큰 교훈에 관한 한 학습지진아인 것처럼 보이지만, 우리의 경험을 반영할 수 있을 때 그렇게 하려고 노력해 왔어."

그녀의 대답은 예측한 대로였다(그리고 내 예측대로라는 점이 만족스러웠다). 나는 신나서 말했다.

"내가 의미한 건 그게 아니야. 존재의 패턴이 있고, 그것으로부터 앞으로 올 주제를 빌려온다고 생각해 보자. 우리는 익숙하지 않은 주제를 빌려오면 창의적이라고 말해. 물론 오늘 익숙하지 않은 것도 내일이면 익숙해지지. 그래서 영원의 관점에서 익숙하지 않은 것은 없어."

나는 덧붙여 약간 서두르면서 말했다.

"당신도 보다시피 주제 자체는 비국소적 영역에 있어, 그렇지? 거기에는 시간도 없고, 과거·현재·미래가 함께 존재해. 그래서 우리가 창의성 면에서 시간을 앞서 주제를 빌려올 수 있는 것처럼(주제가 우리를 빌려온다고 말하는 것이 적당할지 모르겠다), 왜 우리는 또한 비국소적 영역에 존재하는 과거로부터 주제를 빌려와서는 안 되는 걸까? 업보(karma)의 개념…."

"아!" 아내가 소리쳤다. "과학자가 드디어 자신의 과학의 한계를 알고, 죽음의 의미를 위해 비전의 우주론으로 돌아가는구나. 멋있다! 누가 그것을 위해 물리학을 필요로 하겠어? 그런데 조심해. 많은 사람들이 업보와 윤회의 비전 이론에 대해 당신보다 많이 알고 있어."

그녀는 조소하며 말했다.

"잠깐. 당신은 전형적인 경쟁 구조를 가져오고 있는 거야. 끝까지 들어봐."

나는 말했다.

"과학은 대칭을 좋아하지. 특히 시간적인 대칭을. 만일 시간이 비국소적 영역에서 비선형적이고, 사물이 신호 없이 미래로부터 우리에게 올 수 있다면, 과거로부터도 비국소적으로 올 수 있어."

"당신의 논리가 추측이긴 하지만, 결점은 찾을 수 없네."

그녀는 농담처럼 말하며 뒤로 물러났다.

"그러면 무엇이 우리에게 이익이 되지?"

그녀의 관심과 '우리'라는 말에 만족하며 나는 계속했다.

"내가 한 예를 들겠어. 한 여성이 목이 아팠는데, 의사는 신체적 이상을 찾을 수가 없었지. 정신과 의사도 그녀의 정신 상태는 건강하다고 했어. 전생 치료사가 최면을 사용하여 그녀를 그녀의 전생으로 회귀시켰어. 그녀는 수 세기의 기억을 더듬으며 여행했는데, 갑자기 목에 숨 막히는 통증을 느끼며 자기가 교수형 당할 때의 생의 마지막 순간을 경험했어. 그녀가 최면 상태에서 돌아왔을 때 목의 통증은 사라졌고, 다시는 생기지 않았지."

아내는 웃었다.

"이십년 동안 정말 달라졌네! 당신은 전생회귀의 경험을 잊은 거야?"

그녀는 1970년대 중반 내가 그녀와 지낼 때의 사건을 이야기하는 것이었다. 나는 핵물리학 분야를 떠나서 다른 흥미 있는 물리학의 분야를 찾고 있었는데, 그때 자칭 전생회귀 치료사라고 공언하는 사람이 나에게 접근했다. 나는 그에게 설득당해 회귀를 했다. 그런데 내가 아주 멋지고 재미있고 성적인 장난을 12세기 전의 과거라고 회상했다. 불행히도 나는 내가 무의식적으로 전체 장면을 꾸며 내고 있고, 이것이 환상이라는 뚜렷한 느낌이 있었다.

색깔로 된 나머지 경험에 대해서는 내 심리적인 면과 맞는 면이 있어서 유용했다.

"그건 25년 전의 일이야."

나는 말했다.

"지금의 회귀치료 자료는 훨씬 훌륭해. 또한 우리는 새로운 세계관과 탐구할 새로운 과학을 가지고 있어."

"알겠어, 알았다고."

아내는 계속 웃으며 말했다.

"또 『티베트 사자의 서』가 옳다는 것을 잊지 마."

"그리고 그것을 증명하는 것은 당신의 임무지."

아내는 아직도 비웃으며 문장을 끝냈다. 그리고는 "미안해." 하며 웃었다.

"그러나 나는 당신이 윤회를 구하러 전력질주하는 외로운 과학자의 이미지로 보여. 그리고 나는 당신 옆에서 함께 탐구하는 충직한 조수이고."

나는 활짝 웃었다.

"아주 재미있는 이미지네. 좋아. 그러나 만일 윤회가 사람들이 가지고 있는 진정한 경험을 설명하기 위한 시도라는 것을 생각한다면, 적어도 우리는 그 의도를 존중해야 해. 친구가 있는데, 폴(Paul)이라고 부르자. 아주 지적이고 빈틈없이 모든 자격을 갖춘 - 기관의 장으로서 박사학위 소지자 - 영향력 있는 교수야. 그는 항상 윤회는 터무니없다는 나의 의견에 동조했어. 그런데 그가 일련의 '전생' 경험을 했는데, 거기서 한 사람은 11세기에서, 다른 한 사람은 13세기에서 온 두 불교 승려가 나와서 그에게 영적 삶을 발전시킬 것을 충고했대. 얼마나 비학문적인 경험인지. 역사적으로 너무나 많은 사람들이 그런 경험들은 모두 속임수라고 치부하기 위해 그런 경험을 보고했어. 그런 사람들 중 다수가 내 친구처럼 존경받고 현실을 직시하는 유형이지. 이것들이 나를 때때로 성가시게 하는 문제야."

"그리고 나는 직관했지. 만일 영혼에서 하찮은 믿음을 던져 버리고, 아스펙트의 광자처럼 시간을 가로지르는, 과거의 어떤 사람과 우리가 공유하고 있는 과거부터의 비국소적 주제에 대한 윤회의 경험을 다시 구성한다면 어떨까? 그 다음에는 무엇일까?" 나는 프랑스 물리학자 알랭 아스펙트가 상호 연관된 빛의 입자인 광자가 신호 교환 없이 공간을 가로질러 서로에게 영향을 주는 것을 보여준 전형적 실험을 말하는 것이다.

"실제로 그 다음엔?" 아내가 말했다. "나는 과학을 위해서 선의의 비판자 역할을 하겠어. 당신의 증거는?"

"이론가로서 나는 나 자신이 실증적으로 증명은 하지 않지만, 그러나 다른 사람들이 수집한 증거를 인용할 수 있지. 버지니아 대학교 의학센터의 이안 스티븐슨(Ian Stevenson)[43] 박사는 윤회에 대한 진지하고 존경할 만한 연구자야. 실제로 그는 윤회 외의 다른 것으로는 설명하기 힘든, 과거의 삶을 기억하는 어린이에 대한 몇 가지 흥미 있는 자료들을 가지고 있어. 그리고 양자 비국소성을 암시하는 근사체험의 자료도 있지."

"그런 것 같기는 한데, 하지만 솔직히 난 이게 좀 이해가 안 되는데."

"나는 단지 직관적으로 말하는 거야. 그러나 만일 창의성이 그 시간 이전의 비국소적 테마파크로부터 온 것이고, 거기에는 같은 비국소적 주제를 공유함으로써 과거로부터 우리를 사로잡는 업보 또는 인과가 있을 수 있다는 것을 기억하면 이해가 갈 거야."

"아미트, 당신은 자신의 무덤을 파는 것 같다. 당신은 결정론을 반박하기 위해 열심히 연구해 왔는데, 지금 당신은 과거의 업보가 우리 삶을 결정한다고 말하는 것 같아. 이는 숨은 변수의 결정론보다 더 좋지 않아. 이것은 묵은 와인을 새 병에 담는 것이 아니라, 상한 와인이야."

아내는 숨은(알려지지 않은) 변수가 '정말로' 양자의 기묘함에 책임이 있다는 가정에 의해 양자 비국소성을 설명하려는 과학적 시도에 대해 말하고 있었

---

43) 미국 정신과 의사, 교수. 영혼 불멸설을 과학적으로 입증했다. 인지과학 연구를 히여 『전생을 기억하는 아이들』이란 저서를 출판했다.

다. 물질주의 신념을 구제해 줄 이런 변수의 존재는 아스펙트와 다른 연구자들의 실험에 의해 배제되었다.

"그러나 당신이 잊은 것이 있다. 나는 업보에 대한 일반적인 해석을 빌려오는 것은 아니야. 비국소적 테마파크의 모든 것들은 웰스(H. G. Wells)의 투명인간 같은 것이지. 우리가 그것을 살게 하여 형태를 줄 때까지는 살아 있는 것으로서의 구현된 형태가 없어. 투명인간에게 옷을 주는 것은 경험자야."

"그러면 당신은 불교 승려와 같은 당신 친구의 경험에 옷을 입히는 건 어때?"

"오케이." 나는 즐겁게 말했다. "자, 비국소적 테마파크의 옷가게로 쇼핑을 가자. 과거에 선 수행자 두 사람이 있는데, 그들이 과거에 마치지 못한 영적인 과업이 비국소적 테마파크의 주제야. 만족할 만한 주제의 구현을 가져오지 못했기 때문에 그들의 과업은 끝나지 않았지."

"그렇군." 아내는 거짓으로 감탄하며 "당신은 환상적인 상상력을 가지고 있어"라고 말했다.

칭찬에 감사하며 나는 계속했다. "이 두 승려가 나의 친구와 비국소적 상호 연관된 예지적 경험을 가지고 있다고 해보자. 과거의 이 두 승려는 비국소적으로 폴의 운명에 영향을 주었지. 의식이 오래 전 두 승려의 상호 연관된 사건의 가능성을 붕괴할 때, 수 세기 동안 불확실한 상태로 있었을 것을 제외하고는, 미래에 있는 내 친구의 경험 또한 갇히게 되었어."

"나는 이해가 안 가." 아내가 눈을 찌푸리며 말했다.

"아스펙트의 실험을 기억해?"

나는 물었다. 그녀가 그렇다고 끄덕였고, 나는 계속했다.

"두 광자가 상호 연관되어 있고 하나의 파동함수가 붕괴되면, 다른 광자의 파동함수 또한 붕괴되지. 그것의 가능성은 실험자가 두 번째 광자의 상태를 실제로 관찰했는지에 관계없이 확실해져. 알겠어?"

"오케이, 이제 알겠다. 그래서 당신 친구가 경험을 할 때, 그는 자연스럽게 이미 예정된 사건을 경험하는 것이군.”

“맞아. 물론 내 친구의 경우가 일반적인 경우는 아니야. 내 생각으로는, 죽어가는 사람들이 국소적으로 마음의 하늘에서의 번쩍임 같은 인생 이야기를, 그들이 태어나는 환생과 함께 공유하는 것이 더 일반적이지. 이는 죽을 때와 태어날 때가 가장 자아가 없는 시기이기 때문에 더 가능해. 사람들 사이의 비국소적 상호 연관관계를 만드는 의식의 의도가 그때는 강해지지. 정신과 의사 스탠 그로프(Stan Grof)[44]는 그가 홀로트로픽 호흡(holotropic breath)[45]이라고 부르는 기법을 사용하여 윤회의 기억을 회상하는 데에 많은 증거를 찾았어. 선의의 심판자 여사, 이제 이상함의 기준이 어떻게 되지? 이미 내가 이상함의 기준치를 넘어섰나?”

“아니, 나는 사물의 정신에 흥미를 갖는 중이야. 나는 할아버지의 무릎에 앉아 있던 이후로는 이렇게 긴 이야기를 즐겨 본 적이 없어.”

나는 웃었다, “그럼, 그렇다면 다른 이야기를 좀 해줄게. 폴의 과거로부터 온 이 승려들이 폴의 생에 영향을 주었다고 앞에서 이야기했지. 그런데 우리는 이 전체의 상호 영향을 시작한 사람이 폴이 아니라고 말할 수 없어.”

이제 아내는 호기심이 생긴 것 같았다. 나는 계속했다. “비어(Bier)라는 철학자가 흥미 있는 이야기를 만들었어. 어떤 사람이 당신 친구가 점심을 먹는 사이에, 책상 서랍에 시한 폭탄을 넣어 그를 죽이려는 음모를 꾸민다고 생각해 보자. 그 폭파범이 떠난 후 당신이 연필을 빌리러 친구의 사무실로 들어가게 되었지. 당신이 서랍을 열고 폭탄이 한 시간 내에 폭파되도록 설정되어 있는 것을 보는데, 갑자기 응급 전화를 받았어. 물론 당신은 점심 식사

---

44) 체코 출신의 미국 정신과 의사. 초개인 심리학의 개척자. 인간의 정신적인 통찰과 성장, 탐구와 치유를 목적으로 한 의식의 비일상적 상태에 대해 연구했다. 홀로트로픽 호흡 기법을 개발했다.

45) 스태니슬레이 그로프(Stanislay Grof)에 의한 심리치료 요법으로 과호흡(hyperventilation), 즉 빠르고 깊은 호흡의 지속(그 결과 과산소 상태가 일어난다)이나 마음의 심층 소재를 유발하는 음악, 심신 문제에 대처하는 보디워크 등으로 된 홀로트로픽 테라피(holotropic therapy).

중인 친구에게 전화해서 폭탄에 대해 경고하고 폭탄 처리 반에 전화하려고 하지만. 불행히도 당신은 자신의 곤경에 몰두하다 늦게까지 전화해야 한다는 것을 잊어버린 거야. 물론 당신은 지금 친구가 점심 후 사무실에 들어가지 않았고 아직 살아 있기를 바라지. 하지만 그가 사무실에 들어갔고, 죽었을 가능성이 더 높아. 당신이 무슨 일을 할 수 있을까?"

"만일 당신이 양자비국소성과 후향 인과(後向因果)를 알고 있다면, 그걸로 됐다. 당신의 마음으로 친구에게 필요한 경고를 보내고, 폭탄으로부터 살아남을 수 있게 제 시간에 친구가 받기를 - 당신의 경고를 듣기를 - 바라겠지. 그러나 그는 오직 창의적으로, 또는 예지적으로만 그것을 들을 수 있고, 그 기회도 작고 제한적이야. 가장 가능성 있는 것은 물론 당신의 경고가 너무 늦었고 당신 친구는 산산조각이 되는 것이지. 그래서 수 세기 전의 선 수행자들이 폴이 겪었던 모든 일련의 경험을 시작했을 가능성이 가장 많지만, 폴이 자신의 과거 생과 과거에 대해 요청했을 가능성도 배제할 수 없어."

"당신은 미래가 과거를 바꿀 수도 있다고 말하는 거야? 말해 줘, 성급한 개척자 양반. 아인슈타인의 상대성이론을 엉망으로 만들 셈인가? 존중하지 않는 거야?"

"물론 존중하지. 아인슈타인은 실제로 신의 물리학자의 원형이야. 당신은 모르겠지만, 아인슈타인도 내가 제안하는 것과 같은 존재에 대해 아주 비슷한 아이디어를 가지고 있었어."

"정말? 당신은 계속 나를 놀라게 하네."

내가 사랑하는 그녀는 말했다. 나는 그녀가 거짓으로 감탄한다든가 했다면 더 이상 말하지 않았을 것이다.

"정말이야. 아인슈타인은 죽음에 대해 흥미 있는 관점을 가지고 있었어. 아인슈타인은 사람들에게 한 시간 체계에서 다른 시간 체계의 과거로 가는 시간여행은 금지되어 있지만, 어느 수준에서는 동시에 과거, 현재 그리고 미래가 같이 존재한다는 생각을 가지고 있었지. 그의 절친한 친구 미켈란젤로 베소(Michelangelo Besso)가 사망했을 때, 아인슈타인은 그의 부인을 위로하며 정확히 이렇게 말했어. '우리 확신에 찬 물리학자들에게는 과거, 현재, 미래 사이의 구분은 아무리 지속되더라도 환상에 지나지 않습니다.' 아마도 아인슈타인은 사람들이 각각 자신들의 시간 체계에서 산다고 직관한 것 같아. 나는 그 직관에 오직 과학적인 지식을 주고 있는 것뿐이야. 사람들은 시간 체계를 가로지르는 상호 연관된 가능성으로 된 각각 다른 윤회에서 살고 있는 것이야, 이해가 돼?"

"계속 노력 중이야." 사랑하는 아내가 집중하느라 눈을 찌푸리며 말했다.

"하지만 기억해, 내 의심 많은 부인. 경험 안에서 상호 연관된 모든 과거와 미래의 사건은 원인 없는 우연의 일치라는 것을 잊지 마. 의미는 - 기억해? 이것은 죽음의 의미에 관한 것인데 - 개인의 특별한 멜로드라마 안에서, 비극소적 테마파크로부터의 무엇인가와 조율하는 특정 개인의 의식인 경험자의 마음에 있는 거야. 그리고 그 사람은 어떤 비극소적 경험이라도 무시할 자유가 있어. 환상이라고 평가절하할 수도, 진지하게 받아들여 성장의 기회로 삼을 수도 있지. 마음이 상대적으로 열려 있는 어린이들은 그렇게 하고, 어른들은 보통 그렇게 하지 않아. 이는 상대성이론이 지배하는 인과적 세계에 대한 위반을 의미하지는 않아."

"당신은 참 정중한 해답을 제공해 주는 사람이다."

"아니야. 여보, 나는 그저 어떤 문제라도 질문하기를 두려워하지 않을 뿐이지. 다시 의미로 돌아가자. 나는 당신이 과거, 현재, 미래의 사건 사이의 일종의 얽힌 계층을 보기 시작하기를 바라. 과거가 현재에 영향을 주고, 현재는 미래에 영향을 주는 것은 단순한 계층이 아니야. 대신에 사건이 뒤섞인 그물망처럼 서로가 서로에게 영향을 미쳐. 각 비극소적 공유는 아마 더 공유가 잘되도록 확률을 보강시키고 있어."

그녀는 손을 이마에 대고 갑자기 기절할 것 같은 태도를 했다.

"나는 한계에 달했어. 머리가 돌 것 같아…."

"봐, 모호성이 당신을 그렇게 만든 거야."

나는 웃으면서 그녀를 잡고 말을 계속했다.

"그래서 결정론 대신 우리가 실제로 가지고 있는 것은 아주 창의적이고 새로운, 창의적 혼돈으로부터 오는 새로운 질서의 기회야. 우리는 투명인간에게 입힐 옷을 선택하는 자유를 가지고 있어! 영광 할렐루야! 의식에 관한 한 우주는 끊임없이 창의적이야."

"그러면 죽음이 전형적인 창의적인 것인가?"

"맞아. 업보의 수레바퀴 안에서는 외적인 창의성은 우리의 예술과 과학이 가장 최고야. 그리고 창의성이 내면으로 향할 때, 내적 창의성에서 우리는 업보의 수레바퀴를 벗어날 수도 있어. 만일 우리가 의식적으로 죽으면, 죽는 순간 우리는 모든 경험의 본성이 환상이라는 것을 인지하게 될 수 있지. 창의성을 포함하여 주제조차도 의식의 작용에 의해 만들어진 환상이야. 이런 인식이 사람들이 해방(解放)이라고 말하는 것이지. 그 이후에는 더 이상 주제와 동일시할 일이 없어. 더 이상의 탄생은 없는 거야."

"전적으로 동의해. 내가 이해하기 어려운 건 당신의 과학적 이론이야. 이 이상한 이론을 지지하는 사람이 있기는 해?"

"뭐, 세스(Seth)가 우리의 과거, 현재, 미래가 서로 영향을 준다는 비슷한 이야기를 했어."

"세스가 누구야?"

"육체를 떠난 존재, 아마 다른 차원에서 온, 영매이자 작가인 제인 로버츠(Jane Roberts)[46]를 통해서 이야기하는 사람."

"육체를 떠난 영혼!" 그녀는 숨 막혀 했다. "아미트, 이것이 밖에 알려지면, 당신의 동료 과학자들이 조롱할 거야. 그들은 너무 우스워서 당신을 가

---

46) 미국의 작가, 시인, 자칭 영매. 채널링을 통해 『세스 메트리얼(Seth Material)』(도솔)이라는 초자연 현상의 세계에 대한 책을 출판했다. 이는 20년 동안 세스가 제인 로버츠의 입을 빌려 말한 내용을 모아 남편이 낸 책이라고 한다.

만두지 않을 거야!"

"비극소적으로 생각해 봐. 자, 내 동료들의 반응에 대해서는 당신의 말이 맞을 수도 있어. 다행히도 나의 자연과학 동료들은 일반적인 책들, 특히 윤회에 대한 책들은 읽지 않아."

"내가 알고 싶은 게 있는데, 이 책을 쓰는 게 당신의 업보야, 아니면 창의적 선택이야? 무엇을 지금 구현하는 거지? 과거 또는 미래로부터의 비극소적 주제?"

"두 가지 다면 안 되나? 과거, 현재 그리고 미래가 얽힌, 섞여서 진동하는 의식을 만드는." 나는 그녀를 향해 몸을 기울여서 쉰 목소리로 숨을 쉬었다. "그리고 주제를 정사로 바꾸고 싶어 하는."

"농담하는 거지?" 그녀는 코웃음 쳤다. "머리 아파. 그것은 당신의 악업이야."

제4부

비국소적 창문 :
『티베트 사자의 서』를 현대적 용어로

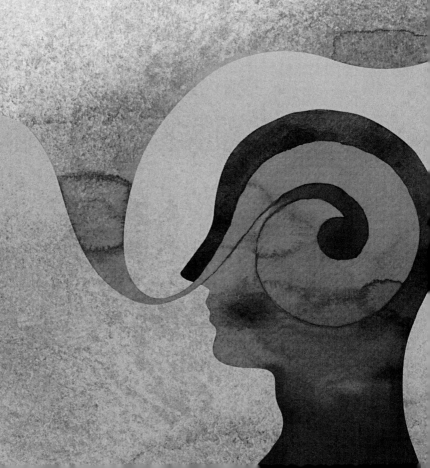

지난 장이 윤회의 자료를 위한 설명 수단으로서 양자 비국소성에 대해 충분히 호기심이 생기게 했기를 바란다. 이 장에서는 보다 공식적으로 그런 수단을 만들고자 한다.

전체 세계는 의식의 다양한 형태와 정체성, 그리고 그들의 상호작용으로 이루어진다. 모든 현상, 모든 사물, 모든 사건은 이 의식의 작용을 표현한다. 가장 명확한 작용은 물질과 마음, 그리고 우리 사고의 움직이는 양식이다. 주의 깊게 관찰하면 작용에서 또 다른 움직임을 볼 수 있다. 생을 구현하는 기저의 움직임의 양식인데, 동양에서는 프라나(prana)[47], 기(chi 또는 ki)라고 부른다. 좋은 마사지를 받은 후 몸에서 느끼는 것, 또는 강한 감정이 지난 후 그 밑에 있는 느낌 등으로, 활력 에너지라고 부를 수도 있다. 이 모든 것들은 의식 내에 존재하고, 의식이 경험하는 신체적, 정신적, 활력적 객체를 형성한다.

분명히 신체적, 정신적, 활력적 경험 사이에는 질적인 차이가 있다. 이것은 그들이 각각 다른 맥락으로부터 생기기 때문이다. 의식은 그의 신체의 활력적 아이디어 형태와 경험 내에서 정신적 의미를 구현하기 위해 중재자(仲裁者), 즉 해석하는 분야를 이용한다. 이 분야는 신체적, 활력적, 정신적 객체의 움직임을 안내하는 법칙과 원리의 맥락으로 구성된다.

여기서는 맥락, 의미, 내용 사이의 차이에 대한 평가가 중요하다. 어휘적 의미는 단어 자체에 우리가 부여하는 의미이다. 이에 반해 단어의 주관적 의미는 맥락에 따라 변한다. 이 두 문장을 보자. "우리는 누구나 죽는다(we all die)." "죽기 전에 주사위를 던져라(die before you die)." 두 번째 문장에서 첫 'die'는 맥락이 다르기 때문에 의미가 변했다.

내용은 상세하고 실제적인 이야기이다. 두 이야기의 내용은 다르더라도, 그 의미와 중요성은 같을 수도 있다. 낭만적인 소설들이 그렇다. 낭만소설

---

47) 우주의 정기로서 인간의 사고·행위·감정 등에 의해 소모되므로, 호흡과 섭생으로 기체·액체·고체의 상태로 흡수하게 된다.

두 권은 다른 인물, 사건, 배경에 관한 내용일 수 있지만, 그들이 전달하는 의미는 항상 같다. 이들은 맥락이 - 사랑을 낭만적으로 보게 - 고정되어 있기 때문이다.

의식이 무생물 객체를 운용하기 위해서는 어떤 맥락을 이용하는가? 우리는 이미 그들 대부분을 알고 있다. 그것들은 힘, 에너지, 운동량, 전하 등이다. 이들은 물리학의 수학 법칙(양자역학과 중력의 법칙같이)과 그 파생물들에 의해 정의되는 맥락들이다. 그러나 삶과 마음에서 구현되는 맥락은 그들에 대한 연구가 적기 때문에 보다 미묘하고 덜 알려져 있다. 그러나 여전히 이 맥락들이 존재하는 것은 의심의 여지가 없다.

플라톤은 정신 구현의 맥락 중 일부를 - 진리, 미, 사랑, 정의 등과 같이 - 열거했다. 이들을 앞 장에서 소개한 개념인 의식의 테마로 생각할 수 있다. 마음을 운용하는 데에 이들 맥락의 연관성은 쉽게 알 수 있다. 우리의 마음은 창의성과 항상성을 교대로 하는 단계까지 진화했다. 어린이는 생활을 위한 새로운 맥락을 발견하면서 창의성이 폭발한다. 그리고 폭발 사이에서 학습한 다양한 맥락의 의미를 탐구하게 된다. 우리는 특히 어린 시절의 기억에서 미와 사랑 같은 맥락들의 역할을 순조롭게 볼 수 있다. 그 안에서 우리의 창의성이 어떻게 표현되는지, 그 안에서 진리의 탐구와 정의의 추구가 어떻게 우리 삶을 고취시키는지 말이다.

마음과 삶의 움직임의 맥락을 각각 묘사하는 일반적인 고대의 방법은 그것들을 신 또는 여신, 그리고 악마 또는 귀신 등과 연관시키는 것이었다. 모든 문화가 이 방법을 수천 년 동안 유지해 왔다. 신을 모시는 판테온이 이집트 문화에 있었고, 인도, 그리스, 로마, 켈트, 마야 문명에도 있다. 어떤 종교는 신을 천사로 대체했는데, 그들이 하는 기능은 비슷했다. 티베트 같은 문화에서는 악마를 폭력적인 신으로 묘사했다.

정신 처리 과정의 맥락을 보는 방법은 플라톤의 원형 또는 신과 악마 외에 다른 방법도 있다. 한 가지 방법은 융의 원형이다. 이는 영웅이나 사기꾼 등으로 보는 것이다(융 1971). 영웅의 여정은 질문을 품고 집을 떠나는 것으로 시작한다. 그 다음 영웅은 최고의 창의성을 통해 질문에 대한 답을 찾고, 다시 돌아와 사회에 계시의 지혜를 가져다준다. 석가와 모세가 영웅의 맥락으로 살았던 가장 좋은 예이다, 그러나 우리 중 많은 사람이 자신의 삶에서 상당 부분 같은 맥락이 표현된다는 것을 인지할 수 있다.

모나드(Monad)와 수트라트만(Sutratman)

각각의 신이나 악마는 특수한 맥락 또는 의식의 주제를 나타낸다. 그리고 특수한 측면과 어떤 움직임, 마음 또는 삶의 움직임과 대응되는 속성을 표현한다. 이와 달리 지각 있는 존재는 많은 주제를 구현한다. 일부 관념론자들(예를 들면 신지학자들)은 주제들의 조합과 합류를 나타내는 모나드라고 부르는 다른 형태의 맥락적인 존재를 상정한다(저지(Judge)1973).

윤회의 과학적 이론을 발전시키면서, 내 첫 생각은 인간 개개인의 다양한 윤회는 초월적이고 보편적인 인간 모나드의 다양한 주제의 내재적 표현이라는 것이었다. 거기에는 많은 주제가 있기 때문에 우리는 한 번 이상의 윤회를 하게 되는데, 한 생애에 그것을 모두 충분히 배우고 사는 것은 불가능하다. 윤회는 우리 개개인이 인간 모나드의 모든 주제를 완료할 때까지 지속된다. 랍비 시메온 벤 요하이(Rabbi Simeon ben Yohai)는 『조하르(The Zohar)』[48]에서, "영혼(모나드)은 그들이 나온 순수한 물질로 다시 들어가야만 한다. 그러나 이 목적을 수행하기 위해서 그들은 모든 완전함을 발전시켜야 하는데,

---

48) 유대교 신비주의 카발라의 근본 경전. 13세기 스페인에서 활약한 모세스 드 레온이 편찬. 2세기의 신비가 시메온 벤 요하이와 그 제자들의 것인 구약성서 최초의 오경과 '룻기', '아가', '예레미야', '애가'의 카발라적 해석이 중심이다.

그 씨앗은 그들 내에 있다. 만일 그들이 이 조건을 한 생애에 충족시키지 못하면, 그들은 또 다른 생, 세 번째, 네 번째 등의 생애를 시작해야 한다."라고 했다.

모나드는 힌두교의 수트라트만(sutratman) 개념과 비슷하다. 수트라트만은 산스크리트어로서, 각 개인의 모든 내재적 인간의 화신인 신체가 진주와 실처럼 엮여 있는 초월적 맥락의 황금실인 '목숨(thread life)'으로 번역된다.

흥미롭게도, 그리스와 로마 신화에서도 실을 잣는 개념이 우리의 삶과 죽음에 연결되어 나타난다. 오래 전부터 실을 잣는 여자 3인조가 있었다. 이 셋이 바로 운명이다. 클로토(Clotho)는 탄생의 관리인으로, 실패에서 생명의 실을 당긴다. 라케시스(Lachesis)는 실을 잣는데, 그 길이를 결정한다. 아트로포스(Atropos)는 죽음의 관리자인데, 실을 자른다.

어떤 사람들은 현재 옛날보다 많은 사람들이 있기 때문에 영혼 보존의 면에서 갈등이 있지 않겠느냐고 영혼의 개념에 대해 걱정들을 한다. 그러나 만약 영혼이 사물이 아니라 단순히 맥락이라면, 그런 식으로 계산할 필요가 없다.

이런 식으로 정의된 인간 개개인은 한정된 탄생과 한정된 죽음을 가지고 있다는 것을 주의하라. 한정된 탄생에 놀랄 것은 없다. 우리는 생 자체가 한정된 탄생이라는 것을 알고 있다. 한정된 죽음도 문헌에서 잘 알려져 있다. 이를 해방이라고 한다.

나는 내 마음에 처음 구체화된 대로 - 이원론적이 아닌 영혼을, 설명할 필요 없는 영혼을 - 묘사할 수 있게 되어 기쁘다. 나는 사람의 맥락의 장소로 생각되는 모나드가 윤회하는 '영혼'이라고 확신하게 되었다. 내가 잘 몰랐던 것은, 이것이 훨씬 장엄한 이야기의 오직 일부일 뿐이라는 것이다.

윤회하는 '영혼'으로서의 모나드

많은 사람들이 우리는 신체일 뿐만 아니라 영혼이기도 하다고 믿는다. 우리 삶의 경험의 정점에서 우리는 영혼을 느낄 수 있다. 예를 들면, "내 영혼은 만족한다"라고 말할 때처럼 말이다. 영혼에 대한 관습적인 생각으로는, 우리가 죽을 때 영혼은 살아남아서 신체를 빠져 나간다. 업보의 상황에 따라 영혼은 다른 신체에 환생한다.

이제 앞 단락에서 언급한 모나드/수트라트만(sutratman)의 개념으로 된 영혼 이야기에 대해 토론해 보자. 당신 생의 목적이 인간 모나드가 표현하는 맥락 또는 주제대로 살기 위한 것이라고 가정해 보자(모든 인간의 주제는 똑같다). 그래서 영혼이 만족할 때 당신은 맥락에 적합하게 살고, 운명을 충족시키는 것이다. 만일 당신이 한 생애에 충분하게 모나드의 주제를 구현하거나 살지 못하면, 당신은 다른 생에서 다른 기회를 갖는다.

동인도의 철학자이자 스승인 스리 오로빈도(Sri Aurobindo)[49]의 말을 인용하면, 우리의 체화된 생에서 근본적으로 불가피한 일은 유한한 기반에서 무한한 창의성을 찾는 것이다. 그러나 기반인 물리적 신체는 그 구성의 본성에 의해 창의성에 제한이 있다. 우리가 창의성을 위한 탐구를 계속하기 위해서 유일한 방법은 필요에 맞춰 물리적 신체를 바꾸는 것이다. 이것이 윤회의 의미이다.

죽은 신체를 떠나 태어나는 다른 신체로 들어가는 하나의 실체(영혼)로 모나드를 묘사할 필요는 없다는 것을 주목하라. 대신에 두 삶이 모나드인 본질, 주제 그룹이 어떻게 전개되는지의 연속성을 반영하기 때문에, 두 삶이

---

49) 인도의 영적 지도자, 요기, 철학자. '통합 요가'라는 종교·국경·인종을 초월한 영성 개혁을 실천했다. 우주 역사의 변화를 무한한 정신의 퇴화(退化)와 진화의 과정으로 보고 있다. '물질'로부터 생명을, '생명'으로부터 '의식'을 탄생시킨 우주의 진화 과정은 '초의식'으로 이어진다고 했다. 퐁디셰리 근처에 국제적인 영적 공동체 오로빌(Auroville)을 세웠다 .

윤회에 의해 연결되어 있다고 말할 수 있다. 어떤 의미에서는 우리와 살고, 우리의 다양한 윤회에서 우리를 연결시키는 것이 모나드이다. 그러나 모나드는 실체가 아니고, 에너지나 정보로 만들어진 사물도 아니며, 다른 형식의 물질적 존재도 아니다. 이것은 그 주위에서 삶의 에너지와 정보가 의식에 의해 처리되는 맥락(脈絡, context)이다. 우리 삶의 과정에서는 항상 이 맥락들의 주위에서만 내용이 생성된다.

하지만 문제가 하나 있다. 어떻게 다른 두 삶이 윤회에서 서로 연결되는가? 한 개인의 생애를 다른 생애와 결합하는 수트라트만의 실, 수트라(sutra)의 본성은 정확히 무엇인가? 그런데 여기에 꼭 설명이 필요하지는 않다. 이는 창의적 경험에서 동일성으로 구현되는 의식의 움직임의 일부로 생각될 수 있다. 그러나 우리는 죽음, 변환하는 경험으로서의 죽음에서 창의적 과정을 놓칠 수도 있다.

이를 다른 각도에서 바라보자. 우리 대부분은 우리 자아의 내용이 연속된다는 것을 믿을 수 없기 때문에, 윤회에 대해 편치 않게 느낀다. 자아의 내용은 우리의 신체 - 뇌에, 그리고 특정한 생의 경험에 묶여 있어서, 자아와 그 기억은 죽을 때 작용이 멈춘다는 것이 훨씬 이해가 잘된다. 그래서 본질, 즉 모나드만 죽은 후 남는다고 말하는 것이다. 그러나 여기서 역설이 생긴다. 윤회에 대한 대부분의 자료, 그리고 우리가 가진 좋은 자료들이, 사람들이 과거의 생, 자아의 내용을 회상한다는 것을 보여준다.

직시해 보자. 만일 모나드 또는 필수적 맥락만이 윤회의 전체 이야기라면, 우리가 윤회를 알 수 있는 길은 없다(직관을 제외하고는). 진실은, 맥락의 특정한 생의 융합이 생마다 다르고 개인마다 다름에도 불구하고, 우리 모두는 동일한 기본적 맥락을 산다는 것이다. 이것이 인간 존재의 놀라운 점이다. 모나드의 개념은 이해가 가지만, 나의 모나드로부터 전생의 자아 내용을 회상한다고는 말할 수 없다. 여기서 정의한 대로 모나드는 변할 수 없기 때문에, 인간으로서의 생애를 기록할 수는 없다.

이는 역설적으로 보인다. 철학자 켄 윌버(Ken Wilber)[50]가 이것으로 고심하는 것을 들어 보자.

> 윤회하는 것은 마음이 아니라 영혼(모나드)이다. 그래서 윤회는 전생의 기억에 호소해서 증명될 수 없다는 사실은 정확히 우리가 예측하던 바이다. 특정한 기억, 아이디어, 지식 등은 마음에 속하고, 이들은 윤회하지 않는다. 이 모든 것들은 사망 시에 신체와 함께 뒤에 남는다. 아마 몇 안 되는 특수한 기억이 가끔 이안 스티븐슨 교수나 다른 사람이 보고한 경우처럼 스며들 수는 있겠지만, 이들은 예외적인 경우이지 규칙적인 것은 아니다. 윤회하는 것은 영혼이고, 영혼은 기억, 아이디어 또는 신념들의 집합이 아니다.
>
> - 윌버 1990

윌버의 난제(難題)는 명백하다. 윤회하는 것은 영혼(모나드)이다. 나는 그 점에 대해 윌버와 동의한다. 그렇지만 이안 스티븐슨의 자료는 과거의 정신적 삶, 내용에 관한 것이다. 만일 우리가 철학적으로 기민하다면, 우리는 스티븐슨의 자료(5장 참조)가 윤회를 증명하지 못한다는 것에 동의해야만 한다. 그러나 이는 아직 훌륭한 자료이다. 우리는 스티븐슨을 존경한다. 그런데 윌버는 일부의 정신적 경험이 '스며들어' 모나드와 함께 가끔 윤회하는 것을 허용함으로써 모호하게 하고 있다. 켄에게는 미안하지만, 이해가 가지 않는다. 실제로는 모나드의 윤회 개념조차도 필수적이 아닐 수도 있다.

그래서 지적인 위험을 감수하고 그 원래의 형태에서 이원론적인 것을 인정하고라도(영혼의 윤회로 해석될 수 있는 묘사를 이용하여), 윤회의 동양 모델이 이해가 가는지를 살펴보자. 이 모델은 『티베트 사자의 서』로 번역된 바르도 퇴돌

---

50) 미국을 대표하는 자아초월심리학자로 철학·종교·심리학·인류학·사회학 분야의 사상가. 『아트만 프로젝트』를 통해 서양의 발달심리학과 동양 신비주의 영혼의 발달 단계론과의 통합을 시도했다.

(Bardo Thödol)로 알려져 있는 모델이다.

『티베트 사자의 서』를 현대적 용어로

『티베트 사자의 서』와 나의 과학적 회의론을 조화시키는 데 도움을 준 두 가지 아이디어가 있다. 첫 번째는 모나드/수트라트만(sutratman)인데, 우리의 다양한 윤회를 통해 이어지는 맥락의 초월적 장소이다. 두 번째는 양자 비국소성이다. 나는 『티베트 사자의 서』에서 바르도에 대한 서술이 - 적어도 에반스 웬츠(Evans - Wentz 1960)에 의해 영어로 번역된 방식에서 - 물질세계가 영혼의 세계로 간다는 개념을 심어주게 되어 잘못되었다고 생각한다. 여기서는 영혼이 공간 경로에서 움직이고 물리적 시간이 걸리는 등, 물리적 신체와 아주 비슷한 이원론적 신체로서 표현되어 있다. 대신에 우리는 죽음의 바르도의 경험의 틀을 죽는 순간의 비일상적인 의식 상태에서 나타나는 비국소적 경험으로 다시 짜야만 한다(티베트어 바르도가 장소가 아니라 '전이[轉移]'를 의미하는 것을 알면 좋다).

죽는 순간은 우리에게 창의적 통찰의 경험을 위한 기회를 제공한다. 그러나 우리가 그런 경험을 하게 될지, 또는 우리가 어떤 통찰을 가질지는 우리의 준비에 따라 달라진다. 만일 우리가 준비되었으면 통찰은 밝은 빛으로 열리는 네 번째 바르도 경험이 되고, "나의 진정한 정체성은 전체와 함께하는 것이고, 나는 바로 그것이 된다"라는 통찰을 얻는다. 이 통찰을 통해 자연스럽게 나는 자유로워지고, 내가 짊어진 업보는 사라진다. 그리고 이 순간은 시간의 밖에 있기 때문에 영원하다.

만일 내가 네 번째 바르도의 해방의 창의적 인지를 위한 준비가 되어 있지 않다 해도, 아직 통찰의 기회를 가지고 있다. 나는 평화로운 신 또는 격노한 신을 통해 나의 정체성을 인지할 수 있다. 이 정체성은 다른 신체적 생애로의 즉시 환생으로부터 자유롭게 해준다. 이 통찰이 나를 일반적으로 천국이라고 하는 곳으로 인도할 수 있다, 그러나 여기는 어떤 식으로도 영원한 장소는 아니다. 나는 아직 완전히 자유롭지 않다.

결과적으로 나는 인간의 모나드 - 내가 살아왔고 내가 살아왔다고 추정되는 - 에 대하여 동시적으로 일부는 비국소적 시간에서, 또 일부는 세속에서 나의 특별한 상황에 직관을 가질 수 있다. 나는 이 모나드 - 정체성이 어떻게 새로 임신된 아기에게 다시 태어나는지를 인지하거나, 아기의 생의 첫 몇 년간에 그 인지를 공유할 수도 있다(물론 아기에게 상호 연관된 경험은 한동안 가능태〔可能態〕로 남을 것이다).

만일 그런 통찰을 가지고 내가 특별한 의식 상태에서 죽어가고 있다면, 나는 의식이 때로는 나에게서와 같이 어린이에게서도 같은 실제를 붕괴하기 때문에, 직접적으로 어린이가 나와 상호 연관되어 있다는 것을 (양자역학적으로) 인지할 수 있다(그림 2.12). 이 경우 나는 어린이의 생을 공유하고, 이는 나의 미래 환생을 잠깐 보는 것일 수 있다. 마찬가지로 어린이도 나의 생의 기억들(가능태에서 있는, 그러나 나중에 실제화되는)이 나의 마음에서 빛날 때, 그들을 공유할 수 있다. 그리고 물론 대부분의 경우에 우리는 어린이가 전생의 경험을 드러낼 수 있는 과정에는 대개 무심하도록, 자아 발전의 과정과 패턴으로 산만해지기를 기대한다. 그러나 어린이가 자아의 발달 동안에 과거 생의 일별에 특별한 관심을 두지 않더라도, 그 경험은 기억에 남아 있고 나중에 회상될 수도 있다(숙련된 치료사와 함께 기술적인 과거의 회귀 시간을 가질 때처럼).

그래서 우리가 사는 구현 영역에서는 다양한 생애의 윤회가 서로 연결되어 있지 않은 것처럼 보인다. 그러나 뒤에서는, 그들은 양자 비국소성의 실에 의해, 그리고 의식의 초월적 영역에 있는 수트라트만의 주제에 의해 연결되어 있다. 의식은 의도적으로 상호 연관된 가능성을 동시적으로 개개인 생애의 실제적 사건으로 붕괴한다. 상호 연관성은 미래와 마찬가지로 과거로 확장된다. 그러나 상호 연관된 미래는 확실하기는 하지만, 오직 가능성으로만 존재한다. 이것은 아스펙트의 상호 연관된 광자와 같다. 만일 한 실험자가 광자를 관찰하여 그 상태를 붕괴시키면, 다른 상호 연관된 광자도 다른 관찰자가 측정할 때까지는 가능태인 경험하지 않은 상태로 있을 것임에도 불구하고, 즉시 이 붕괴 상태가 될 것이다.

그리고 우리 자신과 우리의 다양한 윤회를 연결하는 이 비국소적 창문이 탄생과 죽음 외의 다른 시간에는 닫힌다고 추측할 필요는 없다. 이 비국소적 '창문'은 우리가 자아와 동일시하고 그것을 보지 않을 때를 제외하고는 항상 열려 있다. 그리고 우리가 닫을 수 없다. 태어나고 죽는 순간은 (잠재적으로) 자아가 없는(또는 자아가 없을 수 있는) 시간이다. 그러므로 그때는 다른 윤회와의 비국소적 연결을 감지할 기회가 가장 크다. 그러나 열린 창문은 외상(外傷)과 같은 충격의 강도가 큰 순간에 자아와의 동일시의 약화로 잠깐 보일 수도 있다.

철학자 마이클 그로소(1994)는 우리에게 지금 다음 세상(사후)을 탐구해야 한다고 설득할 때 비슷한 생각을 가지고 있었다. 만일 우리가 자아에 의해 닫혀 있지 않으면 비국소적 창문은 열려 있다. 우리 중에 자유롭게 된 사람은 우리의 자아와 동일시하지 않는다. 그래서 해방의 징후 중 하나는 자연스럽게 전생의 경험을 기억하는 것이라고 말한다.

현재에서 삶과 죽음은 연속적인 행렬인가? 그렇기도 하고, 안 그렇기도 하다. 실제의 이야기는 서로 다르기 때문에, 그렇지 않다고 할 수 있다. 그러나 맥락이 연속적이고 개개인의 모든 현생이 비국소적으로 상호 연관된 경험으로 연결되어 있기 때문에, 그렇다고 할 수 있다.

만일 이런 정보의 비국소적 전이가 즉각적인 환생을 의미한다는 것이 거슬리면, 다시한번 생각해 보라. 비국소적 경험의 시간적 틀은 '실재'의 물리적 시간과는 전혀 다르다. 당신은 이런 것을 꿈에서도 볼 수 있다. 실제 시간에서 꿈은 꽤 빠르게 지나가지만, 꿈에서 우리는 가끔 많은 시간 영역을 드나든다. 영화 <야곱의 사다리(Jacob's Ladder)>는 이에 대해 잘 묘사하고 있다.

그래서 죽어가는 사람이 환생하기 전에 천국에서(또는 지옥에서. 꼭 불과 유황의 지옥일 필요는 없지만) '수년'을 즐길 가능성도 충분하다. 도교의 스승인 장자(莊子)는 나비가 된 꿈을 꾸었다. 깨어났을 때 그는 "내가 나비 꿈을 꾸었는지, 아니면 나비가 나를 꿈꾸었던 것인가?" 하며 궁금해 했다. 이에 대해 생각해 보자. 내가 죽어가고 있고, 나의 비국소적 꿈에서 '영혼'으로서 천국을 돌아다니며 즐거운 시간을 보내고 있다. 영혼의 입장에서 보면, 천국에서의 영혼이 영혼의 경험 사이에 인간으로 구현되어 생을 살았던 것과 같이 실제가 된다.

그러나 길고 짧은 것은 대봐야 안다. 만일 이것이 『티베트 사자의 서』의 의미라면, 이런 아이디어의 실험적 결과는 무엇인가? 간단히 말하면 이렇다. 이전 생애의 연속인 형성기의 어린이는 적절하게 자극되면 전생을 기억할 수 있다. 티베트 불교에서는 불교 지도자들의 환생을 찾기 위해 이들을 적절하게 이용하고 있다. 5장에서 우리는 스티븐슨 교수 등이 수집한 자료인, 티베트 전통이 아닌 다른 곳에서의 증거들을 살펴볼 것이다. 또한 사후 생존의 전체 자료들을 살펴보고, 새로운 이론의 관점에서 자료를 점검할 것이다.

불행히도 살펴본 자료들이 충분치는 못하다. 이 자료들의 일부만 이원론적인 영혼 이야기의 배제를 시도하는 이 단순한 모델에 들어맞는다. 일부 중요한, 잘 조사된 자료들은 완강하게 이 모델에 맞지 않는다. 문헌을 보면, 생존과 윤회의 질문에 대해 모든 일을 하는 양자 비국소성을 제안하는 데 있어서, 초감각적 지각(super - psi 또는 super ESP(extrasensory perception)) 이론을 주장하는 쪽의 편이라고 한다. 이 이론에 의하면, 개인적인 잔존(개개인의 영혼 같은 - 여기서 제안된 모나드는 개인적인 것이 아니다)의 모든 증거는 초감각적 지각으로 잘 해명될 수 있다는 것이다. 그러나 최근의 자료들을 점검한 몇 가지 저서들은 초감각적 지각(super - psi) 이론이 완전하다는 데에 반대 의견을 보이고 있다(예를 들면 벡커(Becker)1993, 굴드(Gould)1983).

사실 이 이론들은 아직까지 『티베트 사자의 서』를 완전히 설명하고 있지 못하다. 당신은 위의 시나리오에서 내가 네 번째 바르도 경험에서 바로 여섯 번째 바르도로 간 것을 알아챘을 것이다. 『티베트 사자의 서』에 의하면, 내가 아직 전적인 자유의 준비가 되어 있지 않으면, 나는 다섯 번째 바르도가 제공하는 통찰을 가질 수 있다. 나는 보신불(Sambhogakaya)의 형태로 해방을 성취하는 열반의 경로를 볼 수 있다. 그러나 이는 무엇을 의미하는가? 우리의 단순한 모델은 답을 가지고 있지 않다. 사실은 우리의 단순한 모델은 그 질문에 답할 수도 없다. 어떻게 모나드는 이미 배운 맥락을, 그리고 환생 시에 배워야 될 맥락을 기억하고 있는가?

이 모든 간극을 채워 줄 충분한 설명력이 있는 영혼, 양자 모나드를 위한 적절한 모델을 개발하는 데에 수개월의 시간과 여러 번의 창의적 경험, 큰 깨달음과 작은 깨달음들이 소요되었다. 이 내용은 6장과 7장의 주제가 될 것이다.

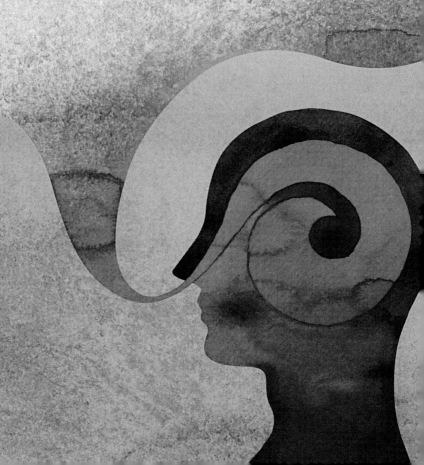

제5부

윤회의 이야기에
양자 비국소성보다 더 나은 것이 있을까?

수년전 나는 윤회에 대한 연구를 시작하기 전에, 기독교인으로 자랐는데도 흔치 않게 불경 독경을 했던 한 스리랑카 젊은이에 대한 글을 읽고 강한 호기심을 가졌다. 그가 약간 나이 들었을 때 그의 부모는 그를 여러 불교 사원에 데리고 갔는데, 그는 전생에 그의 스승과 그 사원 중의 하나에 살았다고 기억했다. 그의 부모는 그 어린이가 경을 외는 것을 기록했고, 전문가는 그의 팔리어(Pali(초기 불경에 쓰인 산스크리트 파생어)) 발음이 현대의 발음과 아주 다르다고 말했다. 그 당시에는 내가 윤회의 과학을 발전시킬 수 있다고 믿지 않았음에도 불구하고, 나는 그 이야기의 진위를 의심하지 않았다. 그의 이야기는 내가 윤회의 자료를 더 많이 읽도록 나를 자극했다.

　이 같은 이야기는 서양에서도 그리 드물지 않다. 이보다 더 흔한 것은 근사체험(near - death - experience : NDE)이다. 나는 개인적으로 그런 경험을 하고 그들에게서 많은 영향을 받은 사람들을 알고 있다. 그러나 많은 과학자들은 뉴턴적인 신념 체계에 사로잡혀 아주 깊게 회의적인 채로 남아 있다. 근사체험에 대해 처음 저술한 연구가인 의사 레이몬드 무디(Raymond Moody)[51]는 다음과 같은 일화를 소개했다.

　어느 날 무디가 그의 연구에 대해 이야기하고 있는데, 청중 가운데 한 외과의사가 일어서서 무디를 비난했다. "당신은 다시 살아난 심장 환자들 중 너무도 많은 사람들이 근사체험을 했다고 인용하고 있다. 나 역시 수많은 심장 질환 수술을 하여 사람을 살렸다. 그러나 내 환자 중에는 그런 경험을 한 사람이 하나도 없다." 그런데 바로 그의 뒤에 있던 다른 사람이 "당신이 우리의 경험을 믿지 않을 것이기 때문에, 우리는 당신에게 말하지 않았던 거다"라고 말했다.

　이는 한 이야기를 생각나게 했다. 한 소년이 그림을 그렸다. 그것을 어른들에게 보였더니, 그들은 모자를 잘 그렸다고 칭찬했다. "그러나 이것은 모

---

51) 미국의 철학자, 심리학자, 의사. 사후의 생과 근사체험(near - death experience)에 대한 연구를 했다. 저서로 『생후의 생(Life after Life)』이 있다.

자가 아닌데요." 어린이가 말했다. "이것은 보아 뱀이 작은 코끼리를 먹은 거예요." 그러나 어린이의 항변에도 불구하고 어른들은 오직 사람의 모자만 볼 수 있었다.

이 이야기를 알겠는가? 이 이야기는 안토닌 생텍쥐페리(Antonine de Saint - Exupery)[52]의 『어린 왕자(The Little Prince)』 이야기이다. 어쩌면 이 이야기는 많은 과학자들이 과거 이삼십 년 동안의 죽음과 죽는 과정, 그리고 윤회에 대한 연구에 의미 있고 이론적인 연구를 이끌어 줄 충분한 자료가 있다는 사실을 인정할 능력이 없다는 것을 가장 잘 나타내 주는지도 모른다. 이 과학자들은 가끔 '나는 믿는 것만 본다 증후군'이라고 말하는 것을 잊고 있다. 아마 이 책이 회의적인 과학들에게조차도 윤회, 근사체험, 그리고 다른 생존 연구로부터의 자료들에 신뢰성을 부여해 줄 다른 신념 체계를 정립하는 데 도움을 줄 것이다.

그러나 마음이 열려 있는 당신에게는 이 자료들이 이미 충분히 믿을 만하므로, 나의 이론적인 노력을 안내하기 위해 이 증거들을 사용해도 괜찮을 것으로 확신한다. 여기에는 세 종류의 증거가 있다(그러나 이 목록도 포괄적인 것은 아니다).

* 죽는 순간 의식의 변화와 연결된 경험. 임종 시의 환영, 근사체험 그리고 인생회상 경험이 이 범주에 들어간다.

* 윤회 자료 : 전생 회상의 증거, 입증되고 과학적 검증을 통과한 세부사항들; 최면회귀, LSD 같은 약, 또는 정신과 의사 스탠 그로프에 의해 개발된 홀로트로픽 호흡 같은 다른 기법하의 전생 회상; 에드가 케이시(Edgar Cayce)[53] 같은 사람에 의한 다른 사람의 전생 읽기; 이번 생 단독의 훈련으로 설명할 수 없는 비상한 재능 또는 정신 병리를 가진 사람들.

---

52) 프랑스의 비행사, 작가. 『어린 왕자』, 『야간 비행』, 『인간의 대지』 등이 대표작이다.

53) 미국 투시 능력자, 예언자. 조부와의 영교 체험을 소년기에 하여 투시 능력을 자각. 1909년 경부터 최면 상태에서 질문에 대답하는 형식으로 약 1만 5천 건의 예언과 투시(특히 병의 진단)를 행함.

* 무형(無形)의 실체에 대한 자료 : 영매(靈媒) 능력과 채널링이 이 범주에 속한
다. 여기에 천사, 영혼 안내자, 무의식적으로 쓴 글 등이 추가된다.

첫 번째 종류의 자료는, 대부분 지난 장에서 이야기한 모델에 따라, 거의
죽을 때의 비국소적 경험으로 설명된다. 두 번째 종류의 자료는 어느 정도
모델에 맞지만 완전히는 아니다. 세 번째 종류의 자료는 이 모델에 맞지 않
는다. 앞으로 진전할 것으로 예측된다. 그러나 양자 비국소성이 전부는 아
니다. 아래에서 자료에 관한 상세한 내용 일부와 그들이 인도하는 결론에
대해 검토했다. 그러나 여기 있는 자료들의 진위를 독자들에게 확신시키는
것이 나의 역할이 아님을 말해 둔다. 내가 논의한 자료들을 연구한 사람들
은 그들의 증례들에 대해 할 수 있는 만큼 그 타당성에 대해 토의를 거친
신뢰할 만한 과학자들이다. 회의적인 독자들은 그들의 완전한 논쟁을 위해
원래의 참고문헌을 검토하기 바란다.

임종 시 환영

죽을 때의 경험에 대해 축적된 과학적 자료를 전반적으로 살펴보자. 일
화적인 자료들은 물론 수천 년을 거슬러 올라가지만, 오늘날 수집된 과학적
자료라고 불릴 만한 것들은 19세기 정도로밖에 거슬러 올라가지 않는다. 이
는 대략 영국 심령연구협회(British Society of Psychical Research)의 설립 시기와 비
슷하다.

한 부류의 증거들은 죽음의 문턱, 죽는 경험과 관련이 있다. 당신이 사랑
하는 사람이 죽는다고 가정해 보자. 불행히도 당신은 그녀와 같이 있지 않
다. 그런데 갑자기 당신이 죽어가는 사람과 관련된 환영을 본다. 죽어가는

사람으로부터 친척 또는 친구에게 심리적인 소통을 한 임종 시 환영은 그리 드물지 않다. 실제로 이런 종류의 자료는 헨리 시지윅(Henry Sidgwick)[54]과 동료들이 5년 동안의 '환영의 조사'를 펴낸 1889년으로 거슬러 올라간다. 시지윅은 환영의 주체로부터 멀리 떨어진 거리에서 죽어가는(24시간 이내) 사람과 관련된 환영에 대한 보고가 상당히 많다는 것을 발견했다.

최근의 자료는 더 시사하는 바가 많다. 심리학자 오시스(Osis)와 하랄드손(Haraldsson 1977)의 연구에 의하면, 상호 연관된 건강한 사람이 죽어가는 사람이 겪는 환영을 경험하는 것이 아니라, 대신 소통이 다른 건강한 사람과의 일상적 초감각 지각을 더 밀접하게 표현한다. 그러나 만일 죽어가는 사람이 건강한 사람과 평화와 조화를 소통할 수 있으면, 그것도 의식의 비일상적 상태를 경험하는 것이 아닐까? 이런 임종 시 환영에서 죽어가는 사람은 결국 고통스럽고 혼돈스럽게 죽어가는 상황을(Nuland 1994) 초월하는 것 같다. 죽어가는 사람은 일상적인 경험의 영역과는 다른 의식의 즐거운 영역을 경험하는 것 같다. 심지어 알츠하이머 환자들도 죽을 때 명료성을 회복하는 증거가 있다(케네스 링, 저자와의 개인적인 대화 내용).

알츠하이머 환자에 대해 의사이자 저자인 레이첼 나오미 레멘(Rachel Naomi - Remen 1996)[55]은 심장 전문의 팀(Tim)에 대한 이야기를 했다. 팀의 아버지는 그가 십대일 때 알츠하이머병에 걸렸다. 그의 아버지 생의 마지막 십 년에 아버지는 점차 악화되어 식물인간 상태가 되었다. 그러나 어느 날 팀과 그의 형이 아버지 옆에 앉아 있는데, 아버지 얼굴이 회색으로 변하더니 의자에서 앞으로 쓰러졌다. 팀의 형이 팀에게 911로 전화하라고 시켰다. 그러나 팀이 대답하기도 전에 십년 동안 들어보지 못했던 목소리로 아버지

---

54) 영국의 심리학자, 심령 연구자. 영국에서 심령연구협회(Society of Psychical Research)를 설립했다.
55) 미국의 작가, 의사, 대체의학 시술자. '커먼윌(Commonweal)'이라는 암환자를 위한 기구를 설립했다. 『그대 만난 뒤 삶에 눈떴네』(이루파)(원제 : Kitchen table wisdom), 『내 할아버지의 기도(My Grandfather's Blessing)』 등의 저서가 있다.

가, "아들아, 911 전화하지 말거라. 그리고 엄마에게 내가 사랑한다고 전하고, 나는 괜찮다고 해라"라고 말했다. 그가 죽고 나중에 부검을 했는데, 그의 뇌는 병으로 인해 거의 다 파괴되어 있었다. 죽음의 일반적인 개념을 뒤흔드는 일이다. 그렇지 않은가?

내 생각으로는, 임종 시 환영은 지난 장의 우리의 모델을 거의 확증해 주는 것이다. 임종 시 환영에서 텔레파시로 소통된 기쁨 또는 평화는 죽음의 경험이 비국소적 의식, 그리고 그의 다양한 원형을 가지고 죽어가는 과정과 강렬하게 조우하는 것임을 암시한다. 환영적(幻影的) 경험의 텔레파시 소통에서 고통스럽게 죽어가는 신체의 동일성은 여전히 분명히 강하다. 그러나 나중에 이 동일성은 풀어진다. 이런 이유로 자아 정체성 너머 양자 자신 의식의 기쁨이 완전히 소통된다.

근사체험과 인생회상

더 잘 알려진 것은 물론 근사체험(NDE)인데, 주체가 살아남아 자신의 경험을 회상하는 것이다. 근사체험에서 우리는 많은 문화의 종교적 믿음의 일부에 대한 확신을 발견한다. 경험자는 터널을 통해 다른 세계로 간다고 묘사하는데, 흔히 그의 전통에서 잘 알려져 있는 정신적 형상이나 죽은 친척에 의해 인도된다(무디 1976; 세이봄(Sabom)[56] 1982; 링 1980). 이 근사체험 역시 죽는 순간에 열리는 비국소적 창문의 개념을 직접적으로 지지해 준다.

심리학자 케네스 링(Kenneth Ring 1980)은 근사체험의 다양한 일반적 연대순

---

56) 미국의 심장병 전문의, 교수. 의학적 사망에 이르렀다가 소생한 환자들의 임상실험에서 근사체험의 존재와 현상을 확인했다.

의 측면을 요약했다(린포체 1993).

1. 대부분의 근사체험은 의식 상태의 변화와 함께 시작한다. 평화로운 느낌이 만연하고, 신체적 통증이나 감각은 느껴지지 않는다. 두려움도 없다.
2. 많은 근사체험 경험자들이 수술이 진행되고 있는 자신의 신체에서 나와 자신의 신체를 보고 있는 것을 발견한다. 일부는 벽을 통과하는 경험을 한다. 빛을 느끼고, 의식이 생생히 유지된다.
3. 이제 그들은 다른 현실의 경계에 와 있다. 그들은 어둠을 인식한다. 그들은 터널을 통과한다.
4. 불빛이 있는데, 처음에는 멀리 있다가 아주 밝은, 아름다운 사랑의 불빛이 그들에게 다가온다. 어떤 사람은 빛의 존재를 본다. 다른 사람은 예수 같은 영적인 형상을 본다. 친척을 보기도 한다.
5. 많은 사람들이 인생회상 경험을 한다. 그들의 역할이 좋은지 나쁜지를 판단하도록 그들의 전 일생이 앞에 비친다.
6. 많은 사람들이 매우 아름답고 모든 사물과 존재가 하나되는 천국과 같은 영역을 경험한다. 드물게는 지옥 같은 영역을 경험한다.
7. 이제 돌아가라는 이야기를 듣는다. 그들의 지구에서의 경험은 아직 완결되지 않은 것이다.

근사체험에서 비국소적 창문의 열림은 뚜렷하다. 근사체험 경험자(사고 피해자 같은)들은 위에서 자신의 신체를 수술하는 것을 보고 종종 상상 외로 상세하게 이야기한다(세이봄(Sabom)1982). 분명히 그런 정보를 전달하는 국소적 신호는 없다. 이 정보의 전이(轉移)를 다른 사람의 시야(예를 들면 외과 의사)와 결합한 양자의 비국소적 시야를 통한다는 것 외에 어떻게 설명할 수 있겠는가(고스와미 1993)? 가장 최근의 자료는 맹인도 이런 식으로 '볼' 수 있다는 것을 보여준다. 그들은 그들의 시야가 작동되지 않는 사실에 지장을 받지 않는다(링과 쿠퍼(Ring and Cooper)1995). 그들은 다른 사람의 시야와 동시에 발생하는 텔레파시적(즉 비국소적)으로 보는 것이 틀림없다.

여기서는 근사체험 경험자가 외과 의사(또는 보조 간호사)의 시각에서, 위에서부터인데 정확하게 같지는 않지만, 천장에서 서성이며 자신들의 신체를 보는 것을 보고하기 때문에 모순이라고 생각할 필요는 없다. 이에 대한 설명은 정신적 텔레파시와 비슷하다. 외과 의사가 실제 정보를 얻으면서 수술대를 보는 동안에, 의식은 상호 연관된 근사체험 경험자의 뇌에서, 가용한 양자 가능성으로부터 비슷한 실재를 붕괴한다. 그래서 보는 시각에 약간의 차이가 흔히 있을 수 있다.

이런 근사체험은 비국소적 의식과의 조우이다. 그리고 이것의 원형은 직접적 자료들에 의해 입증된다. 근사체험 연구의 새로운 차원은, 생존자들의 그 후의 삶에 관한 연구를 해보면, 근사체험이 그 경험자들의 삶을 사는 방식에 심원한 변환을 이끌었다는 결과가 나타난다는 것이다. 예를 들면, 많은 사람들에게서 대부분의 인간의 마음에 나타나는 죽음에 대한 두려움이 더 이상 없어진다(링 1992). 그리고 근사체험 생존자들은 일반적으로 사랑의 삶, 사심 없는 헌신적인 삶을 살 수 있게 된다. 이는 근사체험에서 양자 자신과의 조우에서 얻은 통찰로부터 구현되는 영적인 변환을 의미한다.

근사체험자가 묘사하는 특수한 형상에 대한 설명은 무엇인가? 근사체험 환자는 신체의 정체성이 완화된다. 자아가 신체를 점검하느라 바쁘지 않다. 이 상태는 꿈을 꾸는 상태, 융 류의 심리학자들이 말하는 '큰' 꿈과 같다. 큰 꿈에서와 같이, 근사체험에서도 석가와 예수 같은 원형적 상을 경험하기도 한다. 그러나 큰 꿈이나 근사체험에서 나타나는 형상은 어디서 오는 것인가? 신경생리학적 모델(홉슨(Hobson)1990)에 동의하며, 나는 항상 뇌에서 가용한 로르샤흐(Rorschach)[57]의 임의의 전자기적 소음으로부터 우리가 상을 구

---

57) 스위스의 정신치료학자. 투사적 기법의 성격 검사를 개발했다. 대칭적인 잉크 반점으로 구성된 10개의 카드를 하나씩 피험자에게 보여주면서, 각각의 그림이 무엇처럼 보이는지, 왜 그

축한다고 생각한다. 그러나 이 소음은 본성에서 양자적이다. 이것은 양자 가능성을 표현하는 것이지, 신경생리학자들이 가정하듯 고전적·결정론적인 것이 아니다. 의식이 적절한 패턴을 인지하는 대로 그들을 의미 있는 그림으로 붕괴하는 것이다.

근사체험의 요점은 자아 정체성의 감소 또는 해제이다. 이것이 그 사람이 일반적으로는 회상하지 않는 원형적 상을 기억하게 해준다. 시각화된 상 - 영적 형상, 부모나 형제 같은 친척 - 은 분명히 원형적이다.

이런 식으로 근사체험을 보는 것은 근사체험에서 보고된 빛의 경험이 단순히 생리적 현상인지, 또는 더 깊고 의미 있는 것인지에 대한 논쟁을 가져오게 된다. 내가 보는 견지로는 두 가지 모두이다. 물질주의자들이 놓치는 것은, 근사체험자들이 그들의 뇌에서 생리학적으로 가용한 일을 한다는 것이다. 그러나 그들은, 우리가 자주 일상적인 장면을 새로운 통찰로 변환하는 창의적 경험을 하듯이, 그것에서 벗어나 새로운 의미를 만든다. 다시 말하면 뇌가 아니라 의식이, 신경학적 사건이 특이한 영적(靈的) 경험이 되도록 명령한다.

마지막으로 많은 근사체험자들이 눈앞에 비치는, 그들의 전 생애에 대한 인생회상, 아니면 적어도 전 생애의 의미 있는 일부를 회상하는 경험을 보고한다(그린과 크리프너(Greene and Krippner)1990). 이는 우리 모델이 작동하는 데에 중요하다. 죽어가는 사람이 인생회상 경험을 가짐으로써, 다음 생애에 태어나는 어린이가 그 기억회상을 공유하게 된다. 그리고 이것은 어린이의 다음 생애에서 환생 기억의 부분이 된다.

그러나 근사체험 경험자들이 자신들이 신체 '밖에' 존재하는 경험을 주장한다는 사실은, 지난 장에서의 초감각적 지각 이론과 혼란스러운 부조화를 만든다. 그들은 가벼운 몸과 통증과 같은 신체 느낌이 없음을 경험한다.

렇게 생각했는지 등을 물어봄으로써 피험자의 심리 상태를 파악한다.

분명히 그들의 정체성은 근사체험 동안 물리적 신체로부터 이동되는데, 어디로 이동되는가? 이것이 그들의 주장대로 육체 없는 영혼인가?

윤회의 자료

윤회의 기억의 증거는 주로 증명 가능한 전생의 상세한 기억을 가지고 있는 어린이들에게서 얻어진다. 버지니아대학교의 정신과 교수인 이안 스티븐슨은 입증된 특성을 많이 가지고 있는, 윤회의 기억을 주장하는 약 2,000개의 데이터베이스를 모았다. 어떤 경우는 스티븐슨이 실제로 어린이를 동반하여 그들 자신이 전생에 살았다는 마을에 가보기도 했다. 어린이들은 그 마을들에 와본 적이 없는데도 주변 경관에 익숙해 보였고, 그들이 살았던 집을 확인할 수 있었다. 때로는 자신의 가족 구성원들을 기억하기도 했다. 한 경우에는 어린이가 전생에 숨겨 둔 돈을 기억해, 그가 기억하는 장소에서 돈을 발견했다.

스티븐슨만 그런 자료를 모은 것은 아니다. 19세기 말 헌(L. Hearn)에 의해 연구된 예가 있다. 카츠구로(Katsugoro)라는 일본 소년은 여덟 살 때, 자신이 몇 년 전 다른 생에서 다른 마을에 사는 농부의 아들 토조(Tozo)라고 주장했다. 그는 또한 전생에 그의 아버지가 자신이 다섯 살 때 죽었고, 자신도 그 일년 후 천연두로 죽었다고 했다. 그는 그 외에 전생의 그의 부모나 그가 살던 집들에 대해 상세하게 기술했다. 카츠구로를 데리고 그가 전생에 살던 마을에 갔을 때, 그는 다른 사람의 도움 없이 자신이 살던 집을 찾을 수 있었다. 모두 합해서 그의 전생의 기억 중 열여섯 개 항목을 확인했다(헌(Hearn) 1897).

1948년 인도의 자이푸르(Shahpur)에서 태어난 스와나라타 미쉬라(Swarnalata Mishra)는 또 다른 좋은 예이다. 스와나라타는 세 살 때 근처 마을로 여행을 가자, 전생의 기억을 회상하기 시작했다. 그녀는 갑자기 운전기사에게 '저쪽 길'로 가자며, 그리로 가면 '나의 집'이 나온다고 했다. 그 다음 몇 년 동안 그녀는 비야 파탁(Biya Pathak)이라는 이름의 소녀로서 그녀의 집과 자동차에 대해 언급하며(당시의 인도에서는 차를 소유하는 것이 아주 드문 일이었다). 전생의 일과 사건을 이야기했다. 한번은 그녀가 어느 교수 부인을 만났는데, 그녀는 전생에서 아는 사람이었다. 그녀는 그들이 같이 참석한 결혼식을 기억했다. 교수 부인은 스와나라타가 비야로 살았을 때의 여러 이야기들을 확인해 주었다. 스와나라타의 예는 저명한 인도의 윤회 연구가 헤멘드라나스 바네르지(Hemendranath Banerjee) 박사에 의해서, 또 나중엔 스티븐슨에 의해서도 조사되었는데, 전생의 많은 기억들, 특히 다수의 지인들에 대해 확인되었다(스티븐슨 1974).

또 다른 주목할 만한 증명된 윤회 이야기가 있다. 피터(Peter)와 마리 해리슨(Maarry Harrison 1983) 두 연구자에 의한 니콜라 웨터(Nicola Wheater)에 관한 이야기이다. 니콜라는 자신이 전생에 19세기 말(니콜라가 살았던 시기보다 100년 앞선) 영국의 요크셔(Yorkshire) 근처 마을에 살던 존 헨리 벤슨(John Henry Benson)이라는 소년이라고 회상했다. 니콜라는 두 살 때 "이번에는 왜 여자 아이야? 왜 지난번처럼 남자아이가 아니야?"라고 부모에게 물었다. 곧 작은 소녀는 전생에 대해 더 많은 것을 기억했고 일관되게 표현했다. 그래서 엄마는 그녀가 전생에 살던 마을로 그녀를 데려갔다. 여기서 니콜라는 자신이 한 세기 전에 살던 집으로 엄마를 데리고 갔다. 그리고 놀랍게도 니콜라의 엄마는 그 지역 교회의 등록부에서 존 헨리 벤슨이라는 이름의 소년을 발견했다.

이 모든 자료들은 지난 장의 이론적 묘사와 들어맞는다. 당신은 이 주제에 관해 최근의 내 책들, 그리고 인용된 책과 논문들에서 더 상세한 내용을 발견할 수 있다. 예를 들면, 크랜스턴과 윌리엄스(Cranston and Williams 1984), 그리고 바이니(Viney 1993)의 저서를 읽어보라.

지금까지 오직 한 생애만 회상하는 예들을 논의했는데, 이런 예들이 훨씬 더 잘 입증될 수 있기 때문이다. 그러나 여러 생애를 회상하는 경우도 많이 있다. 남아프리카 소녀의 경우엔 아홉 생애를 회상했다. 그래서 모나드의 과거·현재·미래의 생애를 연결하고, 그것이 죽을 때 같은 특별한 순간에 열린다는 비국소적 창문의 개념이 증명된 것 같다.

만일 윤회의 기억이 전생에서 죽어가는 자신으로부터의 비국소적 소통에 의해 아주 어린 나이에 형성된다는 지금의 모델이 옳다면, 이것을 증명하는 한 가지 방법이 있다. 만일 어른이 어린 시절로 회귀되도록 유도될 수 있으면, 그들은 전생의 경험을 더 잘 기억할 수 있을 것이다. 실제로 바네르지가 최면 하에서 윤회를 회상하는 사람들로부터 많은 상세한 정보를 얻을 수 있었던 몇 가지 사례가 있었다.

정신과 의사 스탠 그로프는 LSD와 신기술 - 홀로트로픽 호흡 - 을 사용하여 많은 사람들의 전생의 회상을 유도했고, 윤회의 기억에 대해 좋은 자료들을 얻었다. 이는 기본적으로 지난 장에서의 모델을 확인시켜 주는 것이다. 윤회 기억의 회상에 대한 예이다.

> 윤회의 기억은 정말 현실적으로, 그리고 확실하게 느껴지고, 종종 역사 시대, 문화 그리고 개인이 일반적인 통로로는 알 수 없는 역사적 사건 등에 대한 정확한 정보를 얻을 수 있게 중개한다. 몇몇 사례에서 이 기억의 정확성은 객관적으로 입증되고, 때로 놀랄 정도로 상세하다…. 입증의 기준은 작년에 무슨 일이 있었는가를 결정하는 것과 같다. 특수한 기억을 확인하고, 적어도 그들 중 일부를 독립적인 증거로 확보한다. 나 스스로도 관찰하고 주목할 만한 몇 가지 증례를 출간했는데, 이런 경험들의 가장 특이한 측면은 독립적인 역사 연구를 통해 증명할 수 있었다는 점이다.
>
> - 그로프(1992)

그로프가 만족스러워했던 특정 예들은 독자들이 읽도록 남겨 두겠다.

당신이 인도에서 자랐다면, 어린이가 전생의 경험을 기억한다는 이야기를 듣는 것은 별로 이상하지 않다. 부모와 형제들은 그에 대해 꽤 공감한다. 티베트에서도 마찬가지다. "환생한 아이들이 전생의 물체나 사람들을 기억하는 것은 흔한 일이다"라고 현재의 달라이 라마[58]는 말한다. "어떤 사람들은 그들이 아직 배우지도 않은 경전을 암송하기도 한다." 실제로 티베트에서는 이것을 환승한 승려와 불교 지도자들을 찾는 데 유효하게 이용한다.

그러나 서양에서는 이런 일이 상대적으로 드물다. 영국의 낭만시인 퍼시 비시 셸리(Percy Bysshe Shelley)[59]는 윤회를 믿었다. 하루는 친구와 이야기하다가 어린이를 데리고 있는 부인을 만났다. 그는 금방 흥미가 생겨서 "부인의 아이가 우리에게 이전의 존재에 대해 말해 줄까요, 부인?"이라고 물었다. 그 부인은 "이 아이는 아직 말을 못 합니다, 선생님." 하고 대답했다. 셸리는 크게 실망하며 한숨 쉬면서 말했다. "그러나 확실히 아이가 이야기할 수 있을 텐데…. 못 한다고 꾸미고 있는 것일 수도 있어요. 그러나 어리석은 변덕일 뿐이죠. 그 아이가 말하는 것을 그렇게 짧은 시간에 완전히 잊을 수는 없는데."

그러나 서양에서도 어떤 아기들은 말을 할 수 있게 되자마자 기억하고 이전의 존재를 이야기하기도 한다. 다음과 같은 일화가 셸리를 만족시켰다. 자폐증의 5세 된 아이가 임상 심리사인 헬렌 왐바흐(Helen Wambach)[60]에게 왔다. 린다(Linda)라는 이 아이는 심하게 내향적이어서, 치료사에게 강제로 젖을 먹이는 역할극을 하고 난 다음에야 치료사와의 접촉을 받아들였다. 지금은 린다가 아기 때의 무력감을 얼마나 싫어하는지를 표현할 수 있게 되었

---

58) '넓은 바다같이 넓고 큰 덕의 소유자인 스승'을 뜻한다. 라마교 4대 종파의 하나인 게룩파의 종주이며, 티베트의 국왕이기도 하다. 현 달라이 라마는 티베트의 자치권 확대를 주장하는 티베트 망명정부의 실질적 지도자이자 정신적 지주이다.

59) 영국의 시인. 바이런, 키츠와 함께 영국 낭만주의 3대 시인.

60) 미국의 임상심리학자. 탄생 직전으로의 최면회귀 실험 결과, 유전과 환생은 따로 작용하며, 서로 보완 관계에 있다는 것을 발견했다.

다. 이제 접촉할 수 있게 되고 빠르게 진전하면서, 그녀는 곧 5세 정도의 다른 아이들과 같아졌다.

여기서 흥미 있는 것은, 자폐아였던 린다가 정상이 되면서, 전에 가졌던 고도의 수학과 독해 능력을 잃었다는 것이다. 왐바흐는 린다의 자폐 행동이 전생의 성인으로서의 정체성을 그대로 가지고 있었기 때문이라고 말한다. 그녀가 치료사의 도움으로 어린이로서의 새로운 상태를 받아들였을 때 어른으로서의 정체성을 포기했고, 그래서 성인의 기술도 잃게 된 것이다(왐바흐 1978).

그러나 서양 문화에서는 윤회의 기억 회상이 아직 이상한 일로 여겨진다(어느 정도 변하고는 있지만). 그래서 그런 능력은 아이들에게 장려되지 않는다. 왐바흐는 과잉행동장애를 보이는 피터(Peter)라는 어린이에 대한 다른 사례를 보고했다. 안심시키고 난 후 피터는 그녀에게 경찰이었던 자신의 전생에 대해 털어놓았다. 그리고 흡연 같은 성인의 특권이 허용되지 않는 것에 아주 분개했다. 물론 그녀의 부모들은 경찰이었던 전생에 대해서 말하는 것을 금지시켰다(왐바흐 1978).

전생을 기억하는 모든 어린이들이 자폐적이 되는 것은 아니다. 하지만 그런 기억을 억제하는 것이 이 문화에서는 흔하다. 그러나 이렇게 억압된 기억이 최면 상태에서는 회상될 수 있다. 너무 많은 사람들이 클레오파트라 같은 역사적 유명 인사를 기억했다고 해서 악평을 받기는 하지만(진짜 환생 - 기억 회상과 환상을 최면회귀 분류해 내는 것이 어렵다), 최면 상태의 전생 회상에 관한 좋은 자료들도 많이 있다(왐바흐 1978, 1979; 네덜톤과 쉬프린(Netherton and Shiffrin)1978; 루카스(Lucas)1993).

그러나 더 있다, 기억뿐만 아니라 특성도 전달된다

윤회의 기억 현상은 개인의 열린 비국소적 창문을 통해서 일어나지만, 거기에는 잘 맞지 않는 미묘함이 있다. 위에서 언급된 스와나라타의 예를 보자. 스와나라타가 비야로 살았던 전생의 가족들을 만났을 때, 그녀는 비야의 성격도 그대로 가지고 있음이 발견되었다. 그녀는 현재 일상의 생활환경에서는 어린이와 같은 행동을 했는데, 파탁(Pathak) 가족들과 있을 때는 비야와 같은 성격이 되었다. 그녀는 자신보다 나이 많은 사람들에게 언니처럼 행동했다. 헬렌 왐바흐의 대상이었던 자폐아 린다는 전생으로부터의 수학과 독해 능력을 얻었다. 그럼 무엇이 과거의 훈련(조건 형성)을 지금의 생으로 가져다주는가? 현재 우리의 모델은 답을 주지 못한다.

맞지 않는 다른 자료들도 있다. 스티븐슨(1987)은 특수한 재능 현상을 윤회의 기억과 상호 연관시켰다. 그러나 특수한 재능은 마지막 장의 모델이 다룰 수 있는 기억 내용의 결과가 아니다. 대신 특수한 재능은 성향에 대한 기억 또는 사고의 학습된 맥락을 말한다. 어린이가(드물게는 어른도) 이생에서 배운 적도 없는 언어를 말하는 현상인 이종언어 발화 현상이 이 범주에 속한다. 나는 "티베트의 어떤 어린이들은 배운 적이 없는 경전을 암송할 수 있다"라는 달라이 라마의 말을 인용했다. 그러나 경전을 암송하는 이 능력은 윤회의 기억만으로는 설명되지 않는다. 더구나 티베트에서는 환생한 불교 지도자나 라마승을 찾을 때, 이전된 특성으로서 전생의 기억보다는 경전을 읽는 능력에 의존한다.

윤회 연구자들은 전생 회상의 주제가 종종 유전적 또는 환경적 조건으로 설명되지 않는 특성을 보인다는 것을 발견한다. 심리학자 사트완 패리샤(Satwant Pasricha)는 자신의 연구자료들에 대해 다음과 같이 말한다.

이번 연구는 전생을 회상하는 사람들의 특정한 신체적 또는 심리적 특성을 보여주는데, 이것들은 그들의 가족과는 상관이 적고, 확인된 전생의 성격과 일치한다. (60개의 사례 중) 5개의 예를 제외하고는, 생물학적으로 그들이 주장하는 전생의 특성에 연결되어 있는 경우, 유전적 전이의 가설로 이 사람들의 행동의 이상한 부분을 설명할 수 없었다. 유전 이론으로 그들의 신체적, 정신적 특성의 계승을 설명하지 못하는 것에 대해서는 윤회의 가설이 설명할 수 있을지 모른다

- 패리샤(1990)

어떻게 모차르트는 세 살의 나이에 그렇게 피아노를 잘 칠 수 있었고, 라마누잔(Ramanujan)[61]은 그의 배경에서 추가적인 수학적 수련도 없이 무한급수의 합에 대한 전문가가 될 수 있었을까? 유전적 또는 환경적 조건이라는 상투적인 대답은 이런 경우에 전혀 적절치 않은 것 같다. 유전자는 단백질을 만드는 지시에 지나지 않는다. 어떤 사람들이 계승하는 특별한 재능의 유전자란 없다. 그리고 각 개개인의 어린 영재들마다 환경적 요인은 점검될 수 있다. 실제로 라마누잔처럼 특출한 재능을 설명할 만한 적절한 환경적 조건을 찾을 수 없는 사례가 충분히 많다. 이들은 의심의 여지없이 재능이 전생의 훈련(조건 형성)에 의한 것이다. 그러나 우리의 이론은 그런 사례가 전생으로부터의 소인에 의한다고 설명하기 전에, 추가적인 새로운 아이디어를 필요로 한다.

---

61) 인도의 수학자. 분배함수의 성질에 관한 연구를 포함해 정수학에 크게 공헌. 독자적 방법에 의한 깊은 명찰과 직관과 귀납으로 많은 업적을 이루었다.

공포증과 회귀요법

스티븐슨은 공포증을 전생과도 연관 지었다. 정신분석 이론에서 공포증은 어린 시절의 외상 경험과 연결된 조건 회피이다. 그러나 어린 시절의 외상 없이 일어나는 경우도 있다. 같은 맥락으로 복장 도착 같은 성적 혼란을 유전적·환경적 원인으로는 설명할 수 없다. 논리적으로 설명하자면, 전생으로부터 현생으로 이어진 습관의 흐름이라고 할 수 있다(스티븐슨 1974, 1987; 거드햄(Guirdham)1978). 그리고 이것이 앞 장의 모델에 맞지 않는 것은 신경 쓰지 말라. 이는 단지 나의 단순한 모델이 확장되어야만 하는 또 하나의 증거일 뿐이다.

알고 있어야 할 중요한 것은, 만일 공포증이 전생에 있었던 외상의 조건을 상기시킨다면, 전생에의 회귀가 치료에 도움될 수 있다는 것이다. 최면 하에서 윤회의 기억 회상이 치료 목적으로 꽤 성공적이라는 증거들이 있다. 어느 베스트셀러의 표지로부터 인용하겠다.

> 한 시각장애가 있는 여성이 자신이 100년 전에 앞이 안 보이는 것을 원했었
> 다는 사실에 직면하고는 보게 되었다…. 전생의 끝없는 탐욕에 대한 거식증
> 적 보상…. 자살을 다시 체험한 겁쟁이…. (골드버그(Goldberg)[62] 1982)

이런 책들은 환생의 기억이 어떻게 치료에 효과적인지 하는 것과 관계가 있다. 나의 처음의 견해는 다른 자연과학자들과 마찬가지로 이런 자료를 알맹이 없는 술책에 의한 효과라고 치부해 버렸는데, 몇 가지 일이 나의 생각을 바꾸게 했다. 다른 무엇보다도 나 자신이 1970년대에 과거로의 회귀 시

---

62) 미국의 시인, 소설가. 오랜 세월 동안 동양적인 가치를 체험하며 배우고 느낀 것들을 글 속에 담아냄으로써 글쓰기를 갈망하는 독자들의 가슴에 깊은 울림을 전해 왔다. 선 수행에 관한 저서가 많다.

험을 수행해 보았다. 비록 나는 그 경험을 하는 동안 순수한 환상과 정말 과거에 내게 있었던 일을 구분하는 것이 얼마나 어려운가를 알 수 있었음에도 불구하고, 기억했던 두 가지 사건이 아직도 나의 심리적 성향에 관해 강한 인상을 만들었다. 두 번째로 나는 로저 울거(Roger Woolger)[63] 같은 잘 알려진 전생 치료사들과 이 주제에 대해 논의를 해보았는데, 그 방법론이 내게는 신뢰가 갔다. 세 번째로 수년간 나는 나의 여행 그리고 수업과 연관되어 있는 많은 전생의 이야기를 들었는데, 그 중의 몇은 아주 두드러졌다. 나의 '영혼의 물리학'을 수강한 한 여성의 예를 들겠다. 다음은 그녀가 한 말이다.

> 내 영적인 공부는 우연한 방식으로 시작되었다. 나는 최근에 결혼한 20세의 전통교회 신자였다. 나는 그때 생활에 아주 만족하고 있었고, 영적인 것을 배우는 데 흥미가 없었다. 당시 남편의 공군 직장 때문에 새로운 곳으로 가게 되었는데, 나도 거기서 새로 교사 생활을 시작했다. 그 후 얼마 있다가 혼란스러운 일들이 내게 생기기 시작했다.
>
> 가족으로부터 떨어지고, 새로운 직장을 시작하고, 갓 결혼한 데다 남편이 2개월간 훈련을 위해 다른 곳으로 가게 되어, 스트레스가 복합적으로 왔다. 이런 경험이 내 속에서 극단적인 반응을 유발했는데, 전에 경험해 본 적도 없고 다룰 방법이 없었다. 나는 남편의 배치 때문에 혼자 '남는 것'에 대해 극도로 불안하고 두려웠다. 나는 비슷한 상황에 있는 다른 공군들의 부인이 아주 다르게 대처하는 것을 보고, 내 반응이 이런 경험에 대해 어울리지 않는다는 것을 알았다. 그때까지 나는 일하고, 연간 스케줄에 맞춰 학교에 가고, 해군 가족의 어린이로서 자주 이사 가고 하는 스트레스를 잘 견뎠었다. 그래서 실제로 불안 발작을 일으킨 심한 불안증과 동반된 우울증으로 혼란스러웠다. 그때까지 아주 정상적인 마음 상태였던 나는 내가 가진 느낌을 말로 표현할

---

63) 영국 출신의 미국 심리 치료사. 전생의 회귀에 대한 연구와 강연, 저술이 있고, 영적 치유에 대해서도 많은 연구를 했다.

수도 없었다.

이런 일들이 나에게 정신적, 정서적 균형을 다시 잡을 수 있도록 절실하게 노력하게 만들었다. 종교를 통해 영적인 연결을 가지려 노력했고, 목사에게 도움을 청했다. 그러나 별 소용이 없었다. 내 경험은 그에게 낯선 것이었다. 내 안에서 배신감이 들었다. 나는 죽어서 천국에 가기 위해 모든 교회의 규칙을 충실하게 지켜 왔는데, 바로 이 지구에서 아주 지옥 같은 삶을 살고 있다니! 그래서 나에게 답이 될 만한 것이면 무엇이든지 읽으며 교회 밖에서 해답을 찾기 시작했다.

해답을 찾는 이 기간에 나는 윤회에 대한 내용이 담겨 있는 에드가 케이시의 글을 읽고, 이 개념을 처음 알게 되었다. 내게는 합리적인 개념이었다. 그래서 더 탐구했다. 나는 루스 몽고메리(Ruth Montgomery)의 글들, 특히 『이승과 저승(Here and Hereafter)』이라는 책을 발견했다. 그때 이 책은 내게 신이 준 선물 같았다. 몽고메리 부인은 이 책에서 윤회의 개념을 설명하고, 그들의 전생의 발견을 통해서 도움과 위로를 받은 사람들의 예를 보여주었다. 그리고 책의 마지막에서 그녀는 어떻게 사람이 명상(冥想) 상태에 들어갈 수 있고, 실제로 그들의 전생을 회상할 수 있는지를 설명한다. 나는 이를 연습하기 시작했고, 회상을 금방 쉽게 하게 되었다. 수수께끼는 풀리기 시작했다.

내가 처음 회상한 것은 약 100년 전 남편과의 삶이었다. 그때는 골드러시 때로, 나는 콜로라도의 덴버에 살고 있었다. 나는 남자들을 즐겁게 해주는 술집 여자였다(지금 나의 기준으로 볼 때 별로 존경받을 만한 직업이 아닌 것은 분명하다). 그러나 그때 내 형편으로는 내가 먹고 살 수 있는 유일한 길이었다. 어느 날 낯선 사람이(지금의 남편) 마을에 와서 내가 일하던 곳으로 들어올 때까지는 모든 일이 순조로웠다. 우리는 서로를 즉각 알아보았다(나중에 알고 보니 우리는 그 전에도 여러 생을 같이 살았다)

나는 즉각 우리의 연결을 느끼고 그와 같이 가기를 원했다. 그리고 술집에서의 생활을 뒤로 하고 떠났다. 그러나 그는 금 캐는 사람으로서 노새 한 마리에 모든 재산을 끈으로 묶어 다니며 사는 사람이었다. 그는 아내와 가족을 부양할 수 없었다. 그래서 그는 나를 두고 떠났다. 그전에는 그래도 받아들일 만한 생활을 했었는데, 이제 부도덕하고 바람직하지 않은 삶이 되었다. 그때부터 그 생애의 나는 절망에 빠졌고, 결국은 침대에서 살해당했다.

즉시 내 안에서 비슷한 점을 인식했고, 나는 왜 내가 불안하고 두려워하는지 알게 되었다. 나는 치유가 즉각적이라고 말은 안 하지만, 나를 치유로 인도하는 나 자신의 의식에서 이해의 문을 열어 준 것은 분명하다(바꾸어 말하면, '의식은 모든 치유의 근원이다'). 그는 전에 나를 떠났으나 그것이 실제로 그의 선택은 아니었다는 것을 내 안의 무엇이 기억해 냈다. 내 안의 무엇이 내가 실의에 빠졌던 것을 기억했다. 내 안의 무엇이 내가 절실하게 죽기를 원했고, 실제로 그런 상황이 생기기를 바랐다는 것을 기억했다. 나는 이 모든 것이 다시 또 한 번 일어난다고 느꼈다. 나는 전에 일어난 일을 알았기 때문에 자연히 혼자 자는 것을 무서워했다. 수수께끼는 밝혀지기 시작했고, 나는 마음의 평온을 되찾았다.

그 시점에는 직접적인 경험을 제외하고는, 윤회의 타당성을 나에게 확신시켜 줄 수 없을 것이라는 의심을 가지고 있었다. 결과적으로 나는 다른 사람들이 이것을 받아들이지 못하는 것이 이해가 간다. 정말로 믿기 위해서는 경험해 보아야 하는 것이다. 다른 사람들에게 이는 단지 흥미 있는 이론이지만, 나에게는 이론이 아니다. 이것은 문자 그대로 나의 생, 또는 적어도 나의 정신을 구한 실제이다.

- 익명으로 저자와의 사적인 연락을 통해

회귀요법 동안에 진지한 연구자들에 의해 수집된 조사들 역시 윤회를 지지한다. 헬렌 왐바흐의 연구를 예로 들어 보자. 왐바흐는 1,088개의 회귀 사례를 연구했다. 그녀는 성별, 인종, 사회경제 계층 등의 분포를 일람표로 만들고, 심지어 그 자료들과 인구성장 곡선의 상관관계까지 조사했다. 그녀는 성별은 상관관계가 없다는 것을 발견했다. 전생의 성별은 남자가 50.6%, 여자가 49.4%로, 실제 인구 분포가 거의 정확하게 같았다. 왐바흐의 환자 대부분이 백인이었는데도 불구하고, 인종 분포도 같은 결과였다. 비슷하게, 전생의 사회경제적 상황도 역사적 경향을 따랐다. 회상된 아주 옛날의 전생에서는 상류층이 10% 정도에 불과하고, 나머지는 가난했다. 현대로 다가올수록 근래의 사회경제적 분포와 비슷해졌다.

그리고 흥미롭게도 회상된 삶의 시간 분포가 경험적인 인구성장 곡선을 따른다는 것을 발견했다. 그래서 영혼 - 사고에 대한 인구 역설에 다른 해답이 여기에 있는 것이다. 어떻게 정해진 수의 영혼이 인구 폭발을 뒤따를 수 있는가? 왐바흐의 답은, 영혼은 시간이 지날수록 훨씬 더 자주 태어나게 된다는 것이다(이 연구는 1993년 바이니(Viney)가 보고하였다).

에드가 케이시와 비국소적 창문을 통한 관찰

전설에 의하면, 석가는 자신의 과거뿐만 아니라 다른 사람 약 500여 명의 전생을 볼 수 있었다. 이것들이 모두 역사적으로 기록되어 있지는 않지만, 일부는 기록된 것도 있다. 가장 잘 알려진 근래의 예를 들면, 에드가 케이시는 다른 사람의 전생을 읽을 수 있었다(서그루(Sugrue)1961). 케이시는 최면상태의 수면에서 약 2,500건의 전생을 읽었다. 때로는 두세 번씩 읽었는데, 한번도 모순된 내용인 적이 없었다. 때로는 역사적 시기와도 관계가 있어서 나중에 확인할 수 있었다. 한번은 그가 어떤 사람의 전생의 직업이 '스툴 - 디퍼(stool - dipper)'라고 했는데, 그는 그것이 무슨 일을 하는 것인지 몰랐다. 조사해 보니 미국 역사 초기 일부에서 그런 직업이 있었다. 즉 스툴 - 디퍼란 마녀로 생각되는 사람을 의자(stool)에 묶어 찬물에 담그는 사람(dipper)을 말하는 것이다.

케이시 같은 사람은 어떻게 다른 사람의 비국소적 창문을 들여다볼 수 있을까? 케이시 자신은 '아카식 기억(Akashic memory)'이라고 했는데, 비국소적 기억이라고 번역할 수 있다. 그러나 나는 우리 모델의 비국소적 창문에 보다 명확한 설명이 있다고 생각한다. 요점은, 원칙적으로 의식은 하나이다. 그래서 모든 윤회와 연결되어 있는 어떤 사람의 비국소적 창문, 그것을 들여다보는 방법을 아는 사람 모두에게 열려 있는 것이다. 그러나 이는 아주 드문 능력이다. 인도에서는 그런 능력은 해방과 함께 자연스럽게 온다고 알려져 있다. 분명히 케이시는 그 능력을 가지고 있는 것이다.

우리는 사람들이 실제를 구현하는 데 관련된 경험의 자료에 대해 이야기하고 있다. 그러나 내세의 죽은 사람과 직접 소통할 수 있다고 주장하는 사람들 - 대부분 영매 - 에 관해 매우 논쟁의 여지가 많은 자료들이 있다. 이런 종류의 증거에 근거를 둔, 극도로 이원론적인 내세의 완벽한 각본들이 정립되어 있다. 다음 두세 장에서 이 증거들에 대해 논의하고, 더 자세하게 다룰 것이다. 하지만 여기서 간단히 논해 보자.

무형(無形)의 실체에 대한 자료

사후의 생존에 대한 가장 낭만적이고 수수께끼 같고 논쟁의 여지가 많은 자료들은 살아 있는 사람(보통 무아지경에 있는 영매)이 죽었으나 시공간을 넘은 영역에 머무르고 있는 사람과 이야기한다고 하는 주장에 관한 것이다. 여기에는 사후의 의식의 잔존뿐만 아니라, 신체 없이 이원론적 '영혼'이 살아 있는 존재에 대한 증거도 있을 수 있다.

자연스럽게 이 증거들은 그 자료들이 영매에 의해 조작되었는지를 확인할 방법이 없다. 특히 사기 치는 사람들이 많은 경우 논란의 여지가 있다. 심지어 사기 여부가 문제되지 않는 자료에 관해서도 연구자 마이클 그로소는 다음과 같이 말한다.

> 하지만 가장 훌륭한 사례물들을 연구한 후 얻은 결론은, 유명한 영매들은 (1) 죽은 사람과 무형의 마음으로부터 정보를 얻거나 (2) 흔히 다양한 근거로부터(살아 있는 사람들의 마음과 문서 또는 사진 기록들) 초자연적인 방법으로 관계 있는 정보들을 얻음으로써, 흩어진 자료들을 즉각적으로 합성하고, 알려진 죽은 사람들에 대해 사람들이 확신하게 할 수 있는, 죽은 사람들에 대한 설득력 있는 환상을 만드는 것이다(그로소(Grosso)1994).

그러나 여기 영매 능력에 대한 자료에도 사후의 생존에 대한 어느 정도 설득력 있는 자료가 있다. 몇 명의 다른 영매들을 통해, 나누어진 것을 통합한 메시지로 죽은 사람과 소통하는 '교차통신(交叉通信, cross correspondence)'에서 얻어진 자료들이다(솔트마쉬(Saltmarsh)1938). 이 경우에는 특정한 영매가 어떻게 텔레파시에 의해 살아 있는 사람으로부터 정보를 얻을 수 있었는지에 대해 논쟁하기 어렵다. 이 자료에 대해서는, 관련된 영매가 무의식적으로 교차통신의 모양을 만들었을 수 있다고 주장할 수도 있다. 아니면 그들이 동시 발생적으로 정말 올바른 방법으로 죽은 사람의 비국소적 창문에 다가간 것일 수도 있다. 어쩌면 죽은 사람의 순수한 의도가 심령술사의 의도를 따라 이런 흥미 있는 동시 발생적 사건을 충분히 만들었을 수도 있다. 어느 경우에도 분명한 것은, 이런 종류의 영매 자료는 그것들이 의식 있는 무형의 영혼과 소통되는 것을 지지하는 증거로 삼을 필요는 없다는 점이다.

하여간 영매 자료의 이런 양상은 죽은 사람의 개인사와 관련 있고, 그래서 기껏해야 죽은 사람의 비국소적 창문을 조절하는 영매의 능력을 입증하는 것이다.

더 의미 있고 중요한 것은, 채널링에 관한 자료이다. 여기에도 상업주의와 사기가 난무한다. 그렇기는 하지만, 흥미로운 채널과 채널링된 독립체(channeled entity)가 있는데, 채널러(channeler, 채널링을 하는 사람)는 자신과 전혀 다른 채널링된 독립체의 특성을 받는 것 같다.

주목할 만한 예로는, 37세 가정주부인 리디아 존슨(Lydia Johnson)의 사례가 있는데, 이안 스티븐슨이 연구하고 실비아 크랜스턴과 캐리 윌리엄스(Sylvia Cranston and Carey Williams)에 의해 인용되었다(1984). 리디아(Lydia)는 처음에 최면술에 대한 남편의 실험을 돕고 있었다. 그러나 곧 다른 최면술사의 도움을 받아, 3세기 전 스웨덴의 작은 마을에 살던 젠슨 쟈코비(Jensen Jacoby) - 그녀는 '옌슨 야코비(Yensen Yahkobi)'라고 발음했다 - 라는 이름의 실체를 채널링하기 시작했다. 젠슨(Jensen)으로서의 리디아는 스웨덴 말을 하고 17세기 스웨덴 물건들을 알아보았다. 그리고 가장 뚜렷하게는, 펜치 같은 현대의 도구를 사용하는 방법을 잊어버렸다. 앞서 언급된 제인 로버츠(Jane Roberts)의 예와 채널링된 독립체인 세스(Seth)의 예는 채널러와 전혀 다른 성격의 실체를 채널링하는 것의 또 다른 뛰어난 사례이다. 예를 들면, 채널링을 하는 동안 제인의 성격은 변했고, 지적인 남자처럼 행동했다(로버츠(Roberts)1975).

나 자신이 실제로 작업 중인 채널러를 목격한 일이 있다, JZ 나이트(JZ Knight)는 깨달은 사람이라고 생각되는 람사(Ramtha)라는 이름의 실체를 채널링했다. 이 경우에도 JZ가 람사를 채널링할 때 놀라운 성격 변화가 있었다. 말 그대로 그녀는 자신의 평소 행동 패턴과는 전혀 다르게 권위 있는 남자 스승이 되어 있었다. 이 행동은 한 번에 수 시간씩 지속되었다.

JZ가 람사를 채널링하는 동안에 JZ를 한 번 만난 것을 소개하고자 한다. 나는 JZ와 조수를 검사해 보았는데, JZ는 술을 잘 마시는 것 같지 않았다. 그러나 이때 람사로서의 JZ는 와인을 많이 마시며 파티를 열고 있었다. 그러나 술에 취하지 않고, 꽤 시적으로 아틀란티스(Atlantis) 문명이 파괴될 때 아틀란티스에서 인도로 이주한 람사의 경험들을 공유하고 있었다. 그녀가 한 이야기 내용은 신경 쓰지 말자. 그러나 그녀의 성격 변화가 너무 뚜렷해서, 그 이후 나는 채널링 현상의 진위를 의심해 본 적이 없다.

브라질에서 있었던 다른 주목할 만한 채널링 사례가 있다. 채널링 대상은 독일 외과 의사 프리츠(Fritz) 박사였다. 프리츠 박사는 여러 사람의 채널러들이 채널링했는데, 모두 외과 수술과 관계없는 일상적인 사람들이었다. 그러나 프리츠 박사를 채널링할 때 그들은 마취나 적절한 위생적 조치 없이 복잡한 외과 수술을 빠르게 수행했다.

이런 사례들처럼 놀랍게, 이들 채널러들의 성격 변화를 거짓으로 꾸며 낼 수 있을까? 초자연현상 연구자 길다 모라(Gilda Moura)와 노먼 돈(Norman Don)[64]은 연구 결과가 사기인지 아닌지 판단하는 연구를 했다. 모라와 돈은 채널러의 뇌에 뇌파(EEG)를 연결해 검사했다. 그 결과 외과 수술을 할 때는 일상적인 저주파의 베타파(30Hz 정도)가 아니라, 아주 고주파의 베타파(40 Hz 이상)로 변화하는 것을 발견했다. 고주파의 베타파는 고도의 집중 시에 나오는 뇌파의 특징이다. 외과 의사가 수술 중에는 이런 파를 보이나, 일반 사람이 거짓으로 수술할 때는 보이지 않는다(모라와 돈 1996).

비슷한 연구가 JZ 나이트에 의해 수행되었는데, 8개의 신경심리학적 지표를 동시에 이용했다. 모든 지표가 JZ의 일상적인 활동과 그녀가 채널링할 때 차이를 보였다. 과학자들은 거짓으로 이 지표들을 모두 통과하는 것은 불가능하다고 결론지었다(윅크람세크라(Wickrammsekera)등 1997).

---

64) 미국의 전자공학, 컴퓨터 과학자. 디자인, 공학, 인지과학을 연구한다. 한국 KAIST에서도 특별 초빙교수로 강의하고 있다 저서로 『디자인과 인간심리(The Design of Everyday Things)』(학지사) 등이 있다.

천사들

또 다른 흥미 있는 자료들은 천사(天使) 또는 영적 안내자들과 소통한다고 알려진 사람들이다. 이런 실체들은 사람들이 정상적으로는 불가능하다고 생각되는 업무를 수행할 수 있는 성격 패턴을 사람들에게 빌려주는 것 같다. 예를 들면, 신부(神父) 파드레 피오(Padre Pio)는 자신은 전혀 모르는 언어인 그리스어를 변역하는 데에 수호천사의 도움을 받았던 것으로 생각된다 (파렌테[Parente]1984; 그로소[Grosso]1992).

천사가 개입하여 생명을 구한 가장 유명한 예는 역사상 가장 잘 알려진 마술사 해리 후디니(Harry Houdini) 사례이다. 1906년 12월 27일 그는 가장 유명하고 위험한 기술을 공연했다. 수갑을 찬 채로 구멍을 통해 얼음물 속으로 뛰어든 다음, 수갑을 풀고 다시 그 구멍으로 나오는 것이었다. 이번에는 뭔가 잘못되었다. 후디니가 들어간 지 5분이 지났는데 나오지 않자 - 그가 빠져나오는 데는 보통 3분 이상 걸리지 않았다 - 리포터는 그가 죽었다고 선언했다. 다행히도 후디니는 8분 후에 돌아왔다. 그는 저체온증에 걸리지도 않았다.

그는 물살에 휩쓸리고 방향 감각이 없어져서, 보통 이 기술을 사용할 때 그를 보호해 주던, 얼음판과 강물 사이의 에어포켓도 이용할 수 없었다. 그는 또한 금방 저체온증에 걸렸고, 어디로 수영할지, 어떻게 돌아갈지 알 수 없었다. 갑자기 그는 어머니의 목소리를 듣고 소리 나는 방향으로 수영을 했다. 그는 또한 갑자기 설명할 수 없는 온기를 느꼈다. 이런 것들의 조합 덕분에 그는 수갑에서 탈출해 구멍 밖으로 빠져나올 수 있었다.

그의 어머니가 후디니와 텔레파시로 소통한 것인가? 그러나 어떻게 그녀가 자신의 아들을 어디로 안내할지 알았을까? 또한 불가해한 온기(溫氣)를 설명할 수 없다. 보다 나은 설명은, 천사가 뛰어난 방향 감각(어머니의 목소리는 외적인 투사[投射]였다)과 열을 발생한 비일상적인 힘을 빌려주었다는 것이다(골드버그 1997).

　요약하면, 이제 무형의 존재 또는 영혼의 가설을 지지하는 충분한 자료가 있는 것 같다. 첫 번째로, 일시적이기는 하지만 무형의 신체로 정체성이 옮겨갔다고 주장하는 유체이탈(幽體離脫) 경험이 있다. 두 번째로, 설명되지 않는 성향 또는 경향이 있는데, 만일 이들이 윤회라면 어떻게 자아 - 존재의 일부 요소가 이전되지 않고 성향만 전달될 수 있는가? 세 번째로, 영매는 일시적으로 어떤 실체의 성격으로 채널링할 수 있는 것 같다. 네 번째로, 일반인들도 종종 무형의 실체로부터 안내를 받을 수 있다. 왜나 하면 그들도 때로는 그들의 일상 상태와는 아주 다른 성격 패턴이 될 수 있기 때문이다.

　그래서 우리는 본질적인 질문으로 돌아오게 된다. 개별적인 영혼이 있는 것인가? 우리는 물리적 신체 외에, 지난 장에서 다룬 개별성을 가진 모나드/수트라만이 부여되는 신체를 가지고 있는 것인가? 이 생애에서 습득한 성향을 다음 생으로 이전하고 가져오는 사후의 무형의 신체가 있는 것인가? 과도기에 영매가 무형의 신체와 소통하는 것이 가능한가? 천사 같은 영구적 또는 반영구적인 무형의 신체가 존재하는가?

제6부

우리는 하나 이상의 신체를
가지고 있는가?

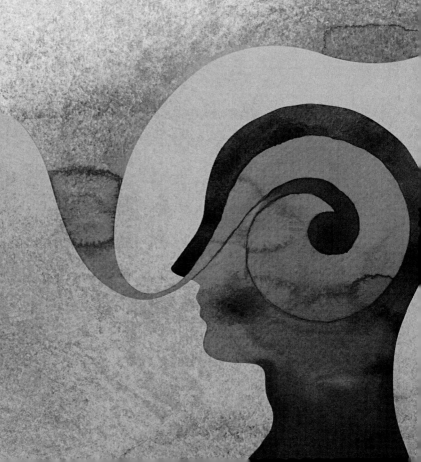

나는 지난 장에서의 자료 요약이, 양자 비국소성이 다룰 수 있는 것보다 더 많은 생존과 윤회의 자료들이 있다는 것을 내게 확신시켜 주었듯이, 당신도 강하게 확신시켜 주었을 것으로 생각한다. 미묘할 수도 있지만 우리는 우리가 세운 이론의 뼈대를 더 구체화시킬 필요가 있다.

만일 지금 당신이 이 추가적인 기전에 대해 비전(祕傳)의 전통을 참고한다면, 우리가 물리적 신체 외에 가지고 있는 개별적인 미묘체(微妙體)가 관여하는 기전이다, 라는 답을 얻을 것이다. 이 개개의 미묘체들은 - 우리의 특정한 생명의 과정과 연결된 활력체(vital body)[65], 개별화된 우리의 정신 활동과 연결된 정신체, 그리고 마음과 활력체와 신체 움직임의 학습된 주제가 들어 있는 초정신 지능체 - 물리적 신체와 같이 물질로 만들어졌다. 그러나 비전의 전통은 이 물질들이 보다 미묘하고, 보다 정제되고, 덜 정량화되고, 조절하기 힘들다고 선언한다. 당신은 어떤 생각을 5온스라고 말할 수 없고, 오직 이것은 '무거운' 생각이라고 말할 수 있을 뿐이다. 당신은 또 생각이 짧다고 말할 수 있으나, 1인치라고 말할 수는 없다. 당신은 명상하는 동안 조용하려고 노력하지만, 초청받지 않은 생각은 개의치 않고 당신의 마음에 침입한다.

이 전통에 의하면, 우리가 죽을 때 오직 신체만 떨어져 나가고, 우리의 미묘체들은 그대로 남는다. 그러면 이 미묘체들이 이원론자들이 말하는 개별적 영혼이 아니라면 무엇이란 말인가? 이들은 단지 우리가 보통 영혼이라고 부르는 것의 다른 이름 아닌가? 그리고 만일 생존하는 영혼의 설명을 받아들이면, 얼마나 정교하든 간에, 결국 우리는 데카르트 이원론의 어려움에 빠지는 것 아닐까? 이는 또 골치 아픈 질문을 만든다. 즉 무슨 물질이 이 미묘체와 물리적 신체의 상호작용을 중개하는가? 이런 다른 신체와의 상호작

---

65) 신지학 또는 비전의 철학에서 '인간의 에너지 장'의 첫 번째 또는 가장 낮은 층이며, 물리적 신체가 가장 가깝게 접촉해 있어서 이를 유지하고, 보다 상위 수준의 신체와 연결하는 역할을 한다. 여기서는 인간의 신체를 물리적 신체와 네 수준의 미묘체(활력체, 정신체(mental body), 초정신체(supramental body), 지복체(bliss body))로 나눈다. 활력체는 느낌과 관계 있으며, 여기에 형태형성장이 있어 신체 각 기관의 형성을 구현하게 한다.

용에서 어떻게 물질세계의 에너지가 보존되는가?

미묘체와 이원론의 상호작용의 어려움에 대해 숙고하면서, 나는 우리의 의식 내에서의 과학의 원리로 이 난관을 극복할 가능성을 탐구했다. 이 개념을 철저히 파헤치지 않고서는 미묘체가 물리적 신체와 직접 상호작용한다고 가정하는 것은 불가능하다. 한편, 그들이 물리적 신체와 상호작용하지 않으면 무슨 의미가 있겠는가?

자, 이 상황을 보는 다른 방법이 있다. 미묘체들이 물리적 신체와 상호작용하지 않을 뿐 아니라, 그들 간에도 상호작용하지 않는다고 가정해 보자. 그들이 물리적 신체와 대응을 유지하며 평행하게 달린다고 가정해 보자. 다시 말하면 모든 신체적 상태에 대하여 상응하는 초정신적, 정신적, 활력적 상태가 있다. 이런 철학은 17세기의 물리학자이자 철학자인 고트프리트 라이프니츠(Gottfried Leibniz)[66]가 마음 - 몸 이원론을 구하기 위해 만들었는데, 심신평행론(心身平行論, psychophysical parallelism)[67]이라고 한다. 이 개념을 확장하여 초정신적, 지적, 활력적 신체를 포함하는 것은 간단하다. 활력체, 정신체, 지적체를 포함하기 위해 우리의 정신, 내적 세계까지 일반화해 보자. 그러나 심신평행론은 대중화된 적이 없다. 왜냐하면 서로 떨어진 신체들이 상응하는 것과, 부드러운 평행의 움직임을 유지하는 것을 생각하기 어렵기 때문이다. 상호작용에 대한 의문은 다시 한번 무대 뒤로 숨는다. 그렇지 않은가?

그러나 잠깐, 포기하지 말자. 우리 의식 내에서의 과학의 원리가 해결책을 가져다준다. 상호작용의 문제는 의심의 여지없이 힘든 문제이지만, 우리 미묘체의 신비 물질들은 뉴턴의 결정론적 '사물'이 아니라 본성이 양자적이

---

66) 독일의 수학자이자 철학자. 미적분학을 창시하여 수학의 해석학 발전에 기여했다. 철학에서는 정신과 물질에 대해 데카르트나 스피노자와는 다른 측면에서 철학을 전개하여 '단자론(Monadologia)'을 펼쳤다.

67) 마음과 몸의 경험은 동시에 일어나지만, 이 둘 사이에는 어떤 인과적 상호작용도 없다는 철학의 개념. 즉 마음과 몸은 독립적인 현상이지만, 둘을 분리할 수는 없다. 상호작용하는 이원론, 일방 작용하는 일원론(예로 물질주의는 마음은 물질(뇌)의 부수 현상이라고 생각)에 이어 마음 - 몸에 관한 제3의 이론이 된다.

라고 가정해 보자. 다시 말해서 활력적, 정신적, 초정신적 신체의 상태가 물리적 신체와 마찬가지로 확률론적일 것이라고 가정해 보자. 이 상태들은 실재가 아니라 양자 가능성의 상태이며, 의식이 이 가능성을 붕괴하면 실재가 된다.

활력적, 정신적 그리고 초정신의 지적 신체들은 물리적 신체와 직접 상호 작용하지는 않지만, 즉 평행하게 움직이지만, 의식은 경험적으로 물리적 신체와 활력적 - 정신적 - 지적 신체의 트리오와 평행한 동시적 상태라는 것을 인지하고 있다고 가정하자. 야코보 그린버그 - 질버바움(Jacobo Grinberg - Zylberbaum)의 실험에서(2장 참조), 우리는 이미 의식이 적절히 상호 연관된, 비국소적으로 떨어져 있는 뇌의 비슷한 상태들을 동시 발생적으로 붕괴할 수 있고, 또 그렇게 한다는 것을 알고 있다. 그리고 특유의 경험 상태의 붕괴는 인지와 선택이지, 에너지 교환이 아니다. 그래서 이원적 상호작용의 모든 문제들을 피하게 된다.

우리 의식 내에서의 과학은 우리에게 이원론의 함정에 빠지지 않고, 물리적 신체 외에 다른 신체가 있다는 가정을 허용한다. 우리는 서로 또는 물리적 신체와 상호작용 하기 위해 이런 신체가 필요하지는 않다. 대신에 의식이 그들의 상호작용을 중개하고 평행성을 유지해 준다. 다음 질문이다. 생존과 윤회의 자료에 대한 설명을 찾는 것 외에 이런 미묘체들을 상정하는 근거는 무엇인가? 자료를 설명하기 위해 인위적으로 가정할 수는 없다. 그것은 과학이 아니다. 우리가 물리적 신체 외에 활력적, 정신적, 초정신 지적 신체를 가지고 있다는 것을 의심할 만한 깊은 이유가 있는가?

법칙을 따르는 행동, 프로그램을 따르는 행동

물리학의 인과법칙은 결정론적 법칙이다. 주어진 위치와 속도 그리고 그 시스템에 가해지는 원인 인자(힘)를 바탕으로 운동의 법칙이 무생물 시스템의 미래를 결정한다.

예를 들면, 우리가 미래 언젠가의 목성의 위치를 알기 원한다고 하자. 행성의 현재 위치와 속도를 정한다. 이 '초기 조건'과, 중력의 법칙과 뉴턴의 운동법칙에 의한 알고리즘(논리적인 한 단계 한 단계의 지시의 규칙)을 더하면, 성능 좋은 컴퓨터를 이용해 어떤 미래 시점의 행성의 위치를 계산해 낼 수 있다. 양자 시스템에서도, 우리가 충분히 많은 객체와 사건의 수를 다루는 한(보통 초현미경적 시스템의 경우), 통계학적인 인과법칙이 평균적인 행동과 진화를 예측할 수 있다. 그러므로 무생물계는 원인에 의한다고 말할 수 있고, 나는 이를 법칙을 따르는 행동이라고 부른다.

그러나 생물계는 특수한 것이 있다. 우리가 살아 있다고 이야기할 때는 물리적 객체의 움직임을 이야기할 뿐만 아니라, 생존·기쁨·고통 등의 개념을 필요로 하는 느낌도 이야기하는 것이다. 이 단어들은 물리 법칙의 어휘에는 들어 있지 않다. 무생물을 묘사하기 위해 그런 단어는 필요하지 않다. 무생물의 분자들은 생존이나 사랑 같은 성향을 보이지 않는다. 또 분자의 행동을 묘사하는 데 기쁨이나 고통 같은 개념은 필요 없다. 대신에 이런 개념들은 내용 뒤의 맥락과 의미, 또는 살아 있는 '느낌'을 묘사한다.

이 '느낌'은 물리적 신체에 그려져 있거나 프로그램화되어 있고, 한번 프로그램화되면 물리적 신체는 느낌에 관한 기능을 수행할 수 있다. 그래서 생물체는 그들의 비밀 - 생물체가 삶을 이끌어갈 수 있게 하는 프로그램 뒤에 있는 느낌으로 구성된 다른 신체들 - 을 가져다주는 '프로그램을 따르는 행동'을 보여준다(고스와미 1991). 이것이 활력체이다.

생물학자 루퍼트 셸드레이크(1981)는 유전자가 형태형성 또는 형태를 만드는 프로그램을 가지고 있지 않다는 점에 주목하여 같은 결론에 도달했다. 셸드레이크의 용어로는 살아 있는 생물에서 형태형성(생물학적 기능을 수행하는 형태 또는 기관의 발달)은 비국소적인 신체 외의 형태형성장에 의해 인도된다. '느낌'으로 경험하는 것이 기능상으로는 형태형성장이다. 활력체와 같은 의미다.

비슷하게, 생물학자 로저 스페리(Roger Sperry)[68], 철학자 존 썰(John Searle)[69], 수학자 로저 펜로즈(Roger Penrose)[70], 그리고 인공지능 연구가 라난 바네르지(Ranan Banerji) 등은 모두 컴퓨터와 같다고 보는 우리의 뇌가 우리가 원하는 의미 처리(意味處理)를 할 수 없다고 지적한다. 우리의 삶은 의미에 중점을 두고 있다. 의미는 어디에서 오는 것인가? 컴퓨터는 상징을 처리하나, 그 상징의 의미는 외부에서 온다. 마음이 뇌가 만든 상징에 의미를 주는 것이다. 당신은 왜 의미를 위한 다른 상징이, 의미 상징이라고 부를 수 있는 상징이 있을 수 없냐고 물을 수도 있다. 그러나 그러면 우리는 의미의 의미를 위한 상징, 이런 식으로 무한정 필요하게 된다. (스페리 1983; 썰 1992; 펜로즈 1989; 바네르지〔Banerji〕1994)

생물체의 활력 기능 뒤에 있는 느낌은 의식의 활력체로부터 온다. 의식은 그의 활력체를 이용하여 생물체 내의 물리적 신체에 다양한 기능을 하는 기관들의 형태로 활력 기능의 지도를 그린다.

오직 의식만이 물질세계에 의미를 주입할 수 있으므로, 의식이 뇌에 의미 있는 정신 프로그램을 '쓴다'고 가정해도 맞는 말이다. 우리가 개인 컴퓨터에 소프트웨어를 쓸 때, 프로그래밍하면서 우리가 하고 싶어 하는 정신적

---

68) 미국의 신경생물학자. 눈을 통하여 외부 세계의 정보가 뇌에 도달하는 비밀을 밝혀 낸 업적으로 노벨상 수상. 주요 저서로 『과학과 도덕적 우위』가 있다.

69) 미국 캘리포니아 대학의 철학자. 언어, 마음, 사회 철학에 기여를 많이 했으며, 인공지능에 대해 '중국어 방(chinese room)' 개념의 논쟁으로 유명하다.

70) 옥스퍼드 대학의 수학·물리학 교수로, 특히 일반 상대성이론과 우주학에 많은 공헌을 했고, 저서들이 있다.

아이디어를 이용한다. 비슷하게 의식이 뇌에 정신적 '소프트웨어'(마음 과정의 의미를 표현하는)를 만들 때는 정신체를 이용해야만 한다.

요약하면, 무생물체의 행동은 법칙을 따르나, 살아 있고 생각하는 물체의 행동은 프로그램을 따른다. 그러므로 논리적으로 우리는 의식의 활력체와 정신체 모두를 가지고 있는 것이다. 의식은 활력체와 정신체의 소프트웨어 표현을 만들기 위해 신체라는 하드웨어를 사용한다. 초정신의 필수적 존재를 위해 우리는 어떤 주장을 할 수 있는가?

어째서 초정신 지능인가? - 창의성의 본질

창의성은 무엇인가? 창의성이란 어떤 새로운 가치가 있는 발견 또는 발명을 다룬다는 것은 당연한 것이다. 그러면 새로운 것은 무엇인가?

창의성에서의 새로운 것은 새로운 의미를 연구하기 위한 새로운 의미 또는 새로운 맥락을 말한다(고스와미 1996, 1999). 우리가 오래된, 이미 알려진 맥락에서 새로운 의미를 만들 때, 우리는 그것을 발명, 또는 좀더 공식적으로 상황적 창의성이라고 한다. 예를 들면, 알려진 전자기파로부터 마르코니(Marconi)가 라디오를 발명했다. 라디오는 전자기 스펙트럼의 특정 부분에 새로운 의미를 부여했다. 그러나 이 발명의 맥락은 이미 있었던 것이다.

이에 비해 전자기파 이론을 발견한 클러크 맥스웰(Clerk Maxwell)[71]의 창의성은 이어지는 생각과 발명의 새로운 맥락을 발견한 것이므로 근본적 창의성이다. 그래서 우리가 상황적, 근본적, 그리고 발명과 발견의 두 가지 창의

---

71) 영국의 물리학자. 패러데이의 전자기장 이론을 바탕으로 전자기학에서 장 개념을 집대성했다. 빛의 전자기파설의 기초를 세웠고, 기체의 분자 운동에 관해 연구했다.

성을 가지고 있다는 사실은 정신적 의미의 맥락을 처리하는 초정신 지능체의 가설을 필요로 한다.

실제로 당신이 기억한다면, 창의성의 정의는 새로운 가치를 말한다. 그러나 우리의 즐거움과 고통의 느낌에 가치를 부여하는 것은 무엇인가? 그래서 활력체의 존재가 창의성의 정의에 내재되어 있는 것이다.

잠깐만 생각해 봐도 알 수 있을 것이다. 정신체는 우리 경험의 물질적 객체에 의미를 부여할 뿐만 아니라, 활력체 느낌에도 의미를 부여한다. 이와 비슷하게 초정신체는 정신적 의미의 맥락뿐만 아니라, 물리적 신체와 마찬가지로 활력체의 움직임을 위한 맥락을 제공해 준다. 다시 말하면, 초정신 지능은 내가 앞에서 언급했던 테마체(theme body) - 물리적 신체, 정신체 그리고 활력체의 움직임을 형성하는 원형적 주제 - 의 신체와 똑같은 것이다.

자, 이제 이원론을 피하기 위해 가정하는 이 신체들의 양자적 본성은 무엇인가? 먼저 정신체부터 시작하자.

양자마음의 탐구

현대 심리학에서 데카르트를 폄하하는 것은 관례가 되어 왔다. 그러나 이 위대한 17세기의 철학자 · 과학자가 우리가 마음이라고 부르는 것과 우리의 물리적 신체를 구성하는 것 사이의 차이에 대해 심오한 것을 알아냈다는 것은 부정할 수 없는 사실이다. 그는 물질세계의 객체는 공간 내에서 국소적인 외연(外延)이 있지만(res extensa), 정신세계의 객체(res cogitans)는 외연이 없고, 공간에 국소화할 수 없다고 말했다. 그래서 사고, 정신적 객체를 공간에서 움직이는 객체, 한계가 있는 국소적인 객체의 측면에서 묘사하는 것은 데카르트에게는 비합리적인 것이었다. 그래서 그는 정신세계를 독립된 세계로 제안했다(데카르트(Descartes)1972).

외연을 가지고 있는 물리적 객체는 더 작은 구성으로 환원될 수 있다는 주장도 데카르트로부터 나왔다. 거시-물리적 객체는 미소물질인 원자로 구성되어 있고, 원자는 또 더 작은 소립자로 되어 있다. 그러나 정신적 객체는 외연이 없고, 미소물질로 더 세분되지 않는다. 인도 철학에서도 같은 개념이 발견된다. 마음을 수크샤(suksha)라고 하며, 이는 미묘하다는 말로 번역되고, 분할할 수 없다는 의미를 가진다.

그러나 데카르트는 아이디어가 심오한 만큼 또한 큰 실수를 했다. 한 가지 실수는 이제까지 많이 보아온 상호작용론이다. 다른 실수는 의식을 정신세계의 요소에 포함시킨 것이다. 그러나 이제 우리는 우리의 새로운 과학으로 그의 두 가지 실수를 바로잡았다. 우리가 그의 생각에서 심오한 것을 진지하게 받아들일 수 있는가?

조대(粗大)한 물리적 실체와 미묘한 정신적 실체 사이의 차이는 무엇인가? 가장 큰 차이는 거시세계의 조대함은 물리적 영역에서 우리가 지각을 공유한다는 것이다. 우리는 물리적 실체와 정신적 실체 모두가 양자적 실체라고 가정하고 있다. 그러나 다른 것은, 물질세계에서는 미소-양자가 거시-객체를 형성하나, 정신세계에서는 그렇지 않다는 점이다.

양자 객체는 불확정성 원리[72]를 따른다. 우리는 그들의 위치와 속도를 동시에 아주 정확하게 측정할 수 없다. 이제 객체의 궤적을 결정하기 위해서 우리는 현재 어디에 있는지와 조금 후에 어디에 있을 것인지, 다시 말하면 위치와 속도를 동시에 알아야 한다. 그리고 이 불확정성 원리는 우리가 그것을 알 수 없다고 주장한다. 그래서 우리는 양자 객체의 정확한 궤적을 결

---

72) 하이젠베르크에 의해 공식화된 원리. 미시적 세계에서는 그 위치와 운동량을 동시에 정확히 결정할 수 없다는 양자역학의 근간을 이루고 있는 원리로서, 입자를 특징짓는 위치의 확정성과 파동을 특징짓는 파장의 확정성은 서로 제약받으면서, 입자와 파동이 서로 공존한다는 것이다.

정할 수 없다. 그들은 본성이 미묘한 것이다.

그러나 당신이 미묘한 양자 객체를 크게 합쳐놓으면, 그들은 덩어리 모양을 갖게 된다. 그래서 우리 주위의 거대 실체는 불확정성 원리를 따르는 미소-양자 객체로 이루어져 있지만, 그들의 운동에 불확정성 원리의 관여가 아주 적어서, 대부분의 상황에서 무시해도 좋을 만큼 너무 적어서, 조대성을 갖게 된다. 그래서 거대 실체에는 위치와 속도의 속성이 있고 궤도를 가지게 된다. 그래서 다른 사람들이 그것을 관찰할 때 우리도 편하게 그것들을 관찰할 수 있고, 그들에 대해 공감대를 형성할 수 있다.

이를 보는 또 다른 방법이 있다. 거시물질의 가능성 파동이 당신과 나의 관찰 사이에서 너무 느려서, 그 퍼지는 것이 지각할 수 없을 만큼 작아서, 그래서 우리 모두가 사실상 같은 장소에서 객체를 붕괴하게 된다. 이런 식으로 공감대가 생기고, 이와 함께 우리의 외부에, 객관적으로 밖에 있는 물리적 실체의 개념이 되는 것이다.

그건 그렇고, 이런 거대 실체의 행동이 거의 결정론적 뉴턴 물리학에 의해 주어진다는 개념을 대응 원리(對應原理)[73]라고 한다. 이는 유명한 물리학자 닐스 보어(Niels Bohr)[74]에 의해 발견되었다. 물질세계는 우리가 그것들을 관찰하기 전에 물리적 미소 세계를 확대할 수 있는 거대 실체의 중개자인 거대 '측정' 기구가 필요하도록 만들어져 있다. 이것-물리적 미소 세계와의 직접적인 접촉을 잃는 것-이 우리가 치러야 할 대가이다. 그래서 우리는 물리적 객체의 실체를 공유할 수 있고, 누구나 거대 실체를 동시에 볼 수 있다.

그러면 어째서 정신적 객체는 우리가 공유할 수 없을까? 정신적 실체는 항상 미묘하다. 이는 총체적인 덩어리를 형성하지 않는다. 사실 데카르트가

---

73) 고전물리학이 일상 세계의 물리 현상을 정확하게 설명한다는 것은 확인되어 있으므로, 고전물리학으로 설명할 수 없는 미시적 세계의 현상을 지배하는 물리 법칙을 탐구할 경우. 새로운 물리 법칙은 어떤 극한에서는 고전물리학과 일치해야 한다는 원리.

74) 덴마크의 물리학자. 고전론과 양자론이 결합한 원자 이론을 발표. 후에 양자역학으로 발전하는 계기를 마련했다. 또한 원자핵에 대한 연구를 하여, 핵반응을 설명하는 액적 모형을 제출. 증발 이론으로서 핵반응론의 출발점이 되었다.

옳게 직관한 대로, 정신적 실체는 나눌 수 없다. 정신적 실체는 더 작은 것으로 나누어지지도 않고, 거대 실체가 만들어지는 미소 실체도 없다.

그러므로 정신세계는 전체적이고, 또는 물리학자들이 가끔 말하는 무한한 매체이다. 그런 매체에서는 파동이 있을 수 있고, 움직이는 양식은 확률계산을 따르는 양자 가능성의 파동임이 틀림없다.

당신은 사고-정신적 실체-가 불확정성의 원리를 따른다는 것을 직접 증명할 수 있다. 당신은 사고의 내용과 사고가 어디로 가는지, 사고의 방향을 동시에 추적할 수는 없다(봄(Bohm)[75] 1951). 우리는 사고를 중개자 없이, 소위 거시적인 도구 없이 직접 관찰할 수 있다. 그러나 그 대가는, 사고는 개인적이고, 내적인 것이라는 점이다. 우리는 보통 사고를 다른 사람과 공유할 수 없다.

심오한 개념은 우리에게 심오한 이해를 가져다준다. 그래서 우리가 양자 가능성의 '객체'로 구성된 정신체를 가지고 있다는 개념은 우리에게 외적인 물질적 인식에 반해, 어째서 정신적 객체의 인식이 내적인지를 이해할 수 있게 해준다.

우리가 우리의 훈련(조건화)된 양식에서 행동할 때는, 자아 그리고 우리의 생각, 그 자체는 알고리즘적이고 연속적이고 예측 가능한 것같이 되고, 이것이 뉴턴 식의 객체로서의 양식을 가지게 된다. 그러나 거기에는 생각의 비연속적인 전이인, 훈련(조건화)된 것으로부터 새로운 가치를 가진 의미로의 전환 같은 창의적 사고도 있다. 당신이 창의적 사고를 사고에서의 양자도약의 산물로서 인지할 때, 사고의 양자적 본성을 받아들이는 데 대한 저항감이 현저히 감소될 수 있다.

마지막으로, 보통은 사고가 개인적이어서 다른 사람과 공유할 수 없지만, 적절히 상호 연관된 마음들 사이에서 사고의 양자적 비국소성을 시사하는

---

75) 미국의 이론물리학자로 양자이론, 신경심리학, 마음의 철학에 큰 공헌을 했다. 뇌의 작용인 생각에도 비국소성(non-locality)을 도입했다. 데카르트의 이원론에 대한 보충으로 드러난 질서와 감춰진 질서(implicate and explicate order)라는 수학적, 물리적 이론을 개발했다.

사고의 공유가 일어나는 정신적 텔레파시에 대한 주목할 만한 증거들이 있다(벡커(Becker)1993). 물리학자 리처드 파인만(Richard Feynman 1981)[76]은 고전적 뉴턴 시스템으로는 비국소성을 시뮬레이션하는 것이 불가능하다는 것을 보여주었다. 그러므로 아마도 텔레파시와 같은 사고의 비국소성은 이의 양자적 본성의 가장 좋은 증거이다.

정신작용은 적어도 친숙한 일이고, 당신은 이미 환기시키지 않아도, 분리된 정신체가 그의 양자적 본성을 포함하는 것이 타당하다는 것을 직관하고 있을지 모른다. 그러나 활력체의 양자적 본성을 가정하는 데에 심오한 타당성이 있는가?

활력체

우리 문화에서는, 부분적으로는 현재의 의식 내에서의 과학이 발전하기 전에 물질주의자들에 의해 비방 받은 데카르트 덕분에, 또 부분적으로는 사고에 대한 우리의 친밀함 때문에, 마음과 물질적 이원 세계, 마음-몸 이원론의 개념에 항상 익숙하다. 그러나 활력체의 개념에서는 같을 수 없다. 확실히 누가 자신의 경험을 묘사하기 위해 '활력 에너지'라는 말을 사용하면, 우리는 때때로 호기심을 갖는다. 그러나 우리는 활력적 실체의 활력적 세계를 분리해서 말하지는 않는다. 활력 에너지에 대한 우리의 경험은 아직 확신이 없다.

---

76) 미국의 이론물리학자. 노벨상 수상자. 양자전기역학의 재규격화 이론을 완성했다. 아인슈타인과 함께 20세기 최고의 물리학자이다.

또한 확실한 것은, 과거의 생물학자들이 살아 있는 세포의 작용을 설명하기 위해 활력체와 활력-철학자들이 말한 활력론[77]-이라는 개념을 사용했다. 그러나 살아 있는 세포의 작용을 설명하는 데에 분자생물학의 도래와 이의 현상적 성공에 따라서 활력론의 모든 개념이 과학으로부터 사라지게 되었다. 우리는 활력체의 개념을 받아들이고 점검하기 위해 다른 문화-인도, 중국, 일본 같은 문화 등-의 과학도 살펴보아야 한다. 특히 인도와 중국에서 어떻게 의학이 시술되는지 아는 것은 활력 세계와 활력체의 본성을 이해하는 데 매우 유익하다.

인도에서 요가 치유는 우리가 누구인가에 따라 많은 접근 방법으로 구성된다. 『우파니샤드』에서는 인간의 다섯 가지 신체에 대한 서술이 있다(그림 6.1). 가장 눈에 띄는 것은 물리적 신체로, 글자 그대로 음식 분자로부터 계속해서 재생되는 것인데, 산스크리트어로 아나야마(anamaya, 음식[anna]으로 만들어진)라고 한다. 다음으로 미묘한 신체는 프라나마야(pranamaya, 활력 에너지인 [prana]로 만들어진)이다. 이는 번식, 유지 등으로 표현되는 생(生)의 움직임과 연관된 생의 활력체를 말한다. 다음으로 보다 미묘한 신체는 모나마야(mona-maya, 마음의 실체[mana]로 만들어진)라고 하는데, 앞에서 논의한 마음의 움직임, 사고의 정신체이다. 다음 단계의 신체는 비즈나나마야(vijnanamaya, 분별력 있는 지능[viznana]으로 만들어진)라고 부르는, 모든 '하위' 세 가지 신체의 맥락 저장소인 초정신 지능체 또는 테마체이다. 마지막으로 아난다마야(anandamaya, 비실체인 아난다[ananda], 영적 즐거움]또는 지복[至福]으로 만들어진) 신체인데, 그 본질이 존재의 근거인 의식, 즉 브라만과 상응한다.

---

77) 활력설, 생기론이라고도 함. 기계론에 대립하는 생명론으로, 생명 현상은 무생물계의 현상과는 다른 원리에 의해 지배되며, 물리·화학적인 힘과는 관계없는 생명력, 활력에 의해 만들어진다고 주장한다.

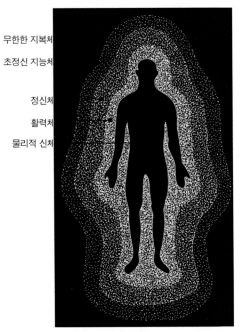

무한한 지복체
초정신 지능체

정신체
활력체
물리적 신체

의식의 다섯 가지 신체

그림 6.1.　의식의 다섯 가지 신체. 가장 바깥쪽이 무한한 지복체이고, 다음이 테마체 또는 초정신 지능체이다. 이는 정신체, 활력체, 물리적 신체의 움직임의 맥락을 정한다. 이 마지막 세 신체 중에서, 정신체는 활력체와 물리적 신체의 움직임에 의미를 주고, 활력체는 물리적 신체로 구현되는 생명의 생물학적 형태의 청사진을 가지고 있다. 마지막으로, 물리적 신체는 활력체와 마음으로 구성된 표현('소프트웨어')이 있는 '하드웨어'가 된다.

　　그래서 인도의학은 다섯 가지 치유 양식의 연구로 나뉜다. 물리적 신체의 관리와 치유를 위한 식이, 허브 그리고 하타 요가(아사나(asana)또는 자세), 활력체의 관리와 치유를 위한, 호흡을 들이쉬고 내쉬는 것에 따르는 가장 간단한 형태로 된 수행인 프라나마야(pranamaya), 정신체의 관리와 치유를 위한 만트라(mantra)[78]의 반복(보통 한 음절 단어의 주문(呪文)), 초정신체의 관리와 치유를

---

78) 산스크리트어로서, 우리말로는 진언. 기도하거나 의식에 효력을 부여하기 위해 외우는 주문. 또는 타자에게 은혜·축복을 주고, 자신의 몸을 보호하고, 정신을 통일하고, 또는 깨달음의 지혜를 획득하기 위해서 외우는 신비적인 위력을 가진 언사.

위한 명상과 창의성, 지복체의 관리와 치유를 위한 깊은 수면과 사마디, 또는 합일에의 흡수이다(나겐드라(Nagendra)1993; 프렐리(Frawley)1989).

프라나마야는 호흡을 따르는 것 이상이라는 것을 이해하자. 산스크리트어로 프라나는 호흡을 의미한다(또한 생명 자체를 의미하기도 한다). 그러나 추가로 프라나로 이루어진 신체인 활력체의 움직임의 양식을 의미한다. 프라나마야의 목적은 궁극적으로 활력체의 움직임을 수용하는 것이다. 이 움직임은 나디스(nadis)라고 부르는 통로를 통한 흐름으로서 느껴진다. 두 개의 중요한 나디스가 콧구멍에서 교차한다. 그래서 콧구멍을 교대로 호흡하는 호흡을 관찰하는 것이 우리가 프라나의 움직임을 인식할 수 있게 도와준다.

서양의학이 프라나나 나디(nadi) 같은 개념을 알게 되었을 때, 이들을 물리적 실체처럼 이해하려는 시도가 있었다. 특히 나디를 신경과 같은 것으로 보는데, 헛수고이다. 이에 대응하는 것은 없다.

중국은 경락이라는 통로를 통해 흐르는 기(chi)의 개념에 근거한 아주 정교한 침술을 개발했다. 이 통로도 마찬가지로 물리적 신경계와는 대응하지 않는다. 이 경락과 인도 시스템의 나디는 아주 비슷한 점이 많아(이 둘 사이의 대응이 흥미 있을 정도로 독특하지는 않지만), 기가 활력체의 움직임의 양식인 프라나와 비슷하다는 것을 암시해 준다.

언론인 빌 모이어스(Bill Moyers)가 공영방송에서 중국의학과 기의 미스터리에 대해 다루는 멋진 텔레비전 시리즈를 방송한 적이 있다. 한 방송에서 모이어스가 "어떻게 본인이 정확한 지점에 침을 놓았는지 알 수 있는가?"라고 물었을 때, 중국의술의 미국인 도제인 데이비드 아이젠버그(David Eisenberg)는 이렇게 대답했다.

정확한 지점에 시침(施鍼)을 한다는 것은 아주 어려운 일입니다. 시술자가 환자에게 기를 느끼냐고 물었을 때, 환자가 느끼면 그 곳이 옳은 지점이라고 알게 되는 것입니다. 내 침술 스승님은 이것은 낚시와 같다고 하셨습니다. 물고

기의 입질과 무는 것의 차이를 알아야만 합니다(모이어스, 1993).

그러나 다른 사람의 기를 느끼는 것을 배우기 위해서는 여러 해가 걸린다. 기의 느낌은 내적인 것이고, 일반적으로 우리가 공유하는 실체의 부분이 아니다. 침술사가 환자의 기 경험을 공유하는 것은 텔레파시와 같다.

빌 모이어스의 방송 중에 가장 흥미로웠던 것은 기공(chi gong)의 대가가 다른 사람은 그들의 모든 물리적 힘을 다해도 투과할 수 없었던 그의 기의 장(아마도 다른 사람의 것도)의 통제를 보여준 것이다. 그들은 노대가(老大家)를 약간 공격했으나, 물리적 접촉 없이 보이지 않는 힘에 의해서 밀려나게 되었다. 공격하는 사람들이 말려나도록 한 것이 그 대가가 기의 장을 통제할 수 있어서 그런 것인가? 분명히 그렇게 보였다. 기공(chi gong)은 활력체에서 기의 흐름을 통제하기 위해 고안된 무술이다. 태극권(Tai chi)[79]은 같은 목적을 가진 무용의 형태이다.

일본 시스템은 합기도(aikido)[80]이다. 이는 유사하게, 일본어로 활력체 움직임의 양식을 뜻하는 기(ki)의 움직임을 배우고 받아들이기 위해 고안된 것이다.

기(chi 또는 프라나, ki)에 대해 처음으로 직접 경험한 것을 이야기해야만 하겠다. 1981년이었다. 캘리포니아의 빅 서(Big Sur)에 있는 에살렌 인스티튜트(Esalen Institute)에서 존(John)과 토니 릴리(Toni Lilly)가 주최하는 워크숍에서 초청강연을 하게 되었다. 당시 동인도의 구루인 바그완 쉬리 라즈니쉬(Bhagwan Shri Rajneesh)는 아주 유명했다. 어느 날 아침 나는 라즈니쉬 음악 테이프에 맞춰 처음에는 몸을 격하게 흔들고. 다음에 느린 춤을 추고 나서 명상하는

---

79) 태극권. 중국의 무술. 주로 방어와 건강의 목적으로 하는 무술로, 수련의 목적에 따라 다양한 형태가 있다. 보통 느린 움직임으로 수련하는 것이 보통이다.

80) 합기도. 일본의 자기방어 기술. 피하기, 후리기, 누르기 등의 기술을 이용해서, 무기를 가지고 있거나 그렇지 않은 상대방을 맨손으로 무력화시키는 쪽으로 유도하며 위기를 벗어나는 것이 특징이다.

'역동적' 명상에 참가하게 되었다. 나는 몸 흔드는 연습을 잘했는데, 이것은 나를 활기차게 해주었다. 음악이 느린 춤에 맞춰 바뀔 때, 우리는 눈감고 춤을 추도록 지시 받았다. 이 역시 좋았다.

그러나 나는 누군가와 부딪쳤다. 눈을 떠보니, 아! 탄력 있는 가슴 한 쌍이 내 눈을 사로잡았다. 나는 당시 노출에 대해 좀 긴장하는 상태여서(에살렌에는 첫 방문이었다) 즉시 눈을 감았다. 불행히도 내 정신체의 눈을 감는 것은 또 다른 문제였다. 그래서 탄력 있는 가슴에 대한 정신적 그림, 그리고 이어지는 당황, 더구나 다른 사람과 부딪치는 두려움에 사로잡혔다.

느린 춤이 끝나고 나는 아주 안도했다. 나는 명상을 위해 앉았고, 곧 집중할 수 있었다. 그때 나는 내 등 아래로부터 척수를 따라 목까지 강한 것이 올라오는 것을 느꼈다. 매우 상쾌하고 완전한 지복이었다.

나중에 분석해 보니 이는 실제로 프라나의 흐름이었고, 때로는 쿤달리니[81] 샥티(쿤달리니(kundalini)는 '감아 오른다'는 의미이고, 샥티(shakti)는 '에너지'를 의미한다. 즉 쿤달리니 샥티는 활력 에너지 또는 프라나가 감아 오른다는 의미이다)의 상승 ─ 실제로는 부분적인 상승이지만 ─ 이라고 불리는 것이었다. 나중에 나는 워크숍에 가서(특히 의사 리처드 모스(Richard Moss)가 주최하는) 내 몸을 통해 프라나의 심원한 흐름을 경험했다. 더 최근에는 프라나의 경험을 안정시키는 수행을 해왔다.

나의 경험이 특별한 것은 아니다. 많은 사람들이 프라나 또는 기 또는 쿤달리니의 흐름을 경험했고, 이 나라나 다른 나라에서 전위적인 의학 연구자들에 의한 심도 깊은 연구 하에 지금은 이례적인 현상 중의 하나로 되어 있다(예를 들어, 그린웰(Greenwell)1995, 카슨(Kason)1994. 참조)

이론으로 돌아가자. 프라나, 기(chi), 기(ki) 같은 활력체 움직임의 양식이 근본적인 활력 세계의 기저에 깔려 있는 무한한 매체의 양자 가능성 파동으로 묘사될 수 있는가? 분명히 인도와 중국의 시스템에서 모두 활력 에너

---

81) 산스크리트어로 '감겨 있다'는 뜻으로. 우주 에너지로서 생명과 영혼의 근원이며. 인간뿐만 아니라 우주 안에 있는 모든 것 속에 잠재된 형태로 존재하는 여성적인 에너지다.

지의 흐름을 위한 통로 또는 채널을 이야기하고 있기 때문에, 활력 에너지는 정신적인 것에 비해서는 보다 국소적임에 틀림없다. 그러나 인도의 나디스(nadis) 경로가 중국의 경락과 정확하게 일치하지는 않는 것에 주목하자. 만일 국소화가 견고하지 않으면 여기에 불확정성 원리의 타당성의 여지가 있다고 이해할 수 있다. 추가적으로, 중국의학에서 기는 항상 음(yin)과 양(yang)처럼 상호 보완적인 측면에서 생각되어 왔다. 그러므로 불확정성과 상호 보완성이 활력 에너지의 움직임에서 우세한 것은 그들의 양자적 본성을 암시해 준다.

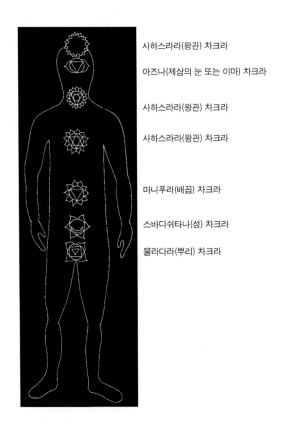

사하스라라(왕관) 차크라

아즈나(제삼의 눈 또는 이마) 차크라

사하스라라(왕관) 차크라

사하스라라(왕관) 차크라

마니푸라(배꼽) 차크라

스바디쉬타나(성) 차크라

물라다라(뿌리) 차크라

그림 6.2. 차크라(Chakras). 우리는 물리적 신체의 이들 점과 함께 감정을 느낀다. 차크라는 생물학적 형태를 만드는, 또는 형태형성을 위한 활력체의 청사진으로 만들어지는 표현(기관)인 물리적 신체의 위치를 나타낸다.

활력 에너지가 정신적인 것보다는 덜 미묘하지만(즉 더 국소적이지만), 정신적인 것과 마찬가지로 내적으로 경험된다는 것은 이미 논의했다. 이는 활력 에너지 움직임의 양식이 불확정성 원리를 따른다는 것을 더 입증해 준다. 그러므로 나는 정신적인 것과 마찬가지로 활력 에너지 양식이 활력 세계의 불확정성의 대양에서 양자 가능성의 파동으로서 묘사될 수 있다는 것을 상정할 것이다.

사고와 같이 프라나의 움직임이 또한 훈련(조건화)과 창의성을 모두 보인다는 것을 깨닫는 것은 양자적 가정을 더욱 지지해 준다. 사실은 당신도 아주 친숙한 프라나 흐름의 훈련(조건화)된 측면이 있다. 당신이 낭만을 느낄 때, 당신의 심장 부위에서의 느낌은 프라나의 훈련(조건화)된 움직임이다. 당신이 긴장하고 불안할 때 위 또는 그 근처에 느끼는 불편함은 또 다른 프라나의 움직임의 예이다. 비슷하게 당신이 처음으로 청중 앞에서 노래할 때 목이 메는 것도 훈련(조건화)된 프라나의 움직임이다. 우리가 훈련(조건화)된 프라나의 움직임을 느끼는 지점을 문헌에서는 차크라[82] 점이라고 부른다. 문헌에 의하면, 일곱 개의 주요 차크라가 있다(그림 6.2. 고스와미 2000). 한편 앞에서 언급한 쿤달리니 상승은 프라나의 창의적 움직임을 의미한다. 이는 프라나 훈련(조건화)의 항상성(恒常性)을 깨고, 쿤달리니의 상승이 종종 시작하는 창의적 돌파구의 원천이 된다.

기공(Chi gong) 대가에 대해서는 이미 언급한 바 있다. 중국에서의 과학적 연구에 의하면, 이 대가들은 그들 기의 장으로 시험관 세포 배양의 생화학적 반응에 영향을 줄 수 있다고 한다. 만일 그들이 평화로운 기를 투사하면, 배양 세포의 성장과 호흡이 증가한다. 반대로 파괴적인 기를 투사하면, 세포 배양의 생화학적 반응이 감소한다(셴시어(Sancier)1991). 이는 기의 움직임이

---

82) 산스크리트어로 바퀴(wheel)를 의미. 미묘체 내에 있는 에너지 점 또는 절을 말하고, 나디(nadi)라고 부르는 미묘한 에너지 통로들이 만나는 지점이다. 우리 몸에는 일곱 개의 중요한 차크라(왕관(crown), 이마(brow, 제3의 눈), 목(throat), 심장(heart), 배꼽(navel), 성(sex), 뿌리(root) 차크라)가 있다.

비국소적이고, 따라서 양자적이라는 것을 의미한다.

오늘날 서양에서 요가, 태극권, 합기도 등의 대중화 덕분으로, 활력체와 그 움직임의 양식이 좀더 대중들에게 정신적으로 친숙해졌다. 그러나 어떤 의미에서든 활력체라는 개념이 '동양적'이라고 생각하지는 말라. 영국의 낭만시인 윌리엄 블레이크(William Blake)[83]는 유명한 시에서, "에너지는 영원한 기쁨이다"라고 썼다. 블레이크는 물리적 에너지에 대해 쓴 것이 아니다. 그는 활력 에너지를 경험했고, 기를 아는 것이다.

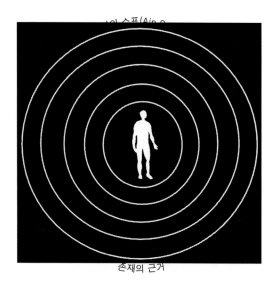

존재의 근거

그림 6.3. 카발라(Kabbalah)의 다섯 세계. 아인 소프(Ain Sof)는 존재의 근거이다. 앗칠루트 (Atziluth)는 순수한 사고 또는 원형적 사고를 표현한다. 브리야(Briah)는 창의(생각의)를 표현한 다. 예치라(Yetzirah)는 (생물학적) 형태를, 앗시야(Assiah)는 형태의 구현을 표현한다.

---

83) 영국 시인 겸 화가. 신비로운 체험을 시로 표현했고, 마음속에 그리던 환상을 기초로 하여 괴물 같은 형상을 묘사한 '벼룩 유령'을 그렸다. 작품에는 '결백의 노래', '셀의 서', '밀턴' 등 이 있다.

예수는 "나의 아버지의 집에는 저택이 많이 있다"라고 말했다. 그는 우리가 물리적 신체보다 더 많은 신체를 가지고 있다는 것을 알았다. 카발라(Kabbalah)[84]에 의하면, 일체(Ain Sof 또는 지복)의 신성한 구현은 네 개의 세계를 통해 여러 개로 나타나는데, 모두 물리적 세계를 초월한다. 앗칠루트(Atziluth)는 순수한 사고-원형적 또는 테마적이고, 브리야(Briah)는 그것의 의미를 만들어 준다. 예치라(Yetzirah)는 형성 또는 형태형성장의 세계이며, 마지막으로 앗시야(Assiah)는 구현의 세계이다(그림 6.3. 시모어(Seymour)1990). 우리는 물리적 신체뿐만 아니라 이 각 세계들에 대응하는 신체를 가지고 있음을 알 수 있다.

물질주의 전문가들로 인한 오늘날의 편견은 마음이 뇌라는 것이다. 마음과 뇌는 아주 다르게 경험하는데도 불구하고 말이다. 비슷하게, 생명이 완전히 화학적인 것인가 하는 질문에 대해, 우리는 물질주의적 생화학자와 분자생물학자들이 해결해 줄 것으로 기대한다. 그러나 실제로 이 주제는 해결되려면 아주 멀었다.

마음이 뇌라는 철학은, 뇌는 외부로부터 경험할 수 있는데 어째서 마음은 공유할 수 없는 내적 경험을 하는가 하는, 우리 경험의 가장 기본적이고 직접적인 질문에도 답해 주지 못한다. 양전자 단층 촬영기 같은 기구의 도움으로 인해 거기서 무슨 일이 생기는지 누구나 알 수 있다(포스너와 라이클(Posner and Raichle)1995). 우리는 컴퓨터로 마음의 훈련(조건화)된 측면의 모델을 만들고, 양자적 마음의 측면인 창의성, 텔레파시, 영적인 것에 대한 적절한 연구는 하지도 않은 채, 컴퓨터(뇌)가 모든 정신 활동을 한다고 생각한다.

우리는 컴퓨터로 우리의 목적을 수행하기 위한 혁신적 프로그램을 개발하기 위해 창의성에 의존한다. 생명의 진화에서 그런 프로그래머의 창의성

---

84) 헤브라이어로 유대교의 밀교적 부분. 입에서 귀로 직접 전수된 '구전' 또는 '전통'을 의미하는 말. 엄격한 참여 의례를 거쳐서 자격을 가진 제자에게만 가르친다. '신'을 신앙의 대상이 아니라 인식의 대상으로 보고, 직접 '신'에 근접해서 그 목전에서 봉사하는 것, 즉 '임재'에 대한 길을 가르친다.

에 대한 증거가 있는가? 반복되는 증거가 있다. '파충류에서 조류로, 영장류에서 인류로'와 같은 전이에서 복잡한 큰 변화는 모두 다윈의 점진적인 변이/선택 기전으로는 설명되지 않는다. 대신 그들은 많은, 동시적인 잠재적 변이 중에서 창의적 의식이 선택하는 양자도약을 보여준다(고스와미 1994, 1997, 2000). 진화에서의 '구두점(punctuation mark)'은 아주 **빠른** 변화 시기의 화석 증거, 이런 창의적 간섭의 증거이다(엘드리지(Eldredge)[85]와 굴드(Gould)[86] 1972).

우리가 세포 내 생명 과정의 훈련(조건화)된, 프로그램된 움직임을 연구할 때 화학이 작용하고, 모든 생명은 화학이라는 생각에 안주하게 된다. 그러나 생명은 화학이라는 철학은 진화에서의 창의성을 설명할 수 없다. 뿐만 아니라 한 세포로 된 배아가, 그 통합이 생명체의 정의에서 필수적인 부분이 되는, 복합적 성체 형태로 되는 것도 설명할 수 없다(셸드레이크 1981).

의식의 다섯 가지 신체

질문과 관련된 상황에 대해 살펴보자. 우리는 물리적 신체 외에 다른 신체를 가지고 있는가? 공간, 시간, 힘, 운동량, 에너지 같은 물리적 영역의 움직임의 맥락은 생존, 유지, 번식 같은, 생명에 중요한 맥락의 진수를 파악하는 것과는 아주 다르고 전혀 맞지 않는다는 것은 철학자들에 의해 오래 전부터 알려져 왔다. 바위에 진흙이 날아와 붙으면 바위는 원래의 모양을 유지하기 위해 노력하지 않는다. 그러나 진흙을 고양이에게 던지고 반응을 보라.

---

85) 미국의 고생물학자, 진화생물학자. 굴드와 함께 단속평형설을 주장하여 현대 진화 이론의 발달에 큰 영향을 끼쳤다. 「오카방고」, 「흔들리는 생명」 등 생태계에 대한 저서도 많다.
86) 미국의 고생물학자, 진화생물학자. 엘드리지와 함께 단속평형설을 주장하여 현대 진화 이론의 발달에 큰 영향을 끼쳤다. 수많은 에세이와 저작 등으로 과학의 대중화에도 크게 기여했다.

무생물계에는 자신을 유지하려는, 지속되는, 순환적이고 화학적인 반응이 있다. 그러나 그런 자신을 유지하려는 반응에는 목적성이 없다. 한편 생물계, 특히 발전된 생물계는 분명한 계획을 가지고 삶을 산다. 산불이 퍼질 때 번식을 위한 것이라고 이야기할 수도 있지만, 이런 종류의 재생산은 생물계에서 계획의 일부인 목적적 진화가 없다. 우리는 갈망과 같은 감정으로 구현되는 움직임의 물리적 · 정신적 · 활력적 맥락을 가지고 있다. 당신은 생명이 없는 물리적 물질이 갈망에 의해 추진된다는 것을 상상할 수 있는가?

더구나 우리는 반영이나 투사 같은 사고의 움직임에 대한 정신적 맥락을 가지고 있다. 또 마지막으로, 힘이나 운동량 같은 움직임의 물리적 맥락과는 전혀 다른, 사랑과 미 같은 정신적 · 초정신적 맥락을 가지고 있다. 당신은 강에서의 소용돌이 또는 석양의 구름 색깔 변화 등을 아름답다고 묘사할 수 있지만, 아름다움이라는 것은 당신의 마음에 있는 것이다.

물리적 경험과 정신적 또는 활력적 경험의 차이는 더욱 크다. 우리 경험의 물리적 신체는 우리에게 외적인 것이고, 공유되는 물질적 실체의 일부이다. 이것은 우리와 다른 사람이 보고, 만지고, 느낄 수 있는 우리 자신의 물리적 신체를 포함한다. 그러나 정신적인 것은 그렇지 않다. 우리가 사고를 경험하는 것은 내적이고 개인적인 것이다. 보통 다른 그 누구도 그것을 지각할 수 없다. 비슷하게, 신체적 운동과 샤워를 한 후 '살아 있음'을 느끼는 것은, 동양인이 당신의 활력체에서 프라나의 흐름과 연결되었다고 말하는 느낌인데, 일반적으로 당신의 개인적인 느낌이다. 텔레파시와 같이 양자 비국소성이 두 사람을 연결할 때는 예외이다.

감정의 경우는 흥미롭다. 왜냐하면 우리의 감정에 대한 경험에서는, 우리가 분명히 경험에 관여되는 물리적, 정신적, 활력적 세 신체를 모두 볼 수 있기 때문이다. 우리 감정의 경험이 세 개의 신체에서 어떻게 표현되는지 그 차이점을 주목하라. 감정의 물리적 징후는 얼굴이 붉어지고 혈압이 올라가는 것처럼 누구나 볼 수 있고 도구로 측정할 수 있다. 또 아무도 들을 수 없게 정신적으로 하는 말도 있다. 그리고 기의 활력적 흐름이 있는데, 이는 감정의 물리적, 정신적 측면과는 현저히 다르다. 당신이 잘 집중하면 내적으로 느낄 수 있으나, 개인적인 것으로 남아 있어 물리적 징후보다 훨씬 통제하기 힘들다.

물질주의자들은 생명과 정신 활동의 측면과 특성이 어떤 수준의 복합성에서 분자 운동으로부터 일어난다는 이론을 제시한다. 그러나 생명과 마음의 출현에 대한 이 개념은 아직 완전히 보증된 것은 아니다. 대조적으로 분리된 정신체의 개념은 우리의 직접 경험에서 대충 보아도 이해할 수 있다. TV의 그림은 전자의 움직임에 지나지 않는다. 그러나 우리가 거기에 의미를 주기 때문에 이야기가 되는 것이다. 우리가 어떻게 그것을 할까? 우리는 벌어지고 있는 전자의 물리적 움직임에 옷을 입히는 데 정신적 그림을 이용한다(스페리 1983). 확실한 것은, 이런 정신 상태가 현재 우리의 뇌에 그려져 있다는 것이다. 그러나 그들은 원래 어디서 온 것인가?

비슷하게, 활력체의 상태는 예를 들면 태아로부터 성체 형태로의 발전을 위한 형태형성장의 구조 안에서, 생명의 움직임의 맥락을 구현한다. 의식이 물리적 신체의 평행한 물리적(세포의) 상태를 붕괴하면, 활력체 상태의 물리적 기억(표현)을 촉발시킨다. 당신이 컴퓨터를 사용하는 것과 같지 않은가? 당신은 마음에 있는 아이디어로 시작하고, 컴퓨터의 물리적 신체에 당신의 정신적 아이디어를 구현한다. 이제 컴퓨터가 당신 마음 상태의 상징적 표현을 만들었다고 말할 수 있다.

누군가 당신의 정신 활동이 지도화(地圖化)된 컴퓨터와 대화를 수행하고, 아주 정신적이라 생각하며 꽤 만족스러워할 수도 있다. 이는 <스타 트렉 : 더 넥스트 제너레이션(Star trek[87]: The Next Generation)>에서 데이터와 이야기하

---

87) 미국의 대표적인 TV SF 드라마 시리즈(1966 - 1969). 23세기를 배경으로 커크 선장이 이끄는 우주 연합함선 엔터프라이즈(USSEnterprise)호와 그 승무원들의 모험을 줄거리로 담고 있다. 1987부터는 〈넥스트 제너레이션(Next Generation)〉이 방영되고, 그 후 지속되어 6편까지 방영되었다.

는 것과 같다. 이 모든 풍부한 데이터의 반응은 그것을 만든 사람의 정신을 그린 내장된 프로그램에서 나온다. 그러나 그린(정신을 그린) 데이터가 정신 상태를 갖고 있거나 말하는 것을 이해하고 있다고 가정할 필요는 없다. 정신 상태를 갖기 위해서는 데이터가 정신체에 접근할 필요가 있고, 경험과 이해를 위해서는 의식적인 인식이 필요하며, 자신이 자기참조적 양자측정 기구가 되어야만 한다.

<스타 트렉 : 더 넥스트 제너레이션>은 데이터에게 감정을 주기 위한 칩을 얻으려고 노력하는 구상을 보여준다(한 에피소드에서는 실제로 가지고 있었다). 감정 칩이 감정의 정신적 요소를 가져다줄 수 있을지라도, 이는 자연이 물리적 신체에 활력체를 프로그램한 방법은 아니다. 활력 기능은 살아 있는 세포들이 모여서 실제로 그가 표현하는 활력 기능을 수행하도록 프로그램되어 있고, 감정은 이 기관들과 연결되어 느껴진다(앞에서 말한 차크라 점에서. 고스와미 2000). 또한 감정의 경험에는 추가적인 활력체와 정신체를 필요로 한다. 가장 중요한 것은 이 세 가지 신체를 중재하고 조정하며 그것을 경험할 의식이 있어야 한다.

그러므로 우리가 컴퓨터 하드웨어에 정신적 기능(인공지능 연구자들이 쓰는 프로그램)의 지도를 그리는 컴퓨터 소프트웨어를 장착할 수 있는 것과 똑같이, 생물체에서 활력적이고 정신적인 맥락을 구현하고 내용에 정신을 주는 분리되고 뚜렷한 활력체와 정신체가 존재하고, 의식이 물질적 신체의 지도를 그릴 때, 이들의 상태와 그들에 대응하는 뇌의 상태를 이용한다는 이론을 제시하는 것이 합리적이다.

이는 우리에게 초정신 지능 또는 테마체, 그리고 맥락체-물리적 신체, 활력체, 정신체 등 세 가지 모든 신체의 맥락-등의 양자적 본성에 대한 질문을 가져온다. 초정신체는 미묘체들 중에서도 가장 미묘하다. 아주 미묘하여 초정신체가 물리적 신체 위에 직접 지도를 그릴 수 있는 진화의 시점에도 아직 와 있지 않다. 그러나 우리는 근본적 창의성에서의 초정신의 비연속적 붕괴와 마찬가지로 이의 비국소성의 증거를 가지고 있다.

4장에서 나는 우리가 살고 있는 맥락의 신체로서, 현재의 용어로 초정신 지능체와 같은 모나드라는 개념을 소개했다. 생존과 윤회의 주제를 충분히 다루기 위해서, 우리는 지금 활력체와 정신체를 포함하여 모나드의 개념을 일반화시켜야만 한다. 그리고 이원론을 피하기 위해서 모나드의 양자적 본성을 인지해야만 한다.

물리적 신체와 양자 모나드(초정신 지능체, 활력체, 정신체의 집합으로 보고 있는)는 가능성으로서의 초월적 의식의 지복체 안에 있다. 가능성의 실제로의 구현은 오직 외양에 지나지 않는다(7장 참조). 결국 의식만이 있는 것이다, 그리고 이원론은 없다.

지각 있는 독자들은 이 장에서 미묘한 세계(활력적, 정신적, 지능적), 그리고 서로 호환 가능한 신체들의 개념을 사용하고 있다는 것을 알 것이다. 우리는 아직 이원론 없이 어떻게 이 각각의 미묘한 신체들을 습득할지에 대해서는 성공적으로 보여주지 못했다. 이는 7장에서 보여줄 것이다.

주목하라! 우리는 과학의 영역을 확장하고 있는 것이다

내가 과학자가 아닌 사람들에게 미묘한 신체들에 대해 이야기할 때, 그들은 종종 질문을 생각한다. 어째서 더 미묘한, 그리고 보다 더 미묘한 실체가 무한하게 있지 않은가? 물리적 신체가 적절한 복잡성으로 진화할 때, 생명의 기능 그리고 활력적, 정신적 세계의 정신적 기능에 상응하는 상태가 그 안에 그려질 수 있었다. 이것이 생명과 마음이 물리적 신체에서 진화하는 방법이다. 생물학적으로 보다 복합적인 존재의 미래의 진화에서는 정신적인 것보다 더 미묘한 세계의 지도가 그려질 수 있을까? 물론 우리는 그 질문에 대한 대답을 정말로 알 수는 없다. 하지만 나는 과학자가 아닌 사람들이 미묘한 신체들과 그 영향에 더 호의적이라는 것만 지적하고자 한다(나는 적어도 인간에게 한 단계 이상의 진화는 꼭 있을 것이라고 생각한다. 초정신 지능을 물리적 신체에 지도로 그리는 능력의 진화 말이다).

한밤중 특히 맑은 하늘 아래서 (약간의 술을 마신 후) 자연과학자라 하더라도 약간은 영적이 된다는 것은 나의 경험이다. 그 순간 영적인 아이디어와 그의 다섯 가지 신체도 그들에게 이해가 갈 것이다. 프로이트(Freud)[88]조차도 그의 친구에게 이런 것을 받아들이라고 했다. "나는 항상 건물의 지하층에서만 살아왔다. 당신은 종교나 예술 등 다른 손님들이 살고 있는 위층의 집들을 볼 수 있도록 관점을 변화해 볼 것을 주장한다. 만일 내가 일생의 일을 가지고 있었다면, 나는 의심의 여지없이 이 고귀한 손님들을 위해 나의 지하 집에서 방을 준비해 주었을 것이다."

그러나 문제는 일광(日光)에 있다. 그들 주위에 있는 낮시간의 물질적 실체의 견고한 환상에 들떠서, 완고한 자연과학적 형식은 물질 이외에 전혀 믿지 말 것을 주장하고, 마치 물리적인 것 외의 다른 실체의 존재가 그들의 과학적 감성을 헛되이 괴롭히는 것처럼 행동한다. 미묘한 신체의 개념이 이 견고한 물질적 실체의 설득력과 경쟁할 수 있을까?

당신이 먼저 알고 있어야 할 사항은, 양자역학에서는 '실체' 또는 '신체'라는 단어가 친숙했던 뉴턴의 고전 역학과는 아주 다른 의미를 가진다는 것이다. 이는 물리적 양자객체에서도 사실이다. 양자역학의 공동 발견자 워너 하이젠버그는 "양자는 실재가 아니다"라고 말했다. 우리가 거시 세계에서 친숙한 이 '실재성'은 크고, 덩어리이고, 거대 객체로서 그들의 양자적 비

---

88) 오스트리아의 신경학자, 정신의학자. 정신분석학의 창시자로 무의식을 발견함. 20세기 이후 심리학 및 정신의학뿐만 아니라 인류학, 교육학, 범죄학, 사회학 및 문화계 각 분야에 이르기까지 지대한 영향을 미침.

실재성을 감추기 때문이다. 그들의 가능성 파동도 퍼져 나가지만, 아주 느리다. 그러나 사실 물리학자 케이시 블러드(Casey Blood)가 강조했듯이, 우리가 관찰하는 거시 세계도 의식과 가능태의 수학적 파동 함수와의 상호작용에 의한 직접적 결과이다(블러드(Blood)1993).

이는 또한 데카르트의 정신체(그리고 활력체)에 대한 주관적 함축성을 포기하게 해준다. 그리고 앞에서 분명해졌지만, 동양적 전통에서처럼 이 신체들이 객관적으로(오직 그들의 경험이 주관적인 것이다) 정의된다는 것을 인지하는 데도 도움이 된다. 이런 전통과 조화되어 나는 활력적, 정신적, 초정신적 실체가 객관적인 수학에 의해 묘사될 수 있는 양자 가능성 역학을 따른다고 추정한다. 물리학자 헨리 스타프(Henry Stapp)[89]는 어느 정도 나에게 동의한다. 그는 언젠가(스태프 1996) "감성적인 특질과 '객체의 개념'을 직접 아는 것 등이 왜 정확한 수학적 형태로 표현할 수 없는지에 대한 내재적인 이유는 없다"라고 썼다. 의미의 정신적 움직임과 느낌의 활력적 움직임을 기술할 수 있는 수학이 있는가? 영적인 전통은 신성한 기하학에 대해 이야기하는데, 우리는 어쩌면 그런 것들에 더 주의를 기울여야 한다. 사실은 이런 방향으로 과학의 연구가 이미 시작되고 있다.

우리가 다른 세계나 신체에 대해 듣거나 생각할 때, 우리는 중국식의 상자 안에 상자 같은 구조를 눈앞에 그린다. 『우파니샤드』의 신체는 때로 코샤(koshas, 피복, sheaths)라고 부르는데, 비슷한 구조를 떠오르게 한다. 우리는 그런 개념의 버릇을 제거해야만 한다. 네 가지 양자 세계는 양자측정에서 (모양으로서) 구현되기까지 가능태로 남아 있다. 이 중 어느 신체도 고전물리학적 의미에서의 실재성을 가지고 있지 않다. 의식이 구현을 통해서 그들에게 실재를 부여한다. 다시 말하면, 견고한 책상의 견고성은 물질의 내재적인 양이 아니다. 그러나 이는 적절한 물질적 수학과 의식의 상호작용 결과다. 비

---

89) 미국의 수학자, 물리학자. 양자역학을 연구했고, 특히 S-행렬 이론(S-matrix theory)을 개발하여 자유의지의 강한 비국소성을 증명했다.

숫하게, 정신적 의미의 경험도 정신적 객체 안에 내재된 것이 아니라, 그들과 의식과의 상호작용 결과이다.

더구나 양자측정은 항상 물리적 신체를 필요로 한다(7장 참조). 그래서 미묘한 세계들은 생애의 물리적 신체 없는 경험에서는 구현되지 않는다. 그들은 보통 개인적으로 경험하는 신체로 구현된다.

이런 식으로 우리는 가능태에서 존재의 물리적·활력적·정신적·초정신적 세계를 가지고 있다. 물리적·활력적·정신적·초정신적 신체의 구현은 오직 양자붕괴와 함께만 일어난다. 의식은 가능한, 그리고 순간순간의 그 실제를 경험하기 위하여 모든 물리적·활력적·정신적·초정신적 가능성으로부터 실제로의 구현을 인지하고 선택하는 책임이 있다. 오직 이 경험만이 주관적이고 과학적 처리 범위를 넘어선다.

물질 위주를 근거로 한 일원론이 대두했는데도 불구하고, 마음을 갖기 위해 정신 상태가 있는 명시적인 정신적 실재가 필요하다는 아이디어가 철학자 칼 포퍼(Karl Popper)[90]와 신경생리학자 존 에클스(John Eccles 1976)[91] 같은 많은 위대한 현대 사상가들에 의해 강조되어 왔다. 그러나 그들의 업적은 이원론적 모델을 사용하여 무시되어 왔다. 의식 내에서의 과학에서는, 의식이 네 가지 평행한 신체의 평행한 상태를 동시에 붕괴시킨다는 개념을 가지고, 이원론자들의 유효한 요점만 유지한 채 이원론의 어려운 점을 극복한다. 중요한 것은, 미묘한 신체들을 객관적인 것으로 상정함으로써, 서양 전통에서 '신의 마음(mind of God)'이라고 부르던 것으로 과학의 문을 열어 놓은 것이다.

---

90) 오스트리아 출신의 영국 런던대학 교수로 20세기 가장 위대한 과학철학자 중의 한 명. 과학적 방법에서의 고전적 귀납론적 관점과 경험적 반증을 선호했다. 검증에 의해서 어떤 주장의 진위를 판명할 수는 없지만, 하나의 확인되지 않는 증거가 그것을 반증할 수 있다고 주장했다.

91) 오스트레일리아의 생리학자. 신경세포의 말초 및 중추부에 있어서의 흥분과 억제의 이온 메커니즘의 발견으로 노벨 생리·의학상을 받았다.

오컴의 면도날(Occam's razor)[92]에 반대하는 가정에 인색한 사람들에게, 그리고 실제로 구현된 '물질적' 신체의 확산에 대해 반대하는 사람들에게, 나는 아인슈타인의 "모든 것은 가능한 한 간단하게 만들어져야 한다. 그러나 더 간단하지는 않게"라는 말을 인용한다. 우리는 또한 내적 일관성과 객관적 실험 그리고 우리의 주관적 경험이 형이상학이 믿는 것에 대한 마지막 결정권자라는 것을 인지하고 있어야 한다. 물질적 일원론 아니면 우리 경험의 다섯 가지 수준-물리적, 활력적, 정신적, 초정신적 그리고 지복-을 허용하는 의식 위주에 근거한 일원론 중에서의 선택이다.

물질 위주에 근거한 과학은 완강한 역설, 그 중에서도 양자측정 역설에 빠져 있다. 이는 형이상학의 내적 일관성의 결여를 보여준다. 의식 위주의 형이상학 내의 과학은 양자측정의 역설을 포함한 이 모든 역설들을 해결한다. 현재의 이론은 우선 어째서 우리가 물리적인 것은 외적(공유 가능한 것)으로 경험하고, 미묘한 것은 내적(개인적인 것)으로 경험하는지를 이원론에 빠지지 않고 보여준다. 이 이론은 또한 초정신적·정신적·활력적 경험의 완고한 비국소성을 설명해 준다. 이는 진정한 과학적 진전이다.

우리가 우리의 존재를 정의하는, 하나가 아니라 다섯 가지 신체를 갖는다는 비전의 전통과 일치하는 가정을 함으로써, 우리는 과학의 시야를 확장하고 있는 것이다. 이제 우리의 주제로 돌아가자. 이 추가적인 신체들의 존재, 모나드의 확장된 정의가 어떻게 윤회의 근본적인 질문에 도움되는가? 즉 한 생에서의 신체가 다른 생애로 전이되어, 이 신체들이 연속성을 형성한다고 할 수 있는데, 이것이 무슨 일인가? 그리고 이런 일이 어떻게 생길 수 있는가?

---

92) 중세 영국의 철학자이자 수도사였던 윌리엄 오브 오캄의 말. '어떤 사항을 설명하기 위한 가설의 체계는 간결해야 한다는 원리'를 말한다.

제7부

양자 모나드

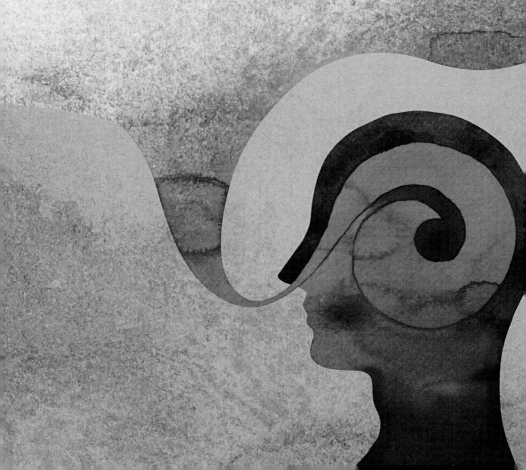

독일의 철학자 쇼펜하우어(Arthue Schopenhauer)[93]는 윤회를 믿었다. 그는 분명히 새로운 탄생의 기원은 다른 시간에서의 다른 존재, 오래 살다 죽은 존재에서 온다고 보았다. 그러나 그는 이것을 수수께끼로도 생각했다. 그는 "이 두 존재 사이의 다리를 보여주기 위해서는 큰 수수께끼를 풀어야 하는 것이 확실하다"라고 말했다. 이 장에서는 새로운 종류의 기억의 개념에 근거한 다리를 건축할 것이다.

나는 우리의 물리적 세계의 거대 신체들은 가능성 파동이 느리기 때문에 조대성을 가진다고 말했다. 거대 신체는 그들의 조대성에 더해지는 속성이 있다. 그들의 복합성 때문에 그들은 일단 어떤 상호작용에 의해 '흥분하면' 정상적인 '기본' 상태로 돌아가는 데 많은 시간이 걸린다. 다시 말하면, 그들은 긴 재생 시간이 필요하다. 이것이 거대 신체에게 실제로 영구적이고 되돌릴 수 없는 것 같은 기억 또는 기록을 만들 수 있게 해준다. 테이프, 오디오, 비디오가 그 예이다. 이를 이해하기 위해서는 고전물리학만 알면 되므로 나는 이를 고전적 기억이라고 부르겠다. 물리적 물질과 미묘한 물질의 중요한 차이는, 미묘한 물질은 거대 신체의 조대성을 필요로 하는 고전적 기억을 형성하지 않는다는 것이다.

물리적 신체를 제외한 다른 신체들 중 어떤 종류라도 기억을 형성하는 신체가 있는가? 이는 대단히 중요한 질문이다. 왜냐하면 그들이 한 생애로부터 살았던 일종의 존재의 정체성을 다른 생애로 옮길 수 있는지 확인하는 필수적인 테스트이기 때문이다. 지복체인 브라만은 크고 작은 모든 창조물로 구성된다. 구현이 그 안에서 일어나지만, 영향을 미치지는 않는다. 그러나 미묘한 신체인 지능, 정신, 활력의 요소는 어떤가?

신뢰성을 주기 위해 불교나 힌두교에서는 윤회가 항상 학습된 습관이나

---

93) 독일의 철학자. 근본적 사상이나 체계의 구성은 '독일 관념론'에 속하는 염세 사상의 대표자. 『의지와 표상으로서의 세계』가 대표작이다.

성향을 한 생에서 다른 생애로 전달한다고 상정했다. 불교에서는 이를 산스카라스(sanskaras)라고 하고, 힌두교에서는 카르마(karma, 업보)라고 한다. 그러나 이들 고대의 전통에서도 성향이 전이되는 메커니즘은 제시하지 못하고 있다. 이것이 우리의 의식 내에서의 과학이 해명하려고 하는 것이다.

우리가 관찰자로서 관여하는 양자측정의 매 사건마다 의식은 우리가 관찰하는 외부 객체의 가능성 파동을 붕괴할 뿐만 아니라, 우리에게 자기참조를 주는 뇌에서의 양자 가능성의 파동도 붕괴한다. 뇌에서의 붕괴 역시 고전적 기억 형성에 관여한다. 이는 신경생리학자 칼 프리브람(Karl Pribram)[94]이 제안했듯이 홀로그램일 수도 있겠지만, 오디오나 비디오테이프처럼 분명히 콘텐츠 메모리이다. 또한 우리가 동일시하는 개인적 역사에 기여한다. 예를 들면, 나는 아미트 고스와미이고 인도의 파리드푸르(Faridpur)에서 태어났으며, 캘커타에서 자랐고 젊은 시절 미국으로 왔다…' 등이다.

그러나 뇌에서 양자측정과 연관된 다른 종류의 기억은 보다 미묘하다. 각 측정된 사건에서 만들어진 고전적 기억은 비슷한 자극이 있을 때마다 다시 재생된다. 한정된 양자 시스템에서의 이런 반복적인 측정 때문에(즉 자극뿐만 아니라 기억 재생도 측정된다), 이 시스템의 수학적 공식은 소위 비선형성(非線形性)을 갖게 된다. 이 다른 종류의 기억은 기억의 피드백에 의해 이런 비선형성과 관계가 있다.

비선형성이나 그것이 의미하는 것 같은 수학적 용어의 함정에 빠지지 말라. 그것은 수학자에게 맡겨 두라. 나는 단지 맥락을 준비하고 있고, 당신은 아래의 발견 이야기의 진가를 알아볼 수 있을 것이다. 비선형성과는 관계없는 보통의 양자 수학은 우리에게 가능성의 파동을 주고, 가능성으로부터 선택할 자유를 준다. 1992년에 갑작스런 통찰의 빛이 나에게, 기억이 피드백되는 뇌를 위한 양자 수학의 비선형성이 선택의 자유를 잃은 데-다시 말

---

94) 미국의 정신과 의사, 심리학자. 인지 기능의 홀로노믹 뇌 모델을 개발했다. 기억, 정서, 동기, 의식에 대한 연구를 많이 했다.

하면 심리학자들이 훈련(조건화)이라고 부르는 것에 대해-책임이 있다는 확신이 들게 했다. 그러나 이것을 어떻게 증명하나? 비선형 공식의 증명은 수학자들에게도 어려울 정도로 악명 높다.

어느 날 오후 오리건대학 학생회관 건물의 '어항(사방이 유리로 되어 있어서 붙여진 이름이다)'에서 큰 잔의 다이어트 펩시콜라를 마시며 문제에 골몰하고 있을 때, 물리학 대학원생 마크 미첼(Mark Mitchell)이 와서 "왜 그렇게 지친 모습이세요?"라고 물었다. 나는 "비선형 공식을 풀 수 있으면 얼마나 행복해질 수 있는가?"라고 대답했다. 우리는 대화를 계속 나누었고, 나는 마크에게 비선형 공식을 푸는 것이 너무 어렵다고 불평했다. 마크는 나의 공식을 보더니 "제가 해법을 압니다. 내일 가져오겠어요"라고 말했다.

마크가 다음날 오지 않았을 때 나는 놀라지 않았다. 내 직업에서 젊은이의 열정의 한계는 누구나 수용할 수 있다. 그래서 나는 그 다음날 마크가 해법을 가지고 나타났을 때 두 배로 놀랐다. 아직 작은 문제는 있었지만, 해결될 수 없는 것은 아니었다(여기에 나의 큰 경험이 성과를 보였다). 그리고 해법은 진정한 것이었다. 우리가 발견한 것은 이것이다. 우리의 기억과 재생의 부담이 많아질수록 선택의 자유도 더 타협하게 된다. 전에 있었던 자극 때문에 전에 반응했던 것과 같은 식으로 반응할 가능성이 증가한다(미첼과 고스와미 1992). 물론 이것은 이미 잘 알려진 기억의 성질이다. 회상은 그 이상의 회상의 가능성을 증진시킨다. 그러나 학습된 행동을 위한 성향은 물리적인 기억 자체에 있지 않다. 성향은 우리가 실제화하고 과거에 살았던 양자 가능성의 확률의 편향으로부터 온다. 훈련(조건화)은 수정된 양자 수학에 담겨 있다. 이를 나는 양자기억이라고 부른다.

독자들이여, 주목하라! 객체는 양자 법칙들 - 그것들은 어윈 슈뢰딩거(Erwin Schrödinger)[95]가 발견한 공식에 따라 퍼져 나간다 - 을 따른다. 그러나

---

95) 오스트리아의 이론물리학자, 노벨상 수상자. 빈 대학교에서 공부. 예나, 취리히, 베를린 등에서 교수를 역임하고, 옥스퍼드에서 강의했다. 슈뢰딩거 방정식 등 양자역학에 기여했다. '슈

그 공식이 객체에 부호화된 것은 아니다. 마찬가지로, 적절한 비선형적 공식이 양자기억의 훈련(조건 형성)을 지나간 신체의 역동적 반응을 통제한다. 비록 양자기억이 그것들에 기록되어 있지는 않지만 말이다. 고전적 기억은 테이프 같은 객체에 기록되는 반면, 양자기억은 정말로 고대 사람들이 아카식 기억(akashic memory)이라고 부른, 아카샤(akasha)에 쓴, 즉 허공 - 아무데도 아닌 곳 - 에 쓴 기억과 유사하다.

자, 이제 세계에 대한 관찰자로서의 우리의 경험은 뇌에 관여할 뿐만 아니라 초정신체, 정신체, 활력체에도 관여한다는 것을 기억하자. 이 장의 처음에서 나는 미묘체들은 테이프 기록 같은 고전적 기억은 만들지 못한다고 언급했다. 이것이 이들을 미묘한 신체라고 부르는 한 가지 이유이다. 이제 중요한 질문은 그들이 양자기억을 만들 수 있느냐는 것이다.

우리는 시간과 공간에서 움직임에 관여하는 활력적, 정신적 기능의 지도를 그리고 구현하기 위해서는 물리적 신체가 필요하다고 이미 언급했다. 이 지도화는 고전적 기억도 포함한다. 이어서 만일 물리적 신체가 어떤 자극에 의해 이 기억 상태에서 흥분되면, 의식이 이를 인지하고 붕괴를 선택해서, 활력체와 정신체의 상응하는 연관된 상태를 경험하게 된다. 이를 반복하는 것이 정신체와 활력체가 양자기억을 습득하는 방법이다.

그러므로 활력체와 정신체의 기억은 전적으로 반복된 경험으로 인한 가능성 구조의 훈련(조건화)을 통해 발생하는 양자기억이다. 그것은 물리적 신체의 양자기억과 같은 일부 기본 역학관계로 인한 결과다. 다수의 반복 경험으로, 양자기억은 어떤 자극에 대한 어느 반응에나 만연하는 경향이 있다. 이때가 우리의 활력체와 정신체가 개별적인 특성을 습득했다고 말할 수 있는 시점이다(그림 7.1).

뢰딩거의 고양이'라는 유명한 사고 실험을 고안하기도 했다.

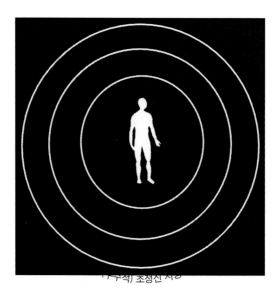

지복체(존재의 근거)

그림 7.1. 활력체와 정신체의 개별화

이 정신체와 활력체의 특성과 뇌에 기록된 고전적 기억(역사)과의 동일시가 우리에게 자아를 부여한다. 초정신은 물리적 신체에 지도화할 수 없기 때문에 훈련(조건화)될 수도 없다는 것을 주목하라. 다시 말하면, 자아에는 초정신적 요소가 없다는 것이다. 흥미롭게도 신지론자들은 미묘체의 초정신체(그들은 '상위 정신'이라 부른다)와 정신체, 활력체(그들은 '하위 정신'이라고 부른다) 사이의 차이를 직관하고 있었다.

그림 7.1의 메시지에 대해 주의 깊게 연구해 보자. 우리 개인의 고정적인 물리적 신체가 있다. 물리적 신체는 구체적인 구조를 가지고 있다. 다음에는 활력체와 정신체가 있다. 여기에는 개별적인 구조는 없으나, 우리가 활력적·정신적 반응에서 습득한 습관의 훈련(조건화)된 패턴을 동일시하는 것으로 고정화가 온다. 우리는 습관적으로 감정적 상황에 대해 반응할 때, 다른 것

보다도 특정한 활력 에너지(느낌)를 유발한다. 우리가 문제를 해결할 때는 특성에 맞게 생각한다(수학자로서, 예술가로서, 사업가로서 등). 그래서 우리의 활력체와 정신체는 완전히 기능적인 것이다. 마지막으로, 초정신 지능과 지복체는 훈련(조건화)되지 않고, 보편적으로 공유된 채로 남는다.

신경생리학자들은 자극이 도달한 시간과 우리의 언어 반응 사이에 2분의 1초의 시간 지연이 있다고 말한다(리벳 등 1979). 이 2분의 1초 동안 무슨 일이 일어나는가? 자극이 처음 도달하면 우리는 가능한 양자 반응을 많이 가지고 있고, 그 중에서 선택할 자유가 있다. 붕괴에 상응하는 사건(1차 붕괴사건이라고 부르자)은 우리에게 주체-객체 분리의 인식을 가져다준다. 주체가 객체를 관찰하고 있다. 그러나 이 주체는 선택의 자유가 있다. 이는 기억의 재생에 영향을 받지 않는다. 그것으로부터 반응하는 데에 개인적인 습관 패턴은 없다. 나는 주체의 이런 경험을 양자 자신 경험이라고 부른다. 이는 창의적 자발성이 특성이다. 자, 이제 기억 재생과 그것이 가져오는 훈련(조건화)에 대해 시작해 보자.

그림 7.2는 과거(신체적·정신적·활력적)의 이미지와 지각, 의미와 느낌을 포함하는 새로운 인식 사이의 선택의 타협을 보여준다. 선택의 가능성은 새로운 양식을 위한 것보다 과거의 이미지를 위한 것이 더 크다(더 긴 화살표로 표시). 이에 따르는 2차 붕괴사건에서는 새로운 지각보다 과거 이미지의 붕괴가 더 잘 일어날 것이다. 과거 기억의 거울에서 반복되는 반영을 통해 자극이 스며들면, 2차 붕괴사건은 점점 더 새로운 지각의 인식보다는 과거 이미지를 붕괴하는 성향이 된다.

그러나 이 전의식(前意識) 단계에서 아직 어느 정도 반응의 자유가 있다. 만일 우리가 이 자유를 실행하면, 우리는 양자 자신을 경험하게 된다. 그러나 2분의 1초가 지나고 우리가 언어 반응을 나타낼 때는 거의 100% 훈련된 반응을 보이게 된다. 만일 내가 물고기(자극)를 보고 있을 때, 내가 물고기를 먹는 사람이라면 내 훈련(조건화)된 마음은 '음식'이라고 이야기한다. 나는 철저히 훈련(조건화)된 사고와 느낌의 패턴을 따라 나의 자아로부터 반응한다.

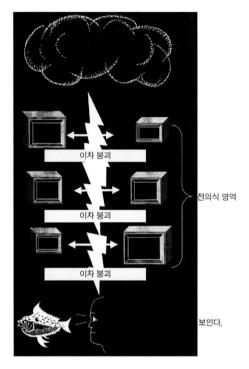

그림 7.2. 자아, 전의식 그리고 양자 자신 경험의 영역

물론 이는 당신에게 익숙한 영역이다. 당신이 멋있게 머리를 새로 하고 옷을 차려입고 의미 있는 사람과의 저녁식사를 준비하고 있다. 당신이 사랑하는 사람이 집으로 와서 당신을 자세히 바라보며, "저녁 메뉴는 뭐야?"라고 묻는다. 당신 또한 반응이 전의식의 양자 자신으로부터 나올 때 그 차이를 알아차리고 있음에 틀림없다. 이는 자연스럽고 즐겁고 옷을 잘 차려입을 만한 가치가 있다.

견고하게 확립된 자아 반응과 함께 또한 반응의 연속성이 존재한다. 사실상 오직 양자 자신에서만 가용한 창의적 반응은 사라져 버린다. 우리가 개인적인 마음과 활력체를 습득하는 것은 이 양자기억 과정을 통해서라는 것을 다시 한번 강조하겠다(진정한 지능은 초정신적이고 뇌에 지도화될 수 없기 때문에, 우리가 개인의 지능이라고 부르는 것은 실제로는 개인적인 마음의 부분이다). 잠재적으로 우리 모두는 구조적으로 나눌 수 없는 같은 정신적·활력적 세계에 접근할 수 있다. 그러나 개인적인 방법으로 정신적·활력적 기능을 구현하는 다른 성향과 습관 패턴을 받아들이게 된다. 그래서 우리 개인의 정신적(정신에서 직관되고 정교해진 지능을 포함한다), 활력적 신체는 기능적 신체이지, 물리적 신체처럼 구조적인 것이 아니다.

이제 당신은 우리가 죽을 때 무슨 일이 일어나는지 알 수 있다. 물리적 신체는 모든 고전적 기억과 함께 죽는다. 그러나 미묘한 신체들, 모나드는 구조를 가지고 있지 않다. 죽을 것이 아무것도 없다. 양자기억과 함께, 그의 활력적·정신적 요소와 함께 모나드는 훈련(조건화)된 활력적·정신적 가능성이 합쳐진 채로 가용한 상태로 남는다. 양자기억을 가진 모나드는 양자 모나드라고 부르자. 이는 『티베트 사자의 서』와 다른 영적 전통이 살아남는 영혼이라고 말하는 것의 실용적인 모델이다.

만일 미래의 시간과 장소에 있는 다른 사람이 과거로부터의 훈련(조건화)된 양자 모나드를 사용하면, 고전적 기억이나 현생에서의 이전의 훈련(조건 형성) 없이도, 그 또는 그녀가 반응하는 활력적·정신적 패턴이 양자 모나드의 학습된 패턴이 될 것이다. 원칙적으로 그런 양자 모나드는 우리 모두 사용할 수 있다. 그러나 특정한 생애의 개인은 양자 비국소성을 통해서 상호 연관성을 가지는 것으로 보인다. 그들은 비국소적 정보의 전이를 통해 각각 서로의 삶에서 벌어진 사건에 접근하는 특전을 가진다(4, 5장 참조). 이 개개인들은 지속되는 방식으로 같은 양자 모나드를 공유하는 것 같다. 그들은 서로의 환생이라고 불릴 수 있다. 한 사람이 이런 식으로 내려받는 전생의 활력적·정신적 성향을 힌두 전통에서는 카르마(karma, 업보)라고 한다.

그래서 물질적 신체의 사후에 생존하는 모나드는 미묘한 활력적·정신적 신체를 통해 개개인의 정체성의 일부를 운반하므로, 신체적 윤회와 함께 연속체를 형성한다(그림 7.3). 멜로드라마도 아니고 자아도 아닌, 정신적 사고의 경향과 활력적 느낌, (정신적으로) 학습된 맥락의 기록들과 공포, 어떤 맥락 회피-다시 말하면 우리가 업보(카르마)라고 부르는 좋거나 나쁜 습관 패턴-의 특성이다. 이제 삶과 죽음을 연속이라고 제안한 사람들이 옳다는 것은 분명하다. 그러므로 『티베트 사자의 서』는 옳다. 우리는 이것의 본질적 내용이 타당함을 증명했다.

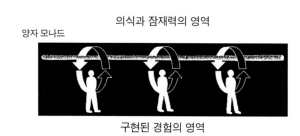

의식과 잠재력의 영역

양자 모나드

구현된 경험의 영역

그림 7.3.　양자 모나드와 업보의 바퀴.

모나드는 내가 4장에서 제안했듯이, 모든 인간에게 공통되는 집합적 테마일 뿐만이 아니다. 이는 그 맥락이 특정한 윤회의 역사에서 학습된, 활력체와 정신체의 양자 동력학의 수정을 통해 생긴 학습인 활력적·정신적 기억을 가지는 개별화된 것이다. 태어날 때 모나드는 현생에 업보를 가져온다. 죽을 때 모나드는 이생에서 축적된 업보를 더해 지속된다.

르네(Renee)는 샘(Sam)과 사랑에 빠져 낭만적 사랑에 대해 배운다. 사랑은 낭만으로 표현한다. 샘에 관한 특정한 이야기들 - 내용은 그녀의 뇌에 저장되나, 양자 모나드의 일부는 아니다. 그러나 낭만적 사랑에 대한 학습은 정신적 맥락의 학습으로 한 생에서 다른 생으로 계속 나아간다. 이런 학습의 전체성은 양자 모나드의 양자기억을 형성한다.

맥락을 학습하는 것은 무엇을 수반하는가? 창의적인 통찰의 초정신 지능으로 가는 양자도약을 할 때, 즉 우리의 뇌가 기억을 만들 때에 생긴 통찰의 시기에, 우리는 순간적으로 새로운 맥락의 정신 지도를 가지게 된다. 하지만 이는 현존하는 정신의 성향을 크게 바꾸지는 못한다. 이는 우리가 통찰로 살아갈 때 발생한다. 경험의 역동성으로 뇌의 콘텐츠 메모리에서 반복되는 피드백은 뇌와 정신의 양자기억을 생산한다. 그러면 우리는 맥락이, 양자 모나드의 학습된 맥락이 되었다고밖에 말할 수 없다. 양자 모나드의 필수 요소도 마찬가지다.

사후의 여정에 대해서는, 잔존하는 양자 모나드의 개념이 앞에서 설명한 죽음의 경험에서의 비국소적 의식을 보완한다(4장 참조). 살아남은 내용이 비국소적 창문을 통해 여러 생애들 사이에서 이전된다. 학습된 맥락과 습관 패턴은 양자 모나드의 활력적, 정신적 요소를 통해서 이전된다. 5장에서 논의했듯이, 현재 이 개념들의 타당성을 입증하는 객관적 자료들이 많이 있다.

얽힌 계층 : 어째서 물리적 신체 없이는 새로운 경험이 불가능한가?

살아 있을 때 우리는 물리적 신체라는 경험의 공공 영역을 가진다. 또한 우리는 양자 모나드의 미묘한 신체라는 개인적 영역도 가지고 있다. 우리가 죽으면 공공 영역은 사라진다. 그러나 양자 모나드가 잔존하는데도 왜 개인적인 것이 사라져야만 하는가?

사실 많은 사람들이 미묘한 신체에서의 의식적 인식이 더 가볍고, 더 활기 있고, 물리적 신체와 함께 있을 때보다 창의적일 수 있는 가능성이 훨씬 크다고 생각한다. 일부 힌두교도들은 물리적 신체 없이도 미묘한 신체에 있는 동안에 해방을 위해 노력하면 업보를 해소할 수 있다고 생각한다. 이는 힌두교도뿐만이 아니다. 갤럽 조사에서 미국인 성인의 약 3분의 1이 자신들이 천국에서 영적으로 더 성숙해질 수 있다고 믿는 것으로 드러났다(갤루 (Gallu)1982).

여기서 발전된 식으로 형체 없는 양자 모나드로 보면, 영혼은 주체 - 객체 인식을 할 수 없고, 어떤 의미로도 영적인 성숙을 할 수 없고, 천국에서의 어떤 영적 수행에 의해서도 해방될 수 없다. 그들은 전생에서의 훈련(조건형성)과 학습을 가지고 있지만, 그들은 더 이상의 창의적 노력에 의해 거기에 첨가할 수도, 뺄 수도 없다. 이는 오직 지구에서의 형태로 있을 수밖에 없다. 이것이 미묘한 이유이다.

사실은, 가능성 파동의 붕괴는 얽힌 계층(아래에 설명된 순환적인 계층)이라고 불리는 특정한 자기참조적 동력학을 필요로 한다. 이는 오직 물질적 뇌(또는 살아 있는 세포 또는 그들의 집합)만이 제공한다.

양자측정과 양자 가능성의 붕괴에 관련하여 뇌의 역할을 고려할 때, 순환성이 있고 논리가 와해된다는 것에 대해서는 이미 이야기했다. 뇌의 양자 가능성을 붕괴하여 실재로 만드는 것이 우리의 관찰이라는 의미에서, 붕괴가 뇌를 만든다는 것은 부인할 수 없다. 한편으로는, 지각 있는 관찰자의 뇌 없이는 붕괴가 있을 수 없다는 것을 어떻게 부정할 수 있는가? 이런 얽힌 계층이 뇌에서의 양자측정을 특징짓는다.

이는 단순한 계층과 얽힌 계층 사이의 차이를 이해하는 데 도움될 것이다. 환원주의(還元主義)자가 그리는 물질세계를 생각해 보자. 소립자가 원자를 만들고, 원자가 분자를 만들고, 분자가 살아 있는 세포를 만들고, 세포가 뇌를 만들고, 뇌가 주체/관찰자인 우리를 만든다. 각 단계에서 인과는 계층의 하위 수준에서 상위 수준으로 흐른다. 즉 원자의 상호작용이 분자 행동의 원인으로 되고, 세포(뉴런)들의 상호 작용이 뇌의 행동의 원인으로 생각되고 …, 등등. 궁극적으로는 가장 낮은 수준인 소립자의 상호작용이 나머지 모든 것의 원인이 된다. 이것이 상향 인과의 단순한 계층이다.

그러나 우리가 양자측정이 우리의 관찰로 인한 결과라고 말할 때, 우리는 단순한 계층의 규칙을 위반하는 것이다. 우리는 소립자, 원자 등 뇌까지 올라가는 모든 것이 실재가 아니라, 가능성의 파동이라는 것을 알고 있다. 그리고 관찰자인 우리는 가능성으로부터 실재를 선택(붕괴)할 필요가 있다. 우리가 뇌 때문에 여기에 있다는 것은 의심할 여지가 없지만, 우리가 없다면 뇌의 상태는 가능성으로 남아 있게 된다. 이는 뇌에서의 양자측정은 근본적인 얽힌 계층이 관여한다는 것을 의미한다.

이를 알아보기 위해서 '나는 거짓말쟁이다'라는 거짓말쟁이의 역설을 생각해 보자. 문장의 서술로서 주체가 정의된다는 것에 주목하라. 문장의 주체가 서술을 재정의한다. 만일 내가 거짓말쟁이라면, 나는 사실을 말하는 것이 된다. 그러나 그러면 나는 거짓말하는 것이 된다…, 등등 무한하다. 이는 인과적 효력이 완전히 주체나 서술에 있지 않고, 대신에 그들 사이에서 무한하게 변동하기 때문에 얽힌 계층이다. 그러나 거짓말쟁이의 역설에서 인과적 효력의 진정한 헝클어짐은 '나는 거짓말쟁이다'라는 문장에 있지 않다. 이것은 우리의 의식에 있다. 우리 영어의 메타언어 규칙에 있다(홀프스태들러(Holfstadter)1979).

외국인과 역설을 시도해 보라. 그는 물을 것이다. "당신은 왜 거짓말쟁이인가?" 메타언어의 규칙이 그에게는 생소하기 때문에 얽힌 상태를 인정할 수 없다. 그러나 일단 이 메타언어의 규칙을 알고 따르며 문장을 '내부'에서 보게 되면, 우리는 이 얽힌 상태를 탈출할 수 없다. 우리가 이 문장을 동일시하면, 우리는 거기에 갇히게 된다. 이 문장은 자기참조적이고, 자신에 대해 이야기하고 있다. 이는 드러난 세상의 나머지와 자신을 분리하고 있는 것이다.

그래서 관찰자의 뇌에서의 양자측정이 얽힌 계층 과정이라는 것을 깨닫는 것은 우리의 자기참조 - 주체로서의 우리로부터 분리된 관찰되는 객체를 보는(붕괴된) 능력 - 를 이해하는 데 도움을 준다. 또한 이 주체 - 객체 분리는 단지 외형에 불과하다는 것을 주목하라. 결국 거짓말쟁이의 역설 문장에서 드러난 세계의 나머지로부터의 자기참조적 분리는 오직 외관뿐이다. 같은 일이 뇌의 양자측정에서도 일어난다. 주체 - 붕괴하고, 선택하고, 관찰하고 (또는 측정하고), 경험하는 - 는 관찰되고 경험되는 객체의 인식과 함께 종속적으로 생긴다. 그들은 나눌 수 없고 초월적인 하나의 의식과 그의 가능성으로부터 종속적으로 함께 생긴다(외형으로서).

양자측정을 위한 뇌 기전에 있는 얽힌 계층은 자기참조, 의식에서의 주체 - 객체 분리의 형태에 책임이 있다. 우리는 이 자기참조의 자신(내가 양자 자신이라고 부르는)을 동일시하기 때문에, 외관은 실재의 모양을 취한다. 이 동일시는 또한 명백한 주체 - 객체 이원성의 근원이 된다. 그러나 궁극적으로는 자기참조적 문장의 얽힘 뒤에 있는 것은 우리이다. 우리는 문장을 초월해 문장으로부터 뛰어나올 수 있다. 우리가 비슷하게 실재로부터 자기참조적 분리를 뛰쳐나올 수 있을까? 우리는 할 수 있다. 이것이 해탈(모크샤(moksha))과 열반(nirvana) 같은 고귀한 개념에 의해 참조되는 것이다.

가이거 계측기를 사용하여 전자를 관찰하듯이, 측정도구에 의한 일상적인 양자 증폭은 단순한 계층이다. 우리가 측정하는(전자) 미소 양자 시스템과, 우리의 관찰을 용이하게 하기 위해 증폭을 사용하는 거시 측정도구(가이거 계측기)는 전혀 다르다. 무엇이 양자 시스템이고, 무엇이 측정 도구인지 분명하다. 그러나 자기참조 시스템에서는 뇌가 되든지 또는 살아 있는 세포가 되든지, 소위 자극의 양자 처리기와 소위 증폭 도구가 같은 크기이기 때문에 그 차이가 모호하다. 여기에는 피드백이 있다. 사실상 양자 처리기와 증폭 도구는 무한한 순환 고리를 만들면서 서로를 '측정한다'. 왜냐하면 오직 의식만이 초월적 수순에서 할 수 있기 때문에, 아무리 많은 그런 '측정'을 해도, 자신들이 가능성으로부터 실재를 붕괴할 수는 없기 때문이다. 이것이 얽힌 계층이다.

이는 에셔(Escher)[96]의 '그리는 손'이라는 그림과 같다(그림 7.4). 그림에서 왼손은 오른손을, 그리고 오른손은 왼손을 그린다. 그러나 사실은 어떤 손도 그림을 그리지 않는다. 그들이 서로의 그림을 그리는 것은 오직 외형뿐이다. 그들 손을 그리는 것은 이 시스템 밖의 에셔이다.

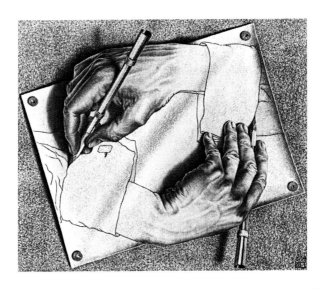

그림 7.4.　에셔의 '그리는 손'. 종이의 '내재'하는 현실로부터 왼손과 오른손이 서로를 그린다. 그러나 초월적인 수준에서 에셔가 둘 다 그리고 있다.

미묘한 초정신체, 정신체 그리고 활력체는 미소와 거시를 구분하지 않는다. 실제로 이는 활력체, 정신체, 초정신체의 얽힌 계층의 양자측정이 저절로 촉진되는 것을 불가능하게 만든다. 그러므로 얽힌 계층은 없고, 양자 가

---

96) 네덜란드의 판화가. 기하학적 원리와 수학적 개념을 토대로 2차원의 평면 위에 3차원 공간을 표현했다. 모호한 시각적 환영 속에 사실과 상징, 시각과 개념 사이의 관계를 다뤘다.

능성의 붕괴도 없다.

물론 활력체, 정신체, 초정신체의 가능성 파동은 물리적 신체(마음의 지도화는 생명체에서는 뇌가 발달할 때까지는 오직 간접적이고, 초정신의 직접적 지도화는 아직 더 이상의 진화를 기다려야 함에도 불구하고, 단세포의 상호 연관만으로도 붕괴에 충분하다)의 가능성 파동과, 단번의 자기참조 양자측정에서 상호 연관될 때 붕괴한다. 그러나 상호연관된 물리적 신체/뇌의 도움 없이는 무형의 양자 모나드의 양자 가능성파동의 붕괴가 없다. 결과적으로 무형의 양자 모나드는 주체/객체의 경험이 없다. 우리는 사후(死後) 체류 동안의 업보 해소의 가능성에 대해 너무 낙천적일 수 없다. 우리는 그다지 멜로드라마 같은 존재는 아니라고 해야 할 것 같다.

(사후에 멜로드라마가 없어서 실망했는가? 나도 동의한다. 내가 십대였을 때, 벵골의 작가 비부티 바네르지(Bibhuti Banerji)의 천국에서의 영적 사랑 이야기를 다룬 멋진 소설들을 읽었다. 나는 그 내용에 매혹되어 영어로 번역하려는 공상을 하기도 했다. 진실은 때로 소설보다 더 실망스럽다고 생각한다.)

만일 죽은 상태의 비국소적 의식에서, 죽어가는 사람이 다섯 번째 바르도의 순수한 의식의 희미한 불빛을 인지한다면, 그 사람은 선택을 가진 것이다. 그는 환생하거나 양자 모나드의 보신불(Sambhogakaya) 형태로 취하여 인간의 윤회로부터 자유로워진다. 이 자유로워진 사람에게 남은 유일한 카르마는 필요한 사람들 모두에게 행복한 봉사를 하는 것뿐이다(그런 사람이 어떻게 봉사를 하는가? 다음을 보라).

대승(Mahayana)불교의 전통에서는 개인적인 구원보다는, 봉사를 지속하여 모든 사람들이 열반에 도달하도록 돕는 것이 최고의 이상이다. 임종에서 이는 네 번째의 밝은 빛을 일부러 보지 않고, 대신 다섯 번째 바르도의 희미한 빛을 인식하는 것으로 이루어진다. 서두를 필요는 없다.

자료와의 비교

5장에서 언급했듯이, 윤회 자료의 일부는 윤회의 내용에 대한 기억 회상으로 구성되어 있다. 그를 위해서는 개별적인 비국소적 창문의 열림으로 충분했다. 그러나 거기에는, 지금 한 생애에서 다음 생애로의 양자 모나드를 통한 실제적인 이전의 면에서 설명을 찾을 수 있는, 특정한 성향 또는 공포 등의 이전에 대한 자료 등도 있다.

무엇이 성향을 생기게 하는가? 승계된 양자 모나드의 양자기억이, 전생에서 학습된 맥락이 보다 큰 확률로 회상된다는 것을 확인해 준다. 공포는 어떻게 일어나는가? 이들은 특정한 반응의 회피, 전생의 외상 때문에 특정한 양자 가능성이 실제로 붕괴하는 것에 대한 회피 때문이다. 왜 최면회귀 요법이 효과가 있을까? 전생의 외상을 회상하는 것이 그 장면을 재연시킨다. 그래서 주체가 억압된 반응을 창의적으로 붕괴할 또 다른 기회를 제공한다.

전생으로부터의 양자기억이 우리를 도와주어서, 천재 현상을 이해하는 것도 이제는 쉽다. 아인슈타인은 한 생애의 어린 시절 학습에 의해 이루어진 것이 아니다. 많은 전생이 그의 능력에 공헌했다. 발명가 토머스 에디슨이 "천재는 경험이다. 어떤 사람들은 이것이 선물이나 재능이라고 생각하는 듯하나, 이것은 많은 생을 통한 오랜 경험의 결과이다. 어떤 사람들은 다른 사람들보다 오래된 영혼이다. 그래서 그들은 더 많이 안다"라고 말했을 때, 그는 그 상황을 정확하게 직관했다.

활력체의 훈련(조건화)도 이전될 수 있다. 스티븐슨이 조사한 다음의 예를 보자. 동인도의 한 남자는 전생을 분명하게 기억하고 있었다. 그는 영국 장교로 1차 세계대전에 참전했다가 목에 총을 맞고 사망했다. 그는 스티븐슨에게 현생에서는 도저히 알 수 없는 전생의 스코틀랜드 마을에 대해 자세한 이야기를 해주었다. 이 상세한 이야기들은 나중에 스티븐슨에 의해서 확인되었다.

지금까지의 예는 모두 비국소적 창문을 통한 윤회 - 기억 회상의 예였다. 이 남자의 경우 특징적인 것은, 목의 양쪽에 한 쌍의 반점이 있었는데, 스티븐슨은 이것이 총알 자국과 일치한다고 생각했다. 전생의 외상이 활력체의 성향으로 기록되었다가 이생으로 따라와서 흉터로 남아, 이 사람에게 잊을 수 없는 기억을 가져다준 것이다. 이 방면에 대한, 그리고 활력체 훈련(조건 형성)의 다른 많은 예들에 대한 스티븐슨의 방대한 연구를 읽어 보라(스티븐슨 1974, 1977, 1987).

"나는 점점 나 자신이 점점 더 한 생애로부터 다른 생애로 이런 속성을 전달하는 행동을 하는 중개자로서, '비물리적 신체'를 생각하게 되었다"라고 스티븐슨은 말했다. 나는 동의한다. 양자 모나드의 미묘체는 한 생애로부터 다른 생애로의 속성 전달자이다.

생존의 개념을 구체화하고 한 생에서 다른 생으로 잔존하는 것을 확인함으로써, 이 확장된 모델은 비국소적 창문을 통한 소통을 넘어, 중개자에 의한 소통의 측면을 이해할 수 있게 해준다. 어떻게 중개자는 '천국'에 있는 무형의 양자 모나드와 소통하는가?

의식은 물리적 신체 없이는 양자 모나드의 가능성 파동을 붕괴할 수 없다. 그러나 만일 무형의 모나드가 중개자와 상호 연결되어 있으면 붕괴가 가능하다. 분명한 것은, 채널러들은 특별한 재능과 상호 연관된 능력에서 행동할 수 있는 개방성을 가지고 있는 사람들이라는 것이다. 자신들의 순수한 의도로, 그들은 무형의 양자 모나드와 상호 연관된 비국소성을 정립할 수 있다. 채널러들이 채널링할 때, 말하고 생각하는 방식 등의 습관 패턴이 놀랄 정도로 변한다는 것은 잘 알려져 있다. 이는 중개자가 무형의 모나드와 소통하는 동안 중개자의 미묘체가, 중개자가 나타내는 습관 패턴의 무형의 양자 모나드의 미묘체로 일시적으로 교체되기 때문에 그런 것이다. 역사적 정보 - 예를 들면, 모르던 외국어를 말하는 이종언어 발화 현상(xenoglossy) - 가 양자 비국소적 채널을 통해서 나타나는데, 이 정보는 무형의 양자 모나드에 잠재해 있는 죽은 사람의 성향의 도움 없이는 진행되기 아주 어렵다.

철학자 로버트 알메더(Robert Almeder 1992)[97]는 윌렛 부인(Mrs Willett)이라는 영매의 예를 논하면서, 나와 같은 평가를 하고 있다. 윌렛 부인은 그가 가지고 있지 않던 성향 - 철학적 논쟁의 노하우 - 을 갖고 철학적 지식을 설명하는 모습을 보여주었다. 이런 성향은 이 성향들을 학습하고 갖고 있는 무형의 양자 모나드로부터 나온 것으로 보아야 한다.

채널러 JZ 나이트(JZ Knight)의 경우에는 라트마(Rathma)라고 불리는 실체를 채널링했다. 그때 그 행동을 나는 다 보았다. 그가 이십 년 이상 채널링한 기록이 다 남아 있다. 라트마로서 JZ 나이트는 아주 독창적인 영적 스승이된다. 기록을 보면, 라트마의 영적 가르침 내용이 뉴에이지 영적 모델의 변화에 따라 변화한 것을 알 수 있다. 라트마가 내용을 형성할 수 있는 맥락적 능력을 제공하고, JZ가 내용을 공급했다고 하는 것이 이해된다.

비슷한 설명을 할 수 있는 자동적 글쓰기의 몇 가지 예가 있다. 예언자 무하마드는 『코란』을 저술했으나, 실제로 그는 문맹이었다. 창의적 아이디어, 영적 진실은 누구에게나 가능하지만, 창의성은 준비된 마음을 필요로 한다. 무하마드는 그것을 가지고 있지 않았다. 이 문제는 말하자면 대천사 가브리엘 - 보신불(Sambhogakaya) 양자 모나드 - 이 무하마드에게 준비된 마음을 빌려주어 해결되었다. 경험 또한 무하마드를 변환시켰다. 근래의 자동 글쓰기의 탁월한 예는 『기적수업(A Course in Miracles)』 - 많은 성경의 가르침에 현대적 해석을 가져다준 책 - 이다. 이것은 두 심리학자들에 의해 채널링된 책으로서, 그 중 한 사람은 자신이 채널링한 것에 대해 특별히 동조하지 않았다.

부정적인 측면으로는, 빙의되는 사람과 상호 연관 있는 무형의 양자 모나드가 천사의 특징을 가지고 있지 않다는 것을 제외하면, 빙의 상태도 채널

---

97) 미국의 철학자. 과학철학과 인식론, 윤리에 대해 연구. 『찰스 S. 피어스의 철학(The Philosophy of Charles S. Peirce)』, 『죽음과 개인적 생존(Death and Personal Survival)』, 『무해한 자연주의(Harmless Naturalism)』 등의 많은 저서가 있다.

링과 비슷한 현상이다.

천사와 보살(菩薩)

앞에서 나는 천사가 원형의 초월적 영역에 속한다고 소개했다. 이 천사들은 형체가 없다.

보신불 형태로 다시 태어나는 사람들은, 한 생애에서 다른 생애로 성향과 끝나지 않은 과업을 이전하기 위한 양자 모나드를 더 이상 필요로 하지 않는다. 그들은 더 이상 어떤 생애의 신체로 동일시되지 않는다는 또 다른 은유이다. 그들은 그들의 맥락적인 의무를 완수한 것이다. 그래서 우리가 그들의 봉사를 받아들일 수 있으면, 그들의 무형의 양자 모나드는 모든 사람에게 가용하게 되고, 그들의 마음과 활력체를 우리에게 빌려주게 된다. 그들은 임무를 다한 양자 모나드(보신불 형태의) 형태의 천사, 즉 다른 종류의 천사가 된다(천사에 대한 최근의 관점을 위해서는 패리슨(Parisen)1990을 참조).

힌두교에는 아루파데바(arupadevas)와 루파데바(arupadevas)라는 개념이 있다. 아루파데바 - 형체 없는 데바스(devas) - 는 순수한 원형의 맥락이고 테마의 집합체의 일부이다. 그러나 나는 루파데바가 다른 실체를 나타낸다고 믿는다. 그들은 개별적인 활력체와 정신체(지능의 정신적 지도를 포함하여)를 갖는다. 그들은 해방된 사람들의 무형의 양자 모나드이다.

비슷하게, 불교에서는 원형적인 형체 없는 보살(bodhisattvas), 예를 들면 연민의 원형인 관음보살(Avalokitesarva)이 있다. 대조적으로, 해방된 불교도들은 죽으면 의무를 완수한 형체 없는 양자 모나드인 보살이 된다. 그들은 죽음 - 재탄생의 순환을 벗어나는 것을 선택하여 삼보가카야(Sambhogakaya)의 영역에서 태어난다. 탄생 - 죽음의 순환을 넘어 무형의 양자 모나드로 재탄생하는 것을 티베트 사람들은 다섯 번째 바르도의 경험이라고 한다.

불교도들은 일반적으로 전체로 합쳐지는 길목 - 그러나 전체 인류가 윤회에서 자유롭게 될 때까지는 합쳐지지 않는 - 에 머무르는 보살이 되도록 요구받는다. 그래서 유명한 콴인(Quan Yin)[98]은 맹세한다. "나는 절대로 개인적인 구원을 받지 않겠다. 나는 절대로 홀로 최후의 평화에 들어가지 않겠다. 대신 영원히 어디서나 전 세계의 모든 창조물들의 구원을 위해 살고 노력하겠다." 비슷한 기도가 힌두교의 『바가바타 푸라나(Bhagavata Purana)』에서 발견된다. "나는 최상의 상태를 원하지도 않고, 환생으로부터 벗어나기를 원하지도 않는다. 내가 고통받는 모든 창조물의 슬픔을 알고 그들에게 들어가 그들이 슬픔으로부터 벗어날 수 있도록 할 수 있을까?".

다른 식으로 생각해 보자. 엘라 휠러 윌콕스(Ellen Wheeler Wilcox)는 시 '대화'에서 신을 직접 만나거나 견성(見性, clear light)을 보는 아이디어에 대해 썼다.

하나님과 난 골방 속에 단둘이 있어요.

그래서 아무도 보지 못하지요.

"그런데 오 주님, 사람들이 다 어디 갔어요?"

"땅은 아래에 있고,

하늘은 머리 위에 있는데요.

내가 전에 알고 지냈던 그 죽은 사람들 말예요?"

라고 물었지요.

"그건 한낱 꿈이라."

"진실같이 보인 한 바탕 꿈인지라."

---

98) 성스러운 자비의 어머니로 여겨지며, 중국에서 가장 사랑받는 여신. 천상의 즐거움을 만끽할 기회를 버리고, 고통받는 사람이 없어질 때까지 지상을 떠나지 않겠다고 맹세하며 자신을 희생했다.

살아 있든 죽었든 사람은 없는 거라.

땅도 없음이요.

머리 위 하늘도 없음이라.

"오직 네 안에 나만이 있음이라."

하나님은 웃으면서 답하셨지요.

"그런데 왜 난 두려움을 못 느끼나요?

여기서 이렇게 주님을 만나서인가요?

난 죄를 지었음을 잘 알고 있어요.

천국이 있나요, 그리고 지옥도 있나요.

그리고 오늘이 심판의 날인가요?" 나는 물었지요.

"아니다. 그런 것들은 모두 꿈에 지나지 않으니.

멈추고 말 꿈들이라.

두려움과 죄 같은 것은 없나니.

너도 없고 - 너는 전혀 있지 않았지 -

나 외에는 아무것도 없는 것을."

그 크신 하나님이 대답하셨지요.

그렇다, 이것이 견성(clear light)의 실제이다. 견성에서는 어떤 일도 일어나지 않고 밝은 빛 자체를 보는 것이 포함되어 있다. 창의성이 지속되기 위해서는 분리의 모양이 계속되어야만 한다. 그리고 의식이 그의 환상적 역할을 계속한 이후, 왜 그 안에서 계속 역할을 못 하겠는가? 처음에는 물리적 신체에서 역할을 하고, 그 다음에는 물리적 신체 없이 한다. 그러나 당신이 참가하라. 하는 것은 즐거우니까!

그래서 인도의 바이쉬나비테(Vaishnavites)[99]는, 개별적인 모나드는(산스크리트

---

99) 비슈누 신을 숭배하는 힌두교 종파. 시바 파, 샤크티 파와 함께 힌두교의 주요 세 종파 중 하나. 비슈누 신을 절대신, 유일신으로 숭배하며, 그밖의 다른 신들은 비슈누의 하인 또는

어로 지바(jiva)) 항상 정체성을 지닌다고 가정했다. 말이 되는 이야기다. 만일 그 역할이 영원하다면, 전체로부터 지바가 (분명하게) 분리되어 있는 것이다.

천사, 아루파데바(arupadevas), 보살의 봉사나 즐거운 역할은 『코란』이나 『기적수업(A Course in Miracles)』[100]에서와 같은 극적인 자동 글쓰기뿐만 아니라, 우리의 가장 어려운 순간에 영감이나 길잡이로 나타나기도 한다. 보살과 천사는 우리 모두가 만날 수 있다. 봉사하려는 그들의 의도는 어디에나 있다. 우리의 의도가 그들의 것과 조화되면 우리는 상호 연관된다. 그들은 우리를 통해서 행동하고, 우리를 통해서 봉사한다.

동인도의 현자 라마나 마하쉬(Ramana Maharshi)[101]가 죽어갈 때, 제자들은 그에게 가지 말라고 간청했다. 이에 대해 라마나는 마지막으로 "내가 어디로 가겠느냐?"라고 말했다. 실제로 라마나 같은 현자의 무형의 양자 모나드는 삼보가카야의 영역에 영원히 살면서, 그의 안내를 원하는 사람들을 위해 길잡이가 될 것이다.

우리가 양자 모나드가 되거나 볼 수 있을까?

우리는 살아 있는 동안, 이 생에의 우리 신체에 있는 동안, 양자 모나드 '안에 있는 것'이 가능한가? 육체이탈이나 근사체험에서 사람들은 자신의 신체 위에서 맴돌며 좋은 지점에서 자기 상시(자기 자신을 봄)를 하는데, 이는

반신으로 간주한다.

100) 헬렌 슈크만(Helen Schucman)과 윌리엄 뎃포드(William Thetford)에 의해 쓰인 책 이름으로 '영적 변환'에 대한 독학서 형식으로 되어 있다. '텍스트(Text)', '워크북(Workbook)', '지도서(Manual for Teacher)'의 세부분으로 구성되어 있다.

101) 인도의 철학자. 요가 수행자. 개인의 영혼과 창조자를 동일시하는 일원론을 가졌다. '비차라(vicara)'라는 자아탐구 기법을 개발하여 독창적인 요가 철학을 발전시켰다.

비국소적 시각으로 설명될 수 있다(5장 참조). 하지만 이 경험에는 비국소적 시각 이상의 것이 있다. 이 경험을 한 사람들은 신체에서 나와서, 그들의 정체성이 일상적으로 신체 중심이었던 정체성으로부터 이전했다고 말한다. 어디로 이전하나?

나는 미묘한 신체에 중심을 둔 곳으로 이전되어 양자 모나드로 모인다고 생각한다. 예를 들면, 한 여성이 수술 받는 도중 신체에서 나왔다. 나중에 그녀는 그 상태에서 수술 상황이나 자기 신체의 안위 같은 것은 전혀 관심 없었다고 말했다. 이는 그녀에게 어린 아이가 있었기 때문에 말이 안 되는 이야기였다. 그러나 이런 이상한 일은, 이 경험을 하는 사람들은 그들 자신의 현 상태나 그들의 신체와 뇌, 그리고 동반된 역사와 동일시하지 않는다는 것을 깨달으면 이해가 간다. 대신 그들은 역사는 없고 특성만 있는 양자 모나드와 동일시한다.

주체가 육체이탈 중에 있을 때 바로 그 장소에서 사람과 동물(예를 들면 개)이 무언가를(귀신?) 본다는 것에 대한 자료는 아직 논란이 많다(벡커(Becker) 1993). 양자 모나드(그리고 평행한 물리적 신체)가 국소적으로 우리를 '통해 볼' 때, 우리도 양자 모나드를 '통해서 보는가?' 상호 연관된 실체들 사이에서 그런 상호관계는 분명히 있을 수 있다. 우리가 유령을 볼 때, 아마도 내면에서 본 것을 그 사건이 일어나는 것을 지각하는 외부로 투사하는 것일 수도 있다.

나는 영적 환상도 기원이 비슷하다고 생각한다. 많은 사람들이 예수, 성모마리아, 부처, 죽은 영적 구루를 보는 경험을 했다. 내가 종종 워크숍을 열었던 할리우드 베단타 협회(Hollywood Vedanta Society)에서는 사람들이 때때로 그 창립자인 스와미 비베카난다(Swami Vivekananda)의 환상을 보곤 했다. 이런 환상은 내적 경험이 외부로 투사되는 결과일 수 있다.

최근 아주 논란이 많은 무형의 양자 모나드와의 소통에 관한 자료에 대해 간단히 언급하겠다. 이 자료에서 무형의 양자 모나드가 테이프 레코더, 라디오, TV, 컴퓨터 등의 기계들을 통해서 특정한 그룹의 실험자들과 소통하기도 했다고 한다(미크(Meek)1987). 이는 전자음성 현상(elctronic voice phenom-enon : EVP)으로 간주된다. 만일 증명이 된다면 현존 자료들이 사기라는 의문을 제거할 수 있을 것이다. 그런데 아주 어려운 질문이 생긴다. 어떻게 무형의 양자 모나드가 물리적 신체와 물질적 상호작용(이것은 금지되어 있다)의 도움 없이 물질적 기계에 영향을 줄 수 있는가?

나는 무형의 양자 모나드가 무엇보다도 중개자와 상호 연관되어, 그 가능성의 파동이 중개자의 그것과 함께 붕괴한다고 생각한다. 나머지는 심령학적 증폭일 것이다. 비슷한 심령학적 힘이 폴터가이스트(poltergeist)[102] 현상에서도 관찰된다. 아마도 무형의 양자 모나드가 우리가 아직 이해 못 하는 증폭의 기전을 통해 중개자에게 보다 큰 심령학적 힘을 주지 않을까 생각한다. 분명히 양자 모나드의 개념은 우리에게 수많은 설명되지 않은 자료들에 대한 새로운 생각의 방법을 가져다준다. 우리는 이 새로운 과학에의 모험을 계속하는 동안 더 많은 것을 배울 것이다.

플라톤은 『공화국』에서 우리가 생애를 선택한다는 개념을 이야기한다. "당신의 운명은 주어지는 것이 아니라, 선택하는 것이다." 이것은 어디까지 진실일까? 다음 장에서 찾아보기로 하자.

영혼의 물리학과 생의 의미

이 책의 서두에서, 나는 윤회에 대한 근본적인 질문이 이 책에서 영혼의

---

102) '시끄러운 유령'이라는 의미로, 집안을 흔들고 물건을 날아다니게 하거나 가구 등을 부숴 버리는 정령의 일종, 혹은 그런 현상을 일컫는 말. 사춘기 소년소녀에게 붙는 영으로, 그들이 집에 있을 때 이상한 현상이 일어난다고 한다.

물리학의 적절한 발전과 함께 해결되고 답이 주어질 것이라고 약속했다. 이제 정리하고 약속이 어느 정도까지 지켜질지 보기로 하자.

만약 당신이 올바른 물리학의 배경 없이 영혼을 생각하면 당신은 이원론에 빠지게 되고, '어떻게 비물질적 영혼과 물질적 신체가 중개자 없이 상호작용할 수 있는가?'라는 질문이 당신을 사로잡게 된다는 사실을 다시 한번 인지하자. 이원론의 문제는, 비물질적 영혼과 물질적 신체는 단지 의식 내에서의 가능성에 지나지 않고, 의식이 그들의 상호작용과 평행적 기능의 유지를 중개한다는 것을 깨달음으로써, 양자물리학 내에서 해결된다.

고전적 뉴턴의 결정론 지향적인 물리학자들은 우주를 더 연구할수록 우리는 그것이 더 의미 없다는 것을 발견하게 된다고 말한다. 우리의 영혼은 의미가 우리의 삶에 들어가는 맥락을 정립한다. 영혼의 이런 맥락적 측면은 초정신 지능체 또는 테마체이다. 의미는 마음에 의해서 처리되고, 그 계획이 우리 활력체의 형태형성장에 의해 전개되는 신체를 통해 표현된다. 양자물리학은 또한 비물질적 영혼의 개념을 실용 가능한 과학적 개념으로 만듦으로써, 의미를 우리 삶의 과학적 추구로서 부활시킨다.

그러나 나는 영혼을 개별적인 단위인 양자 모나드라고 부른다. 어떻게 영혼이 개별화될 수 있나? 그 대답은 마음과 활력의 개별화를 통해서라는 것이다. 이런 많은 빛나는 개별화가 내가 양자기억이라고 부르는 것을 통해서 일어난다.

양자기억이란 무엇인가? 당신이 친밀하게 느끼는 기억은 어떤 물리적 구조의 변화를 통해 일어난다. 조대(粗大)한 거대체(巨大體)는 그런 구조의 변화에서 재생하는 데 시간이 많이 걸린다. 그래서 이 변화가 기억으로 남게 되는데, 나는 이들을 고전적 기억이라고 부른다. 자석 테이프의 기록이 좋은 예이다. 대조적으로 양자기억은 우리가 경험에서 실재화로서 붕괴하는 다양한 양자 가능성에 접근하는 확률의 변화를 통해 일어난다.

뇌, 마음, 활력체의 모든 양자 가능성은 양자역학에 의해 정해진 확률과 연관되어 있다. 당신이 처음으로 자극에 대한 반응으로 가능성을 현실화할 때, 그 현실화할 기회는 적합한 양자역학에 의해 주어진 확률에 따른다. 특정한 가능성의 확률이 25%라고 가정해 보자. 당신의 의식은 언제라도 특정한 가능성을 현실화하는 선택의 자유가 있다. 많은 수의 붕괴 사건에서 확률 제한은 반드시 지켜져야 한다는 기준에서 말이다. 즉 이 가능성과 관련된 많은 수의 붕괴 사건에서, 이 가능성의 오직 4분의 1만이 현실화될 수 있다. 그러나 이어지는 같은 자극의 경험에서 확률은 변한다. 그것들은 과거의 반응을 다시 나타내는 쪽으로 편향된다. 이것이 훈련(조건화)이다. 그래서 이제는 훈련(조건화)과 함께 앞에서 말한 가능성이 현실화되는 확률은 100% 쪽으로 편향되고, 이런 경우에 반응은 더 이상 자유롭지 않다. 이제 이것은 습관이고 기억, 양자기억이다.

윤회의 완벽한 모델은 모든 윤회 자료에 일치하는 것으로, 이제는 명시될 수 있다. 수많은 다른 장소와 시간에서의 다양한 생애들은 상호 연관된 존재들인데, 우리의 의도에 의해서 상호 연관되어 있다. 정보가 양자의 비국소적 상호 연관에 의해 이런 생애들 사이에서 이전될 수 있다. 이들 생애의 물리적 신체와 살아온 역사의 분리 뒤에는 의미를 나타내는 연속성이 존재한다. 공식적으로 이 연속성은 양자 모나드, 변하지 않는 테마의 집합, 그리고 변하고 진화하는 활력적 · 정신적 성향 또는 업보에 의해 표현된다.

제8부

『티베트 사자의 서』의
완전한 이야기

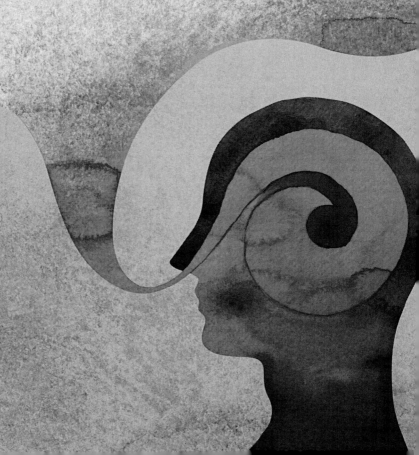

앞 페이지에 명시된 개념들을 직관하고 이해하고 나타내는 데 몇 년이 걸렸다. 1996년 초에 나는 아직 무언가가 신경 쓰인다고 생각하면서, 이 책의 초고를 집필하고 있었다. '신발이 딱 맞으면'이라는 구절을 잘 알 것이다. 이 경우 신발은 잘 맞는데 신발 안에 모래가 있는 것처럼 불편한 것이 있었다.

나는 골치 아픈 문제가 무엇인지 깨닫기 시작했다. 양자 모나드의 개념을 직관하기 전에 나는 윤회적 내용의 기억이 들어오는 비국소적 창문을 직관했다. 게으르게도 나는 이 두 개념이 서로 상호보완적이라고 가정했고 - 하나는 내용의 기억이고, 다른 하나는 맥락적 기억이 윤회에 의해 전파되는 것이라고 - 이들을 더 이상 통합할 필요가 없다고 생각했었다.

거기에 중요한 신호가 있었는데, 나는 그것들을 보지 않았다. 4장에서 나는 『티베트 사자의 서』에 나오는 모든 사후 바르도는 죽는 순간 죽어가는 사람의 비국소적 환상이라고 제안했다. 그러나 지금은 양자 모나드의 개념과 함께 사후에도 개별적인 존재를 정의할 수 있다 - 우리는 무형의 양자 모나드로서 존재한다. 그러면 사후의 바르도가 양자 모나드와 논리적으로 관계있어야 하지 않는가? 논리적으로 피할 수 없는 것이 있다. 비국소적 창문은 죽기 전, 삶에서 죽음으로 이행되는 제3 바르도에서 열린다는 것이다.

내 시나리오를 지지해 주는 다른 힌트는 비국소적 경험, 원형적 시각, 초자연적 인생 - 회상 경험 등 근사체험으로부터 나온다. 그러나 근사체험과 사후 바르도 사이에는 차이점이 있다. 근사체험자들은 지옥 왕국이나 격노한 신들 같은 것에 대한 보고는 거의 하지 않는다. 그들은 또한 그들 미래의 환생과의 정립된 관계나 소통에 대한 보고도 하지 않는다. 또한 부정할 수 없는 사실은, 근사체험자들은 단지 실제로 죽기 전에 사건들을 경험했다는 것뿐이다.

과학자로서 나는 좋은 습관과 나쁜 습관을 모두 가지고 있다. 처음에 내 아이디어에 대한 작업을 하는 도중에 나는 다른 사람들의 아이디어를 많이 읽는 것을 좋아하지 않는다. 이는 내가 너무 조기에 편견을 갖게 되거나 영향받는 것을 막아 준다. 나쁜 측면은, 소위 말하는 '기존 업적을 이용해 발전하여(by standing of the shoulders of giant)' 그 이상을 볼 기회를 놓친다는 것이다.

저명한 에반스 웬츠(Evans - Wentz)의 『티베트 사자의 서』 번역본이 나왔고, 나는 티베트 불교의 창시자인 그 유명한 파드마삼바바(Padmasambhaba)[103]에서 기원한 죽음의 시나리오의 요점인 죽기 전 단계를 생략한 것을 내 아이디어의 원천으로 삼았다. 내가 켄 윌버의 훌륭한 편집본『무엇이 잔존하는가?(What Survives?)』를 읽고 있을 때, 이야기의 마지막 부분들이 합쳐졌다(윌버 1990). 이 마지막 종합이 이 장의 주제이다. 우리는 죽음과 죽어가는 것을 주제로 깊이 논의해 볼 것이다.

마지막 체면을 위한 코멘트 하나 : 근사체험은 사후 바르도의 설명과 공통점이 많아 현자 소걀 린포체[104]까지도 이 둘을 연관시키려는 유혹을 받을 정도였다(『삶과 죽음을 바라보는 티베트의 지혜(Tibetian Book of Living and Dying)』참조). 소걀은 자신의 스승 딜고 키엔체 린포체(Dilgo Khyentse Rinpoche)에게 근사체험을 주장하는 사람들은 '이생의 자연적인 브르도스(brdos)에 속하는 현상'인가를 질문한 적이 있다.

---

103) 8세기경의 인도 밀교의 행자로, 인도의 탄트라 불교를 처음 티베트에 가져간 인물. 상징적 존재.

104) 티베트 닝마파의 족첸 수행 라마. 유럽, 미국, 아시아 등에서 설법했고, 23개국, 100여 개의 불교센터 네트워크를 창립한 영적 지도자. 『삶과 죽음을 바라보는 티베트의 지혜』(민음사)가 대표 저서이다.

의식의 철회(撤回)로서의 죽음

어린 시절을 인도에서 자란 나는 사람들이 여러 신의 이름을 외우며 시신을 불에 타는 가트(ghat)[105]로 옮기는 것을 보는 것은 흔한 일이었다. 그 장면을 처음 보았을 때 나는 호기심으로 어머니께 물었다. "저 사람들이 무엇을 옮기나요?"

어머니는 "시신(屍身)을 옮기는 거란다"라고 설명하셨다.

"죽는 게 뭐예요?"

호기심이 더 커졌다.

"죽음은 다음 세계로 가는 거란다. 우리는 모두 죽는단다."

어머니는 설명하셨다. 이 대답은 나를 더 혼란스럽게 했다.

"무엇이 가는 건가요, 어머니?"라고 나는 물었다.

"물론 영혼이지. 진정한 너 말이다."

어머니는 대답하셨다. 그리고 더 혼란스러워진 나를 놔두고 볼일을 보러 가셨다. 오늘날 미국 문화에서 어린이가 장례식장에서 시신을 보고 과학적 마음을 가진 어머니에게 같은 질문을 하면, "죽음은 비가역적인 삶의 과정의 중지란다"와 같은 식으로 대답할 것이다. "삶의 과정이 무엇이에요?"라고 어린이가 물으면, 그 어머니는 "대사, 호흡, 생각 같은 것들이란다"라고 대답할 것이다.

"삶이 비가역적으로 중지되었는지 우리가 어떻게 알아요?"

일반적인 어머니들은 여기서 잠깐 당황하게 되고, 지식이 많은 어머니는 "여기에는 뇌사(腦死)와 심장사(心臟死), 세포사(細胞死)가 있단다. 뇌의 기능이 비가역적으로 중지되면 뇌사가 되는데, 뇌파기라는 기계가 TV 모니터의 선과 같은 물결선 모양의 뇌파를 기록한단다. 이 화면의 뇌파 기록이 일직선

---

105) 인도 등지에서 강가에 있는 계단을 말한다. 보통 힌두교도들이 목욕재개하는 장소로 사용되고, 일부 가트는 시체를 태우는 화장터 역할도 한다.

을 보이면, 뇌사를 의미하는 거란다, 알겠니?"라고 설명해 준다.

요즈음 어린이들은 엄마에 비해 지식이 떨어지지 않는다. 그들은 TV에서 뇌파 기록이 편평해지는 것을 많이 보아 왔다. "그러면 심장사는 뭐예요, 엄마?"

"심장사는 심박동이 멈추는 거란다. 그러나 오늘날에는 혈액을 계속 펌프질하여 신체를 살아 있게 유지하는 인공심장으로 사람을 살아 있게 할 수 있단다. 그래서 심장사는 더 이상 죽음의 특징이라고 할 수 없지."

어린이는 엄마의 박식에 만족한다. 그는 또한 인공심장에 대해서도 알게 되었다. "그러면 세포사는 뭐예요?"

"세포사는 각 세포들이 더 이상 적절한 기능을 할 수 없게 되어, 우리 몸의 기관들이 부패되기 시작하는 거란다. 너도 알다시피, 세포 수준에서 생명 과정을 처리하는 유전자가 있잖니. 이 유전자가 활동을 중지하면, 더 이상 대사도 없어지고 기관이 부패되어 죽는 거란다."

당신도 알다시피, 이런 엄마는 아주 지식이 풍부한 경우이다. TV에 병원 화면들과 의학 개념이 많이 나온 덕분에 아이도 비슷한 수준으로 지식이 많다. 그러나 어린이가 "그러면 엄마, 나는 어떻게 돼요? 나는 언제 죽나요?"라고 묻는다.

이제 현대식 엄마는 볼일 보러 가야 한다. 엄마는 '나'가 무엇인지는 모른다. 그녀의 현대적 물질주의는 거기서 실패하고, 그것을 충분히 알 정도로 정직하다. 그러나 그녀는 영적인 대답을 하기 주저한다. 실제로 많은 현대의 엄마들이 이 단계에서는 영적인 세계관으로 바뀐다. 그리고 "너는 천국에 가게 된단다."라고 말한다. TV 쇼인 <피켓펜스(Picket Fence)>의 한 에피소드에서 - 여기서는 엄마가 의사인데 - 똑같이 말한다.

과거에는 신체의 죽음을 결정하는 방법들이 정밀하지 못해서, 산 채로 화장되거나 묻히는 경우도 있었다. 오늘날 우리는 정밀한 방법을 사용하고, 신체적인 죽음의 정의도 가지고 있으나 (대부분 법적인 곤란을 피하기 위해서), 아직도 죽음이 언제 일어나는지를 결정하는 일은 어렵다.

뇌사 상태로 발견된 한 환자가 있었다. 의사는 환자에 대한 직감(直感)을 가지고 있어서, 여러 가지 의료 기구를 신체에 연결하여 '기관은 살아 있는 상태'로 유지했다. 수주 후 편평 뇌파가 떨리더니, 느린 뇌 활동을 보이기 시작했다. 환자는 곧 회복되어 건강한 신체적·정신적 상태로 정상 생활을 하게 되었다. 그러면, 우리는 죽음을 결정하는 데에 의사의 직감에 의지해야 하나? 의사는 직관이 아니라, 판독 결과의 해석에 기반을 둔 판단을 하도록 수련받는다.

병원에서 죽어가는 사람들, 생의 마지막 3주를 연장하기 위해서 들어가는 의료비가 치솟으면서, 죽어가는 사람들을 어떻게 다루어야 하는 문제가 의학 분야를 괴롭히고 있다. 아니다, 오늘날의 의사들은 현실적이고 법적인 문제로 바쁘다. 그들은 '내가 누구냐? 내가 죽으면 어떻게 되나?' 같은 질문에는 크게 관여하지 않는다. 그러나 이 두 형태의 질문은 완전히 별개의 것이 아니다. 후자의 질문에 대한 대답을 찾으면, 전자의 질문에도 더 좋은 답을 찾을 수 있다.

관념론적 과학에서 생명이란 의식이 살아 있는 존재와 동일시하는 과정에서, 생명체의 가능성 파동을 자기참조적으로 붕괴하는 영역이다. 이런 동일시는 단세포에서 시작한다. 사람처럼 뇌가 있는 복잡한 다세포 생물에서는 자기참조적 양자측정이 살아 있는 세포 수준에서뿐만 아니라 뇌의 종합적인 수준에서도 일어난다. 이제 의식이 뇌와 동일시하여 세포의 정체성을 대신하게 된다. 나는 뇌뿐만 아니라 면역계와 소화계, 순환계 같은 신체의 다른 세포들의 종합들도 양자측정과 의식 동일시를 하는 곳이라고 생각한다. 면역계가 신체로부터 침입자를 구별하여 자기참조적 시스템의 특징을 가지는 자기 통일성을 유지한다는 것은 잘 알려져 있다.

그래서 의식은 복합 유기체의 여러 수준에서 동일시한다. 우선 의식은 세포 수준의 작용에서 동일시한다. 즉 세포적 자기 정체성을 가진다. 다음에는 면역계, 소화기계, 순환계 같은 기관 수준에서 동일시가 있을 것이다. 물론 인간에서 가장 중요한 동일시는 뇌와의 동일시로, 다른 모든 동일시를 대치할 수 있다.

그러면 죽음은 무엇인가? 죽음은 이런 동일시(정체성)의 철회이다. 의식 위주의 과학에서는 동일시의 철회를 복합적 유기체의 다양한 구성에서 일어나는 양자 가능성 붕괴에 관한 의식의 중지라고 말할 수 있다. 이는 점진적인 과정이다. 의식이 먼저 뇌에서 철수하고(이 순서는 때로 바뀔 수도 있다), 그 다음 기관들에서, 그리고 마지막으로 개별 세포에서 떠난다. 실제로는 의식이 뇌와의 동일시를 중지했을 때, 죽었다고 한다.

물질주의자들이 가지고 있는 죽음을 정의하는 것에 관한 문제를 우리는 해결했는가? 물질주의적 의학 모델은 우리에게 죽음의 신호 등을 죽음을 위한 충분조건으로 제시하지만, 어떤 기능의 정지가 정확히 생명의 정지를 의미하는 것인지 알려주지는 못한다. 종교적 모델은 우리에게 이 필요한 조건 - 영혼이 신체를 떠나는 것 - 을 정확하게 말해 준다. 그러나 이원론에 갇히게 된다. 지금 우리가 죽음을 보는 관점은 두 가지 묘사, 즉 의학적인 것과 종교적인 것을 함께 가져온다. 죽을 때 무엇이 신체를 떠나는가? 물리적 신체와의, 그리고 해당되는 각 신체 부분과의 의식적인 동일시이다. 정확하게 어떤 필수적인 기능이 비가역적으로 중지되는가? 의식의 붕괴를 위한 뇌의(그리고 관계된 세포들의 종합과 결과적으로는 개개 세포에서의) 거시적 가능성 파동의 노력이 중지되는 것이다.

철학적 문제가 해결되었음에도 불구하고 우리는 아직 뇌와(또는 신체의 다른 부위와) 동일시하는 최후의 의식의 철회가 있을 때도, 아직은 외부적인 신호를 말할 수 없음을 주목하라. 심지어 의식이 뇌의 가능성 파동을 붕괴하지 않고 의식적인 인식이 없더라도, 뇌는 의식 없는(가능성에서 전개되는) 상태를 지속할 수 있다. 이런 상태는 현대적 기술로 신체의 다른 부위를 살려 놓는 혼수상태 환자에게서 일어난다. 혼수상태에서도 무의식적 처리 과정이 진행되는데, 나중에 그들이 깨어난 다음 혼수상태였을 때 주위에서 나눈 이야기를 기억해 내는 것이 바로 그 증거다. 이런 식으로 혼수상태에 있는 환자들에게도 도움되는 이야기를 해주는 게 좋다. 비록 그때는 듣고 있는 주체 - 객체가 없지만, 그런 말에 대한 반응으로 환자에게 일어날 수 있는 가능성의 처리 과정이 있다. 이 가능성은 붕괴되지 않은 채로 있을 것이다. 깨어나서 만일 환자가 가능성의 특정 경로를 선택하면, 그는 붕괴된(선택된) 경로의 부분이었던 일방적인 대화의 일부를 기억하게 될 것이다.

혼수 환자에게서는 뇌 기구가 손상 받지 않았다면 의식이 미래의 어느 시점에서 파동 기능을 다시 붕괴하기 시작하는 것이 가능하다. 그래서 뇌의 기구가 얽힌 계층의 양자측정이 불가능할 정도로 손상 받았는지, 그래서 파동함수의 붕괴가 일어나지 않고 인식 기능이 다시는 구현되지 않을 것인지를 결정하는 것이 중요해진다. 이때가 뇌사를 선언할 시간이다.

의사는 비가역적인 손상의 문제를 결정할 책임을 가질 것이고, 그 결정은 항상 어느 정도의 모호성이 있다. 관념론 시나리오에서 환자의 죽음에 대한 결정은 현재의 물질주의 시나리오와 같이, 의사의 직관의 여지를 남겨 놓아야만 한다. 그러나 차이점은, 의식 위주의 과학에서는 주관적인 직관을 포함하고 그것을 가치 있게 생각하는 것이 기대된다는 점이다.

죽음의 단계

그렇다면 죽음은 의식의 철회, 의식의 동일시의 철회이다. 그러나 우리가 물리적 신체 외에도 활력적, 정신적, 테마적, 지복의 신체를 가지고 있다는 것을 깨달으면, 위에서 말한 것보다 이 철회에는 보다 미묘한 것이 있다. 티베트의 관점에서는 우리가 네 가지 원소로 만들어졌다는 것을 바탕으로 이 철회가 그래픽으로 상상되어 있다.

> 죽음이 흙 원소에 다가올 때, 신체의 고형적인 느낌과 단단함은 녹기 시작한
> 다…. 항상 신체와의 동일성을 강화시켰던 고형성이 녹기 시작하면 액체성의
> 느낌이 생기면서, 흙의 원소가 계속 용해되어 물이 되면, 흐름의 느낌과 유연
> 성이 있게 된다, 물의 원소가 용해되어 불의 원소가 되면, 액체의 느낌은 따
> 뜻한 안개같이 된다…. 불의 원소가 용해되어 공기 원소가 되면…, 가벼운 느
> 낌이 있게 되고, 열이 오르며 퍼지게 된다…. 공기 원소가 용해되어 의식이 되
> 면, 끝이 없는 느낌이 된다(러바인(Levine)1982).

오늘날 우리는 이 흙, 물, 불, 공기 모든 것 안에서 길을 잃어버릴 수 있다. 그러나 의심의 여지가 없는 지혜가 여기 있다. 우리는 이 '원소'의 은유적 성질을 보아야만 한다.

흙은 모든 원소 중에서 가장 크고 - 이는 조대한 물리적 신체에 해당한다. 그래서 죽음의 과정은 조대한 물리적 신체와 우리의 동일시의 해체에서 시작한다. 다음 원소 - 물과 불 - 는 양자 모나드의 활력적, 정신적 구성에 관계된다. 의식이 조대한 물리적 신체와의 동일시를 중지한 다음에 의식은 가능성 파동과 상관된 붕괴를 계속하여, 경험은 지속될지라도 미묘한 신체의 구성들과 동일시하게 된다. 그러나 이 경험은 근사체험자들이 보고한 것과 같은 가벼움의, 신체 밖 존재의 경험이다.

다음 원소는 공기인데, 거의 실체가 없다. 이는 테마체 또는 초정신 지능체를 나타내고, 원형이 있는 곳이다. 우리가 이것과 동일시하면, 우리는 비전(vision)을 구축할 수 있는 원형을 얻을 수 있다. 마지막 동일시는 원 상태의 의식과의 동일시이다. 이는 무한한 지복으로, 브라만(Brahman) 또는 수냐타(shunyata)이다.

죽음에서의 용해 과정은 의식의 완전한 자유로의 상승이고, 죽는 순간의 바르도는 이에 보완적인 것으로, 다시 한번 의식의 속박으로의 하강임을 주목하라.

분명히 근사체험은 그들의 경험이 정체성의 중심을 양자 모나드의 활력적, 정신적 구성으로 이전하게 하는 부조화된 생명을 위협하는 사건에 의해 생기는 것이다. 이 새로운 중심으로부터 간혹 원형적 비전과 함께 테마체의 정체성을 시도할 수 있게 된다. 그때 그들은 의식 자체의 빛을 희미하게 볼 수도 있다. 그러나 소걀 린포체 스승이 지적했듯이, 그들은 죽음으로 인도되는 진정한 용해의 경험을 하는 것이 아니다. 그들이 한 것은 연습이다. 이것은 진정한 사마디(samadhi), 틀림없이 자아를 넘어선 의식 상태의 경험이다. 그러나 이것은 죽는 순간 바르도의 진정한 경험은 아니다. 아직은 깊이가 충분치 않다.

그래서 내가 직관했던 비국소적 창문의 경험과의 차이가 생기는데, 이는 근사체험과 죽음의 순간의 바르도, 즉 제3 바르도 모두에서 열리기는 한다. 근사체험자는 천국의 영역은 경험하지만, 지옥 영역은 경험하지 않는다. 근사체험자는 인생회상의 경험은 하지만, 미래의 삶은 경험하지 않는다. 모두 충분히 깊게 다다르기 때문이다. 흔히 그들은 돌아오라는 말을 듣는다. 누가 그들에게 말하는가? 궁극적으로 그들 자신이다.

여담을 하나 하겠다. 만일 누군가 충분히 깊게 다다르면 어떤 일이 일어나나? 예를 들면, 밝은 빛을 볼 수 있을 만큼 충분히 깊게 간다면 말이다. 사마디 상태의 진전에서 명상과 은총을 통해 깨어 있는 상태에 도달하면, 그 사람은 바르도에서와 같이 같은 종류의 상승과 하강을 통과하게 된다. 주체 - 객체의 분리가 유지되는 사마디, 그래서 신체, 사비칼파 사마디 (savikalpa samadhi)의 일부 잔존한 정체성이 보다 흔한 사마디 경험이다. 그러나 문서에는 아주 드문 형태의 언급도 있는데, 니르비칼파 사마디(nirvikalpa samadhi)에서는 주체 - 객체의 분리가 없고, 일시적이지만 정체성이 지복체와 완전히 통합된다. 인도에서는 지복체로 - 밝은 빛으로 - 완전한 정체성의 변환을 이룬 사람은 아무도 21일 이상 살 수 없다는 강한 믿음을 가지고 있다.

근사체험으로 돌아와서, 나는 진정한 죽음의 경험에서는 이런 연습의 결점은 극복되고, 비국소적 창문은 더 활짝 열려, 생애 사이의 진정한 소통과 상호 영향이 더 흔하게 일어난다고 확신한다.

좋다. 그러나 지금 어떻게 사후의 바르도를 설명하는가? 죽음의 순간의 바르도에서 비국소적 창문의 열림은 스티븐슨과 다른 사람들의 전생 회상 자료를 설명해 준다. 정체성의 중심이 물리적 신체로부터 미묘한 신체로, 지복체로 이전하는 것은 사망하는 순간의 바르도에 대한 티베트의 묘사와 꼭 맞아떨어진다. 그러나 사후에는 물리적 신체는 없다. 거기에는 오직 무형의 양자 모나드만 있을 뿐이다. 물리적 신체와 함께 사라진 것은 주체 - 객체 분리 경험의 가능성이다. 사실 거기에는 깊은 수면과 같이 오직 의식의 과정만 있을 뿐이다. 그러면 죽는 순간의 바르도는 어떻게 설명되는가?

다행히도 이 딜레마에서 빠져나올 방법이 있다. 이를 보기 위해서 어떻게 티베트의 위대한 스승들이 그들이 살아 있을 때 죽는 순간의 바르도를 직관했는지 물어보자. 또 다른 힌트는 최면술 또는 홀로트로픽 호흡 하에서 티베트에서의 묘사에 들어맞는, 부모를 선택하는 것과 같은, 죽는 순간의 바르도 경험을 기억하는 자료가 있다는 것을 인지할 때 얻을 수 있다. 예를 들면, 헬렌 왐바흐가 연구했던 한 사람이, "나는 내가 전혀 태아 속에 있지 않다는 것을 발견하고 무척 놀랐다. 가장 이상했던 경험은 내가 태아가 생기는 것을 돕고 있었다는 것이다"라고 말한 것이었다(왐바흐 1979). 이 말은 그 태아와 그의 무형의 양자 모나드를 연결하는 무의식적 과정의 기간에 업보에 의한 태아의 생성과 비국소성을 시사한다.

그래서 우리는 이 힌트들을 모아서 다음을 제안할 수 있다. 양자 모나드에서는 주체 - 객체의 경험은 없으나, 미묘체의 양자 가능성의 무의식적 과정은 있다. 이는 다양한 가능한 경로를 만든다. 태어날 때 물리적 신체가 가용하면 이 경로 중의 하나가 나타나고, 전체 경로의 사건이 후향적으로 일어난다. 이들은 의식적 사건으로 지각되지는 않으나, 그들의 기억은 이용 가능하다. 예를 들면, 최면술에 의해 기억이 촉발되면 회상될 수 있다.

탄생 경험에 대한 헬렌 왐바흐의 최면회귀 연구를 보면, 신중하게 선택된 미국 일반인을 대표하는 750명이 참여한 단면조사에서 81%의 사람들이 자신이 태어나는 것을 선택했다고 생각했다. 그리고 100%의 사람들이 아기가 태어나서 6개월 될 때까지는 아기의 정체성을 거의 가지고 있지 않다고 밝혔다. 그들은 들락거린다고 느꼈다(왐바흐 1979). 이런 종류의 자료는 처음에는 이원론적으로 들린다. 그러나 지금 여기 제시된 이론의 좋은 측면에서 보자. 이들이 합리적이지 않은가? 그렇다. 탄생의 경험에서 대안적인 경로 사이에 선택이 있다. 개념상 물리적 신체의 정체성이 아직 약해서, 신체의 밖에 있으려는 경향이 있다. 정체성은 아직 양자 모나드의 확장선상에 있다.

현대적 관념론 형태에서의 『티베트 사자의 서』: 개정판

그래서 결국 우리는 『티베트 사자의 서』의 일부를 우리의 현대적 마음에 맞는, 그의 메시지에 대한 양자적 이해를 반영하는 용어로 재해석할 준비가 되었다. 그러나 원래 사용된 체제를 근접하게 유지하면서 재미있게 해보자.

고귀한 탄생이여, 주의하여 들어보라. 죽는 순간 당신이 바르도에 들어가는 것에 대하여 모든 외부로부터 신호가 오는 것 같다. 영적인 일과 해방은 일생에 한번 있는 기회이다. 그래서 의식이 당신의 물리적 신체로부터 긴박하게 떠나려는 신호를 보이기 시작해 어렵겠지만, 인식하는 상태로 있어

보라.

정신 차려라. 당신이 죽는 순간 바르도로 들어갈 때, 세상은 다르게 보일 것이다. 모든 가능성에서 당신은 신체를 떠난 경험이 단 한 번도 없다. 자, 이제 한번 경험할 차례이다. 당신은 날 수 있으리라고는 생각해 본 적도 없을 것이다. 지금은 할 수 있다. 당신은 가볍고 또한 마음도 편할 것이다.

오, 고귀한 탄생이여, 주의해서 들으라. 만일 당신이 신체 밖에 있으면, 이는 아주 정상이다. 이는 바로 당신이 이제 살아 있는 동안 뒤에서 당신의 경험 형성을 도왔던, 당신의 양자 모나드 - 당신의 활력적, 정신적 재능 - 에 더 동일시하는 것을 의미한다.

당신은 비국소적 경험을 하고 있는 것이다. 당신은 자신의 몸이 침대 위에 있는 것을 볼 수 있다. 걱정하지 말라. 죽음은 위대한 사마디로 통과하는 의례이다. 정숙하고 편히 있으며 인식하라. 가장 위대한 경험이 다가오고 있다.

오, 고귀한 탄생. 만일 당신이 신체 밖에 있는 경험을 놓쳤다면, 그대로 두라. 당신의 시야에 집중하라. 당신은 터널을 지나가고 있는가? 자, 당신이 무엇을 만드는가를 보라. 그것들은 당신이 항상 상상하고 있던 것들이다, 그렇지 않은가? 다른 쪽으로 가는 터널. 그러나 아직 반대쪽에 도착하지 않았다. 당신은 아직 당신의 경험을 안내할 능력이 있다, 선명한 꿈에서처럼.

당신의 일차적 정체성은 양자 모나드와 함께 있고, 당신은 이제 활력체와 정신체를 안내할 테마적 세계에 형태를 가져다줄, 시각을 구축할 큰 힘을 가지고 있다. 당신은 멀리서부터 불빛을 볼 수 있는가? 그것은 당신을 부르는 유일무이한 의식의 빛이다. 이 광경은 서곡일 뿐이다. 그들에게 주의를 집중하라. 많은 업보가 지금 주의를 집중함으로써 파괴될 수 있다.

당신은 빛의 존재를 보고 있는가? 예수? 석가? 좋다. 그들이 틀림없이 돕는다. 당신은 지금 당신의 생애를 회상해야 할 수도 있다. 그 기억이 오게 하라. 만일 회상에 전생이 포함되면 더 좋다. 들어오게 하라.

인식하고 있으라, 인식하고 있으라, 나의 친구여. 당신 미래의 생애를 언뜻 보고 있는가? 당신이 통해서 보고 있는 비국소적 창문은 과거와 미래의 모든 당신의 생애에 열려 있다. 당신은 지난번 당신이 만든 과거의 동시성의 혜택을 받은 것처럼, 당신의 미래를 위한 동시성의 경험을 만들고 있는 것이다. 오! 고귀한 탄생이여, 당신은 이 여정을 오랫동안 해오고 있는 것이다.

만일 당신이 당신의 생을 회상하고 그것을 다음 생과 공유하는 것을 놓쳤다면, 그것으로 좋다. 당신의 생에 대해 휴식을 취하고, 그것에 대해 판단하지 말라. 만일 당신이 당신의 과거와 미래의 생애를 보았다면 그것은 좋은 징후이긴 하지만, 당신이 다음 영역에 들어가기 전에는 자신을 판단할 필요가 없다. 하지만 상관없다.

주의를 집중하라. 당신이 지금 무엇을 보고 있든지 간에, 그것은 당신이 자신의 테마체의 원형으로부터 구축하고 있는 것이다. 용감해지라. 생애 동안 당신을 바쁘게 했던 일상적 이미지에 갇히지 말라. 당신의 감정이 설사 폭력적인 신과 천사를 만나는 것을 의미할지라도, 있는 그대로 보아라. 이는 당신이 만든 것을 그저 보여주는 것이다. 그것이 지옥같이 느껴져도 괴로워하지 말라.

만일 당신이 지금 당신의 감정을 억누르고 있다면, 당신이 무의식적일 때 당신을 다른 곳으로 데려갈 것이다. 어째서 지금 용감해지고 그대로 끝내지 않는가? 당신은 충분히 오랫동안 감정으로부터 숨어 지냈다.

지옥 또는 천국은 모두 당신의 마음먹기에 달렸다는 것을 명심하라. 도교(道敎)에서의 이야기를 아는가? 한 사람이 지옥에 갔더니, 전통적으로 말하는 불과 유황은 없고, 큰 연회가 있었다. 생각할 수 있는 온갖 맛있는 음식들이 쌓인 원형 테이블에 사람들이 앉아 있었다. 거기에 한 문제가 있었다. 포크와 스푼, 칼의 크기가 거의 테이블과 같았다. 사람들은 그 큰 식기로 먹으려고 애를 썼으나 소용없었다. 천국에 가자 똑같은 연회가 있었다. 한 가지 다른 것은, 사람들이 연회 테이블의 반대편 사람들을 서로 먹여 주고 있었다.

자, 만일 당신이 폭력적인 신을 놓쳤다면, 그것으로 좋다. 평화로운 영역에서 좋은 신을 만날 준비를 하라. 당신은 항상 천국에 가기를 원했다. 자, 여기가 바로 천국이다. 알겠는가? 당신이 좋아하는 동정의 여신으로부터 사랑을 느끼라. 정의가 구현되는 세계를 보라. 자애롭고 정의로운 신에 대한 당신의 환상이 이제 여기서 구현되었다. 그러나 들으라, 어린이들아. 만일 당신이 여기까지 멀리 왔으면, 왜 더 이상 지속하지 않는가?

만일 당신이 좋다면, 죽은 다음 당신은 확실히 이 영역과 동일시하고 천사나 보살이 될 수 있다. 그러나 밝은 빛의 모든 것에 앞서 있는 것은 본질적인 의식이다. 당신의 정체성은 이제 실제로 당신의 물리적 신체, 미묘한 신체, 테마체로부터도 떨어져 나왔다. 당신은 가장 가느다란 실에 의해 생에 매달려 있다. 당신이 아직 인식한다면, 모든 정체성이 떠나도록 놔두라. 이것이 마지막 평화이고, 마지막 빛이다. 열반(Nirvana)이다. 해탈(Moksha)이다. 이것이 영원한 천국이다. 옴, 평화! 평화! 평화!

이제 당신은 죽었다. 당신은 반대편에 도착했다. 오, 고귀한 탄생이여. 당신은 무의식적이고, 오직 가능성 안에서만 처리할 능력이 있다. 우리가 당신의 귀에 말하는 단어는 더 이상 국소적 채널로는 당신에게 도달하지 않는다. 그러나 양자 비국소성에는 영광이 있다.

만일 당신이 밝은 빛을 놓치지 않았다면, 당신은 지금 신과 함께 있는 것이다, 당신에게 경의를 표한다. 나마스테(Namaste)[106]. 만일 놓쳤다면, 당신을 기다리고 있는 가능성으로 가라. 나중에 도움이 될 것이다.

사실 만일 당신이 죽음으로 다가오는 평화로운 천국의 영역에 동일시했다면, 죽음 - 재탄생의 순환을 초월한 것이다. 당신은 천국으로 가는 경로를 택했다. 그러나 동정하는 마음으로, 다른 존재를 돕기 위하여, 당신은 자신의 구원을 선택하지 않았다. 당신은 자신의 양자 모나드에서 영원히 광채로

---

106) 인도와 네팔에서 만나거나 헤어질 때 하는 인사말.

남을 것이다. 당신이 원하는 시간이 끝날 때까지, 혹은 이는 신의 의지라고 말해야 할 것 같다. 당신은 내가 말하려는 것을 알 것이다 - 당신의 의도가 신의 의도이다.

만일 당신이 죽음으로 오면서 천국의 영역을 놓쳤으나, 당신의 정서적 지옥 영역을 인지하고 동일시했다면, 당신은 여전히 더 이상의 탄생으로부터 자유롭다. 당신은 아직도 도움을 주는 천사다. 당신은 우리들의 어두움을 깨끗하게 하는 데 도움을 줄 것이다. 당신에게 경의를 표한다.

만일 당신이 죽음으로 들어가는 동안 지옥과 천국을 모두 놓쳤다면, 위에서 말한 가능성들은 당신과 관련이 없다. 내 친구, 고귀한 탄생이여, 당신은 다시 태어날 것이다. 당신은 죽음에서 여섯 번째 바르도인 십다 바르도(sipda bardo)에 있다. 당신은 무의식적이지만, 당신 앞에는 당신이 진행되는 가능성이 있다. 당신이 다시 태어날 때, 이 가능한 경로 중의 하나를 택하게 된다.

만일 당신이 원형적 테마적 영역이 들어가는 지옥 또는 천국과 동일시하지 않았지만, 그러나 개의치 않고 언뜻 보는 것을 즐겼다면, 당신이 가능성 내에서 있을 곳은 그들의 영역을 받아들이는 것이다. 당신은 다시 태어나기 위해 서두를 필요가 없다. 당신이 지구에 다시 태어날 때, 당신은 삶에 봉사하고 의식에 봉사하는 또 다른 기회로서 환영받을 것이다. 친구여, 나는 당신을 걱정하지 않는다.

만일 당신이 인생회상을 하면서 죽음을 인식하고 있으면, 만일 당신이 다음 순번에 태어날 어린이와 상호 연관이 있고 소통이 된다면, 그 가능성의 경로는 당신의 것이고 이미 선택을 한 것이다. 당신의 지혜로, 당신이 필요한 것을 알고 있고, 당신의 업보를 잘 풀어낼 가장 좋은 기회를 가져다주고 모나드의 책임을 만족시킬 수 있는 생애를 알고 있다.

만일 당신이 그렇게 인식하고 있으면, 나중에 당신의 다음 생애에서, 지금은 가능성이었던 것이 그때는 실제가 되기 때문에, 당신이 십다 바르도 때

한 일을 기억할 수 있다. 당신은 임신되었을 때 부모를 볼 수도 있다. 당신은 아직 태아와 동일시되지 않았다. 당신은 아직 신체 밖에 있고, 당신 부모의 눈을 통해서 소위 텔레파시적으로 보고 있고, 아마 욕구를 느낄 수 있다. 이 욕구는 태어날 때의 성을 결정하는 것이다. 적절한 정자가 난자를 만나는 것은 2차적인 것이다. 만일 당신의 욕구가 엄마 쪽을 향하면 아들로 태어나고, 아버지 쪽을 향하면 딸로 태어난다.

만일 당신이 이 생애에서 좋은 성향을 얻었다면, 당신의 성향을 더 발전시켜 줄 부모를 선택하기 바란다. 당신이 이생에서 좋은 시간을 보내지 못했다면, 당신 삶의 목적을 전혀 찾지 못했다면, 다음 생에서 찾기 바란다. 자신에게 선을 베풀고 진실하라. 당신 개개인의 여정을 충족하라. 그리고 할 수 있는 한 다른 사람을 도우라. 옴, 평화, 평화, 평화.

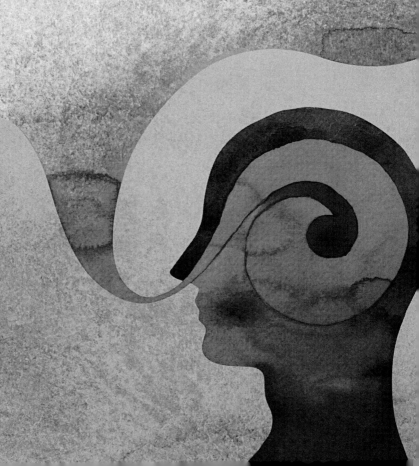

제9부

자아로부터 진화하는 양자 모나드로 :
삶의 새로운 맥락의 개발

지난 세 장으로부터 볼 때, 양자물리학이 우리에게 죽음 이후의 생존과 윤회에 대한 만족할 만한 모델과, 『티베트 사자의 서』 같은 책에 있는 전통적인 지혜에 맞는 모델을 개발할 수 있게 해준다는 것은 분명하다. 그러면 우리는 누구인가? 물론 가장 명백한 수준에서 우리는 우리의 자아와 동일시한다. 그러나 우리의 창의성, 사랑의 경험, 깊은 윤리적 결정을 할 때, 우리가 보다 심원한 수준 - 양자 자신 - 에 있을 수 있음을 감지할 수 있게 해준다.

우리 발전의 어느 시점에서 우리가 자아와 동일시하는 한, 우리의 창의적인 잠재력이나 완전히 행복할 수 있는 잠재력을 충분히 인지하지 못할 것이라는, 또는 다른 사람들을 무조건적으로 사랑하는 능력을 개발하지 못할 것이라는 의심을 갖기 시작한다. 이 시점에서 우리는 우리의 정체성을 양자 자신으로 전환하는 영적 여정을 시작하게 된다. 그러나 윤회의 도식이 우리가 어떻게 이 여정을 나아가야 하는가에 대해서 새로운 시각과 통찰을 추가해 준다. 이것이 이 장의 주제이다.

보기에 따라서는 앞 장에서 개발된 영혼의 모델, 양자 모나드 모델은 아직 불완전하다는 것을 주목하자. 아직 설명되어야 할 일련의 자료들이 있다. 7장에서 업보의 축적에 대해 이야기했다. 각 생애가 지날수록 업보가 축적된다. 그래서 이 모델에서는 윤회가 지속될수록 영원히 업보의 수레바퀴에 점점 더 많은 업보가 부과된다. 또한 7장에서 나는 천사와 영적 안내자에 대해 말했다. 어떻게 영혼이 이런 숭고한 상태에 이를 수 있는가? 어떻게 업보의 수레바퀴를 벗어나 해방을 성취하는가? 이 장과 다음 장에서 우리는 업보의 수레바퀴를 넘어서는 영혼의 진화에 대해 논의하기로 한다.

주의를 기울여라. 어느 정도 진정한 측면에서, 우리는 윤회 모델의 지적 결실에 대해, 그리고 윤회가 어떻게 영적 개발의 경험적 여정을 돕는가에 대해 이야기하고 있는 것이다. 이 장의 일부는 꽤 전통적인 내용에 대한 재고이다. 양자 모델은 전통이 주장하고자 하는 바에 대해 만족스러운 바탕이 되어 준다. 그러나 전통적 내용과 연계되면서도 창의성의 양자도약, 관계의 얽힌 계층과 같은 개념으로 된 양자적 풍부성에 주목하고, 그들을 당신 자신의 여정에 통합시켜라.

아트만 프로젝트 *(The Atman Project)*

우리는 보통 자신을 개성과 관계된 자아의 측면에서 생각한다. 우리는 빙하에서 강물이 흘러나오듯이, 자아로부터 우리의 행동이 끊임없이 흘러나오고 우리의 행동을 선택한다고 믿는다. 그리고 이 세상은 이 자아와 자아의 '자유의지'의 운동장이 된다.

자아는 우리 모든 경험의 조직자이고 해석자이다. 다른 사람들에 대한 우리의 경험은 이렇게 조직되고, 자아의 2차적인 부수 현상이 된다. 내 가족과 내 친구들인 한 다른 것들은 용인되고 사랑받기도 한다. 그러나 내 자아의 경계 밖에 있는 사람들은 정당하지 않고 죽음에 이르도록 파괴되기도 한다.

가장 상위에 있는 자아의 의무는 자기보호이다. 철학자 켄 윌버는 이를 '아트만 프로젝트'라고 부른다. 윌버는 우리가 매 순간마다 삶과 죽음, 에로스[107]와 타나토스[108] 양 극단의 교차로에 서 있다고 말한다. 에로스는 우리를 생명과 자아 - 불멸 쪽으로 향하게 한다. 우리는 주동자, 선동자가 되어 지배권을 확립한다. 타나토스, 죽음의 원형은 우리를 자아의 희생을 수반하는 우주적 일체로 향하게 한다. 그러나 자아는 영리하다. 자아는 죽음의 우주적 일체로 향하는 것을 벗어나게 하여, 더 분리된 거짓된 곳으로 가게 한

---

107) 그리스 신화에서 사랑의 신.
108) 그리스 신화에서 '죽음'을 의신화한 것.

다. 자아 - 죽음의 소망은 다른 사람의 죽음을 소망하는 희생 의식이 되고, 심지어 문자 그대로 그것을 수행하기도 한다(월버 1980).

에로스와 타나토스, 그들이 자신들을 우리의 삶에서 균형 있게 표현할 때, 삶은 면도날 위에서의 아름다운 춤이 된다. 죽음이 매 순간마다 허용되기 때문에, 창의성은 가능하며 실제로 불가피하다. 시인 타고르(Raindranath Tagore)[109]는 다음과 같이 썼다.

죽음이 당신의 문을 두드리는 어느 날
당신은 그에게 무엇을 줄 것인가?
나는 나의 손님 앞에 내 생애의 모든 혈관을 준비할 것이다.
절대로 그가 빈손으로 가게 하지 않을 것이다.

대조적으로, 타나토스가 자아의 봉사에서 벗어날 때, 우리는 죽음에 대한 깊은 두려움을 나타내고 창의성은 고갈된다. 이런 삶은 방향타가 없고, 본성이 죽음을 피할 수 없는 신체에 대해 불멸을 추구하며 길을 잃는다.

최근 엘리자베스 퀴블러 로스(Elisabeth übler - Ross) 등이 수행한 말기 환자의 죽음에 대한 연구에서 이런 자아의 경향이 확인된다(이마라(Imara)1975). 위 환자들은 다음 단계들을 거치는 것 같다.

1. 부정 : 충격에 빠져 죽음이 임박했다는 것을 부정한다. "이런 일이 나한테 생길 수는 없다. 나에게는 아니다. 악성 종양이 나에게? 내가 오직 수개월 밖에 못 살아? 말도 안 돼." 이 부정은 죽음에 대한 공포에 관한 소통의 단절로 이끈다. 환자는 외로움과 고립감을 느끼고, 내적 갈등과 죄의식으로 당황스러워한다. 존재에 대한 의미 없음이 특히 타

---

109) 인도 시인. 초기 작품은 유미적이었으나, 갈수록 현실적이고 종교적인 색채가 강해졌다. 교육 및 독립운동에도 힘을 쏟았다. 시집 『기탄잘리』로 1913년 노벨 문학상을 받았다.

격을 준다.

인도의 대서사시 <마하바라타(Mahabharata)>[110]에 다음과 같은 이야기가 있다. 어느날 왕자 요디스티라(Yodhisthira)와 형제들, 그리고 그들의 한 부인이 물을 찾으러 숲을 통과해 여행하고 있었다. 멀리 호수가 있을 만한 곳에서 요디스티라는 먼저 물을 가지러 가도록 그의 부인을 보낸 다음, 차례로 네 형제들을 보냈다. 그러나 소용없었다. 아무도 돌아오지 않았다. 마지막으로 왕자 자신이 호수를 찾았으나, 한 초인간적 존재가 지키고 있었다. 그는 수수께끼를 맞히지 못하면 물을 줄 수 없다고 했다. 첫 번째 수수께끼는, '세상에서 가장 이상한 일은 무엇인가?' 였다. 이 질문에 대해 요디스티라는 "수백만의 사람들이 매일 죽는다. 그런데 이를 알면서도 사람들은 자신이 언젠가는 죽는다는 것을 믿지 않는다"라고 대답했다. 맞는 대답이었다. 실제로 부정은 말기 환자에게서만 일어나는 것이 아니다. 대부분의 사람들은 부정한다.

2. 분노 : 결과적으로 부정 다음에는 분노라는 감정이 표현된다. 왜 나인가? 어째서 나쁜 사람들이 아니고? 좋다, 나는 죽는다. 그런데 왜 이렇게 고통스러워야 하는가? 나는 동정은 바라지도 않는다.

3. 협상 : 이는 '내가 살 수 있으면, 아주 좋은 사람이 될 텐데' 하는 구절이다. 인색한 사람은 기부자가 된다. 지나친 욕정 때문에 죄의식이 있던 사람들은 금욕주의자가 된다. 그러나 이 협상은 진심으로 하는 것이 아니다. 협상은 항상 동기적(動機的)이 아니라 조건적이다. 자아는 자신이 원하는 것을 얻거나 보상을 바랄 때만 희생한다. 그렇지 않으면 다시 탐욕적으로 돌아온다.

---

110) 《라마야나》와 함께 고대 인도의 양대 서사시. 18권으로 이루어진, 힌두교 백과전서라고 할 수 있다 가장 유명한 철학적 시편은 『바가바드기타』로 제6권이며, 힌두교도의 성서라고도 한다.

4. 우울 : 협상이 실패하면 현실은 수긍하는 쪽으로 가게 된다. 그렇다, 나는 죽을 것이다, 나는 더 이상 아무것도 아니다. 이제 죽음 앞에서 우리의 무력함에 대한 깊은 직관이 있다. 이는 영적인 수행에서 말하는 '영혼의 어두운 밤'과 같다. 자포자기가 있고, 무의식적 과정과 자아의 비실재성에 대한 직관이 있다.

5. 수용 : 죽음의 우주적 가능성을 거부하는 자아의 한계를 넘어, 창의적 양자도약이 일어날 수 있는 열린 마음과 함께 우울 단계는 끝난다. 양자도약이 일어나면, 어떤 내적 평화가 찾아온다. 이 단계의 사람들은 보다 능률적으로 살고, 흔히 창의적이다.

두 가지 더 언급할 말이 있다. 첫 번째는, 이 단계들은 목록이 보여주는 것처럼 순차적으로 일어나지는 않는다. 사람들은 변덕이 심하다. 많은 변덕을 겪은 후의 수용이 진정한 수용이 된다(러바인(Levine)1982). 이 변덕은 창의적인 행위에서도 흔하다.

두 번째는, 모든 사람이 다섯 단계를 다 거치는 것은 아니다. 그런 사람들은 그들에게 의미 있는 다른 사람들과 자신의 상황에 대해 이야기하는 소통을 훨씬 잘한다. 이런 사람들은 방어적이지 않고, 경험을 동료들과 공유하며, 중요하지 않은 일들보다는 자신들에게 일어나는 일들에 대해 이야기한다. 마지막으로 삶을 좋고 또 나쁘기도 한 것으로 받아들인다. 극단적으로 받아들이지는 않는다(이마라(Imara)1975). 요약하면, 그들은 이미 자아 너머에 생이 있다는 것을 알고 있고, 그래서 죽음에 대한 공포가 적다.

사실 우리의 영혼에서 자아/영웅의 행위를 찾으려 하면, 우리는 찾지 못한다. 실제로 우선 자아는 개인적 이야기의 집합인 내용에 지나지 않는다. 물론 자아는 또한 우리의 다양한 구상에 맞는 다양한 인격을 만들어 내고 실행한다(인격이란 개념은 그리스에서 극장 공연 시 마스크를 쓰는 아이디어에서 유래한 것이다). 자아와 인격은 허구이고, 자연히 일시적인 것이다. 만일 우리가 처음부터 일시적인 것임을 알았다면, 우리는 죽음을 부정할 필요를 느끼지 못했을 것이다.

우리 자신에 대한 재고

실제로 우리 자신을 생각하는 보다 정교한 방법은 인과적으로 말해서, 경향과 기질의 집합인 성격으로서 이해하는 것이다. 우리 행위의 대부분은 우리 마음에 있는 습관 패턴으로부터 나온다. 행동주의가 우리의 정신사회적 훈련(조건 형성)의 결과라고 보는 것이 이 성격이며, 그래서 행동주의 신조는, 개인적인 수준에서의 행위의 자유는 없다고 말하는 것과 같다.

정체성의 자아 수준에서 우리에게 자유의지가 없다는 행동주의는 옳을까? 부분적으로는 그렇다. 뇌와 뇌파기를 연결한 실험에서 당신에게 자유의지로 손을 들게 했을 때, 뇌파기를 보고 있는 다른 사람이 당신이 손 드는 것을 '자유의지로 행하려는' 것을 미리 예견할 수 있기 때문이다. 예측될 수 있는 자유의지가 어디 있겠는가? 그러나 결론적으로는 그렇지 않다. 신경생리학자 벤자민 리벳(Benjamin Libet 1985)[111]이 보여주었듯이, 당신이 예견 가능한 손을 드는 행동을 시작한 다음 당신 자신이 중지할 수 있다. 이는 '그저 No라고만 말하라'라는 일반적인 경고에 강력한 신빙성을 가져다준다.

우리의 성격은 정신사회적 조건 외에도 많은 것이 있다. 우리 습관의 일부는 행위에 대한 창의적 학습의 결과이다. 이것은 가르쳐서 되는 것이 아니다. 오직 예시되고 촉진되는 것이다. 수학이 좋은 예이다. 수학을 가르치

---

111) 미국의 신경생리학자. 인간 의식에 대해 선구적인 연구를 했고, 특히 자유의지에 관한 업적이 많다. 'conscious mental field ' 이론으로 물리적 뇌에서 나오는 정신 현상을 설명하고자 했다.

는 것은 때로 배우는 사람의 창의적 참여를 요구하기 때문에 어려운 일이다. 어떤 것은 새로운 맥락의 발견을 요구하기도 한다. 또 다른 예로는 사랑과 정의이다.

우리가 발전하는 과정에서 우리는 우리의 성격을 형성하는 맥락을 창의적으로 발견한다. 프랑스 심리학자 피아제(Jean Piaget 1977)[112]는 이 과정을 그가 말하는 항상성에 도달하려는 '평형'의 연속으로 묘사했다. 어린이는 항상성을 유지하기 위해서 단순하고 상호적인 평형을 사용하고, 새로운 동화의 수준, 새로운 항상성으로 변화하기 위해서는 계층적인 평형을 사용한다. 아기에게 손가락을 갖다 대면 빨기 시작할 것이다. 이 아기는 단순 평형의 과정을 완수했다. 단순 평형은 객체와 행동 사이에 일대일 대응으로 구성된다. 예를 들면, 손가락과 빠는 것이다. 상호 평형은 단순하게 평형시킨 두 개의 계획과 객체를 하나의 전체로 평형시키는 것으로 구성된다. 예를 들면, 객체를 잡는 것과 손가락 빠는 것을 배운 아기가 두 기술을 함께하여 젖꼭지를 입으로 가져가는 것이다. 평형의 세 번째 형태인 계층적 평형은, 평형된 시스템과 계획이 맥락적으로 통합되는 과정이다. 계층적 평형에는 창의성, 창의적 학습이 요구된다.

어린 시절 내가 처음 숫자를 기억하고 100까지 세는 것을 배웠을 때, 어머니가 연습을 시켜서 그렇게 했다. 어머니가 맥락을 정해 주었고, 나는 반복해서 학습하고 기억했다. 숫자 자체는 나에게는 무의미했다. 다음에 나에게 두 개로 된 세트를 생각하게 했고 - 두 손가락, 두 개의 냄비 - 다음에는 세 개의 세트 - 세 권의 책, 세 개의 대리석 - 를 생각하게 했다. 그러다 어느 날 갑자기 두 개와 세 개의 차이가(그리고 다른 모든 숫자도) 나에게 대낮처럼 분명해졌다. 내가 새로운 맥락 속에서, 세트라는 개념 속에서 수를 보는 관점

---

112) 스위스 출신의 프랑스 심리학자. 어린이의 정신 발달, 특히 논리적 사고 발달에 관한 연구로 인식론의 제반 문제를 추구했다. 정신병 환자의 임상진단 방법을 응용하여, 어린이와 대화를 나누면서 어린이의 사고 과정의 하부구조를 밝혔다.

을 배웠기 때문이다(그때는 이런 식으로 표현할 수 없었지만 말이다). 비록 주위 사람들이 나로 하여금 그것을 빨리 익히도록 해주었지만, 의미를 발견한 것은 나였다. 이것이 계층적 평형의 예이다.

우리의 새로운 과학은 피아제의 개념을 지지한다. 우리는 두 가지 다른 양식 모두에서 탐구할 수 있다. 양자(아트만) 양식에서는, 즉 얽힌 계층의 창의적 양식에서 우리는 새로운 맥락을 발견한다. 단순계층 자아 양식에서 우리는 새로 발견된 맥락으로 우리의 성격을 더 발전시키도록 적용하는 폭을 탐구한다.

우리 자신을 보는 윤회의 골조는 우리의 성격에 더 이상의 신체를 추가한다. 우리의 성격은 이 생애에서 습득한 성향, 습관, 발견된 맥락뿐만 아니라, 전생에서의 습관과 발견된 맥락으로 정의된다. 석가가 말했듯이, 당신의 과거 생을 포함하여 "당신은 생각해 왔던 모든 것이다." 그러나 이는 우리 자신의 구조에 대한 재검토를 요한다.

한 수준에서 우리는 자아, 우리의 구상(story line)과 동일시한다. 더 깊은 수준에서는 우리 구상의 맥락을 발견하기 위해 양자 자신, 더 깊은 자신에 의존하고 있다는 것을 인식한다. 우리의 양자 자신은 자아를 구성하는 내용의 맥락을 발견한다. 이 과정의 한 가지가 우리가 도달한 기질이며, 우리가 학습한 저장 목록 다발인 성격인 것이다. 그리고 우리는 그것에 동일시한다.

윤회라는 골조 없이는, 이 책을 포함한 대부분의 저자들이 그렇듯이, 성격을 전적으로 현재의 자아 정체성의 부분만으로 보는 실수를 범하기 쉽다(고스와미 1993). 윤회의 골조에서는, 성격은 지속되나 특정한 생애의 특수한 구상(자아 내용)은 다른 생애에서는 존속하지 않는다. 그러나 그런 이야기의 맥락으로서 작용하는 기질은 존속한다. 이 정체성, 양자 모나드가 한 생애에서 다른 생애로 존속하며, 자아와 양자 자신 사이의 중간에서 개개인의 수준을 정의하는 것이다.

만일 우리가 우리의 삶, 우리의 실패와 성공을 이해하려면, 단순한 현생의 분석만으로는 안 될 것이다. 소설가 노만 메일러(Norman Mailer)[113]는 『마릴린 먼로(Marilyn Monroe) 전기』에서 이렇게 썼다.

우리가 마릴린 먼로를 이해하기 위해서…, 왜 그녀가 그녀의 모든 영혼 일가족의 기존 부채와 실패에서 벗어나기 위한 절박한 의무를 가지고 태어났다고 추정하지 않는가…. 이왕 그녀를 설명하기 위해서는, 그녀의 뒤얽힌 삶의 경로를 따라가는 동안 우리의 마음을 지지하기 위한 하나의 개념으로 업보라는 관념을 가져 보자.

이 호소는 우리 모두에게 적용된다,

동인도의 전통에서는 혼란을 피하기 위해서 아트만(atman)은 - 우리의 용어로는 양자 자신 - 파라마트만(paramatman) 또는 위대한 아트만이라고 불린다. 이에 비해 개개인의 중간 수준은 지바트만(jivatman) 또는 간단히 지바(jiva)라고 한다. 다시 말하면 지바는 양자 모나드의 산스크리트 이름이다(그림 7.3 참조).

업보(業報, Karma)

우리가 한 생애에서 발견하고 개발한 맥락은 이어지는 생에서 그대로 남아 그 생을 더 풍부하게 만든다. 이는 좋은 업보이다. 그러나 이것이 어떤 좋

---

113) 미국의 소설가, 언론인, 극작가, 영화 각본가이자 감독, '창작 논픽션'의 창시자, 『아메리카의 꿈』, 『나자와 사자』, 『밤의 군대』 등이 대표작이다.

은 일을 한 것에 대해 보상이 있다는 뜻은 아니다. 과거의 생에서 배운 것이 현 생에서보다 나은 운명을 개척하는 데 선천적인 지혜로 도움을 준다는 뜻이다. 아인슈타인은 과거의 생에서 습득한 지혜로 물리학 천재로서의 삶을 갖게 되었을 것이다.

당신은 또한 학습된 목록들이, 그리고 한 생애에서의 성격이 당신 개개의 양자 모나드에 기여하는 전부는 아니라는 것을 기억해야만 한다. 당신의 성격의 부분으로서, 당신은 또한 일반적으로 창의성과 사랑, 자아 정체성의 초월에 대해서도 방어와 장벽을 구축한다. 이는 켄 윌버(1980)가 자아의 아트만 프로젝트라고 부른 것이다. 이는 아트만, 양자 자신을 멀리하기 위한 프로젝트이다.

이 부정적 훈련(조건화), 창의적 맥락을 회피함으로써 성취된 이들 자아 - 방어는 또한 습관 패턴의 일부가 되고, 미묘체가 양자기억을 통해 운반하는 기질이 된다. 당신은 전생의 부정적 훈련(조건화)으로부터 이 생애에서 공포증을 얻을 수 있다. 이것이 나쁜 업보이다.

다른 사람들이 업보의 상호 연관을 통하여 하나의 생애 이상에서 당신과 연관될 수도 있다. 특정한 개인(또는 개인들)이 사랑의 본성의 발견이라는 당신의 요구에 의해서 당신과 연관될 수도 있다. 이는 항상 의식의 구현과 융이 남성에서의 원형적 여성(아니마, anima)[114], 그리고 여성에서의 원형적 남성(아니무스, animus)[115]이라고 부른 것의 통합과 관련이 있다. 그러나 우리 생애에서 아니마 또는 아니무스를 통합하는 것은 어려운 일이고, 흔히 한 생애 이상이 필요하다. 또한 아니마 또는 아니무스를 자각하는 데에는 보통 이성의 파트너가 필요하다. 그래서 당신이 아니마 또는 아니무스 테마를 구현하는

---

114) 스위스의 정신 의학자 융이 분석심리학에서 사용한 말로, 『꿈의 분석』에서 남성 환자의 꿈에 특징적인 여성상이 많이 출현하는데, 이를 남성들의 보편적 무의식 내에 존재하는 여성상이라고 하여 아니마라고 이름 붙였다.

115) 융의 『꿈의 분석』에서 여성 환자의 꿈에 특징적인 남성상이 많이 출현하는데, 이를 여성들의 보편적 무의식 내에 존재하는 남성상이라고 하여 아니무스라고 이름 붙였다.

춤 위에서 당신 성격 안의 사랑을 통합하려 할 때, 다른 개인의 양자 모나드와 관계의 롤러코스터를 타는 것 같은 관계가 된다. 당신들이 여러 번의 생애에서 얽힌 쌍의 한 개인이라면, 상대방을 서로 영혼의 동반자로 감지하게 된다.

부정적인 측면으로는, 당신은 융이 말하는 영웅의 여정에서 이 생애의 적을 고를 수도 있다. 적들은 영웅의 요구에 의해 영웅에게 에너지를 주기 때문에, 그들은 정말 조력자인 것처럼 변장한다. 여러 생애가 지나면, 영웅과 적의 역할이 교대될 수 있다. 이는 만일 당신이 이 생애에서 누군가에게 해를 입히면, 그 사람이 다음 생에서 그대로 복수할 수 있다는 의미이다. 나도 이것이 멜로드라마 같아서 미심쩍기는 하다. 그러나 지금도 우리가 누군가에게 비윤리적인 해로운 행동을 하면, 중요한 원형적 테마인 사랑과 신뢰에 대해 이해하지 못하고 있는 것은 확실하다. 당신이 죽으면, 당신의 다른 생애에서 이 위대한 테마를 깨달을 수 있는 다른 기회를 가지고 다시 돌아올 것이라는 사실은 확실하다. 개개의 양자 모나드, 지바, 전생에서 당신이 잘못했던 일들이 이 생애에서의 시도와 함께 서로 얽힐 것이다. 잘못 행동한 양자기억이 당신을 따라다닐 것이다.

> 그 고결했던 세월은
> 옛 세상과 함께 무덤으로 가버렸도다.
> 나는 바빌론(Babylon) 땅의 왕이었고,
> 그대는 기독교인 노예였으니,
> 나는 그대를 보았고, 가졌고, 버렸도다.
> 나는 그대의 자존심을 짓밟았도다…
> 그때 이래로 무수한 태양이
> 무덤 위로 뜨고 졌도다.
> 바빌론 땅의 왕이

자신의 노예 여인에게 내렸던 명령.

내가 짓밟았던 그 자존심은 이제 나의 상처이니,

그것이 다시 나를 짓밟는도다.

오래된 원한은 죽음처럼 지속되고,

당신의 사랑으로, 당신은 자제한다.

당신의 불신에 나는 비탄에 빠지고,

옛 원한은 죽음처럼 불멸하여,

그대는 나를 사랑하나 그 사랑을 삼가는구나.

그대의 굳은 불신 위에 나의 가슴을 내던져

나의 심장을 헛되이 찢나니.

나쁜 업보가 당신에게 붙어 있으면, 영국 시인 존 메이스필드(John Masefield)[116]가 낭만적으로 표현한 것을 당신은 믿을 수 없다.

> 더 건장한 사지와 더 명석한 두뇌로
>
> 오래된 영혼은 다시 길에 오른다
>
> - 크랜스턴과 윌리엄스(1994), 378에서 인용

그래서 현자는 그의 나쁜 업보를 태워 버리고 적절한 회개를 통해서 그 경향을 피한다. 최근에 종결되는 관계에서 마감이라는 개념이 중요성을 얻고 있다. 이것은 좋은 것이다. 그러나 윤회의 통달자는 전생의 깨어진 관계 또한 마감해야만 한다. 융의 심리학에는 어둠의 정화라는 개념이 있다. 그러나 융 파 심리학자이자 전생회귀 치료사 로저 울거(Roger Woolger 1988)가 강조했듯이, 당신을 사로잡고 있는 어두운 억제를 정말로 정화하기 위해서는

---

116) 영국 시인. 알기 쉬운 운문으로 해양과 이국의 정서, 사회적 관심에 관한 작품을 많이 썼다. 시집 『해수의 노래』, 『여우 레이나르드』 외에도 많은 극·소설·평론·수필이 있다.

전생회귀 치료를 통해야 한다.

어째서 나쁜 사람에게 좋은 일이 생기고, 좋은 사람에게 나쁜 일이 생기는지가 과거 업보에 대해 거의 모든 사람이 가지는 질문이다. 우리는 우리의 삶이 이루어 온 전체 완전한 드라마의 아주 작은 조각만 보고 있기 때문에 현 상황에서는 당황하게 된다.

분명히 이런 견지에서 윤회는 진행하거나, 혹은 최악의 현상 유지에 관여한다. 그러나 되돌아가지는 않는다. 퇴행적이지 않다. 고대 중국인들은 걱정할 필요가 없었다. 인간으로서 사는 맥락은 바퀴벌레의 삶보다는 훨씬 큰 영역을 포괄하기 때문이다. 인간이 업보의 빚을 갚기 위해서 바퀴벌레로 다시 태어나는 것은 이해되지 않기 때문이다.

다르게 말하는 힌두 신화의 이야기는 어떤가? 예를 들면, 한 현자가 죽는 순간에 사슴을 보고 순간적으로 사슴이 되고 싶다는 희망을 가졌다. 즉시 그는 사슴으로 다시 태어났다. 이런 이야기는 죽어가는 현자를 매혹시킨 그 사슴의 속성으로 다시 태어난 것으로 쉽게 재해석할 수 있다.

한편, 당신은 또한 업보의 법칙이 무정한 것을 알 수 있다. 만일 당신이 이 생애에서 맥락을 발견하고 학습하지 않으면, 업보는 당신이 학습할 때까지 당신을 무한정한 죽음 - 재탄생의 순환에 들게 할 것이다.

이는 빌 머레이(Bill Murray)의 <사랑의 블랙홀(Groundhog day)>의 등장인물과 비슷하다. 주인공은 매일 아침 펜실베이니아의 작은 마을에 있는 호텔에서 깨어나는데, 깨어날 때마다 자신의 그림자를 통해 겨울의 기간을 예측하려고 사람들이 모이는 축제일인 그라운드호그 데이(Groundhog day)가 똑같이 반복된다는 것을 발견한다. 영화의 등장인물은 처음에는 같은 하루 안에 갇혔다는 사실에 지치고 절망한다. 그러나 그는 같은 실수를 하지 않도록 조심하게 되고, 인간관계를 살피고, 사람들을 돕기 시작하며, 같은 하루도 창의적으로 살아가게끔 변화한다. 결국 사랑을 찾은 그는 다음 날의 삶을 살 수 있게 된다.

업보의 반복은 비슷하지만, 약간의 전환이 있을 수 있다. 아마 당신이 부자이기 때문에 배우지 않는다면, 다음 생에서는 가난한 사람으로 배워 볼 수 있다. 그러나 당신이 배울 때까지, 당신이 준비될 때까지, 당신이 삶의 의미와 자신의 본질을 조사할 때까지, 당신이 관계의 의미와 다른 사람을 돕는 것에서의 아름다움을 이해할 때까지 계속된다. 그리고 심판의 날이 온다. 그러나 당신을 심판하는 신은 없다. 그러나 당신이 거기에 있고 죽는 순간의 바르도에 들어가는 당신을 의식할 때, 심판자는 당신이다. 영화에서 우디 앨런이 연기한 등장인물은 "나는 죽는 것은 무섭지 않다. 나는 단지 그런 일이 생길 때 거기에 있고 싶지 않다"라고 말한다. 이것이 업보의 수레바퀴를 영속시키는 탈주자의 경향이다.

우리는 할당된 과제를 우리의 테마체의 맥락에서 학습함으로써 업보를 만든다. 경험과 함께 우리는 더 잘 학습한다. 만약 우리가 창의적으로 학습한다면, 더 이상 필요하지 않은 업보를 '태우고' 마감한다. 또한 진실은, 우리는 새로운 업보를 만들지 않으면서 창의적일 수 있다는 것이다. 불행히도 이런 능력에도 불구하고 우리는 우리를 업보에 관여하게 하는 다른 욕구들을 가지고 있다. 속성을 의미하는 동인도의 단어 구나로 이 욕구들을 이해해 보자.

구나(Gunas)

동인도의 철학자이자 현자들은 사람들을 그들의 영혼에서 세 가지 구나(gunas) - 사트와(Sattwa), 라자스(rajas), 타마스(tamas) - 중 어느 것이 우세하냐에 따라 분류될 수 있다고 믿는다. 사트와는 밝음이다. 사랑과 창의의 능력과 같이 밝게 하는 속성이다. 라자스는 활동성의 속성이고, 타마스는 게으름의 속성이며 훈련(조건 형성)에 빠지게 된다.

나의 초기 연구에서는 구나를 지금은 심리학적 욕구라고 부르는 것으로 - 프로이트, 융의 행동주의를 따라 - 인식했다(고스와미 1993). 그래서 타마스는 억압을 포함하는 심리사회학적 훈련(조건화)에 의한 무의식적 욕구이고, 라자스는 유전적 기원의 리비도[117]이다. 그리고 사트와는 우리의 집단적 무의식으로부터의 욕구인 창의적 욕구라고 생각했다.

이 분류가 타당하다 하더라도, 어째서 사람들에게 어느 한 속성이 우세한지는 설명되지 않는다. 비슷한 유전적 유산을 받은 사람이 결국에는 다른 정도의 라자스를 보여준다. 거의 같은 심리사회적 조건에서 성장한 사람들이 다른 정도의 타마스를 보이게 된다. 사트와도 마찬가지다. 즉 윤회의 골조로 생각하기 전에는, 어째서 어떤 사람은 사트와가 우세하게 태어날까 하는 것은 미스터리이다.

자, 이제 동인도의 철학자 - 현자들이 구나에 대해 이야기할 때는 암묵적으로 윤회의 골조를 가정한다는 것이다. 구나는 이 생애의 훈련(조건화)의 결과일 뿐만 아니라 그들은 전생의 축적된 성향도 운반한다. 타마스가 아주 우세한 사람들은 이런 측면에서 이 생애에서 아주 힘든 상태의 어린 시절을 보냈을 뿐만 아니라, 이전의 생애에서도 같은 곤경에 처했던 것이다. 이는 복지와 노숙자 문제에 다른 관점을 가져다준다. 그렇지 않은가? 타마스에 흠뻑 젖어 여러 생애를 보낸 사람에게 돈만 있다고 도움이 되지 않는다. 그들이 이 생애를 보다 활동성 있고 창의성 있게 변화시킬 수 있도록 많은 생애에 대한 그들의 패턴을 인지하도록 교육받아야 한다(이는 이들 문제의 해결에 대한 개발과 유지에 대한 사회적 공헌을 부정하는 것은 아니다).

그러나 사람은 또한 라자스와 영속적인 업보의 순환에도 빠질 수 있다. 적극성은 흔히 우리에게 보다 적은 행운을 가져다준다. 이는 많은 생애의

---

117) 프로이트에 의해 1890년대부터 사용된 용어. 처음에는 성적 욕망이나 성적 흥미를 가리켰으나, 나중에 이 용어는 본능적 욕동 개념과 관련된 이론적 용어가 되었다.

사람들 사이에서 업보의 롤러코스터에 연료를 주는 것이다. 그리고 적극성은 변덕이 많고 유행을 좋아하기 때문에 창의성에는 장애물이 된다. 그래서 너무 많은 라자스는 우리의 창의적 목적을 만족시키는 것을 방해한다.

완전히 우리에게 테마의 삶을 살게 하는, 우리의 운명을 만족시키기 위한 기초가 되는 창의성인 사트와조차도 우리를 업보에 매달리게 할 수 있다. 창의적 활동에서 만일 주의하지 않으면, 우리는 끔찍한 업보의 빚에 빠질 수 있다. 전시에 로스 알모스(Los Alamos)의 과학자들은 고도로 창의적이었지만, 그들의 창의성에 의한 산물, 원자탄은 전체 인류에 대한 업보의 악몽이었다.

자아 페르소나로부터 양자 모나드로

유진 오닐(Eugene O'Neill)[118]의 연극 <위대한 신 브라운(The Great God Brown)>의 마지막 대사에서 환기시켜 주는 대화가 몇 개 있었다. "아주 오래 전부터! 그리고 아직 나는 같은 마가렛(Margaret)이다. 늙어 가는 것은 오직 우리의 삶이다. 우리는 한 세기가 오직 초 단위로만 세어지는 곳에 있고, 수천 번의 삶 후에 우리의 눈은 뜨기 시작한다." 만일 우리의 눈이 지금 떠지면, 우리는 영적 과업을 어떻게 보게 될까? 만일 우리가 눈뜨지 못하면, 어떻게 그들을 뜨게 할까?

영적인 과업은 보통 자아를 넘는 여정의 부분으로 간주된다. 나는 의식은, 깊은 통합인 존재를 떠난 자아는 자체의 본성이 없다는 것을 발견하기

---

118) 미국의 극작가. 독창적이고 신선함. 감성적인 작품들을 썼다. 초기에는 빈민 계층을, 후기 작품들은 강박관념 등 주관적인 영역을 다룬다. 〈느릅나무 밑의 욕망〉, 〈밤으로의 긴 여로〉 등이 대표작이다.

위해, 내부로 움직이기 때문에 이 여정을 내적인 창의성이라고 부른다. 심리학의 한 분야인 초개인 심리학은 우리 자신의 영적 차원과 그것을 촉진시키는 방법에 관한 것이다. 지금 우리는, 우리가 보편적인 양자 자신인 아트만이고, 제한된 자유의지를 포기하는 우리가 성령의 진정한 자유를 가지고 있다는 것을 깨닫는 자기실현에 대해 이야기하고 있다.

그러나 윤회의 골조 없이, 초개인 심리학은 그 방정식 내에서 죽음, 죽어가는 것, 죽음 이후의 상태를 제외시킨다. 그래서 우리가 지금 하는 질문은 이것이다. 즉 내가 양자 모나드라고 부르고 인도에서는 지바라고 부르는 우리 존재의 중간 수준의 관점에서, 아트만과 자아의 중개자로서 우리의 영적 행로를 위한 전략은 무엇인가? 다시 말하면, 우리는 어떻게 자아가 아니라 지바같이 살 수 있는가? 그렇게 할 수 있는가? 자아를 초월한 양자 모나드로서 사는 것이 전략적으로 바람직한가?

나는 한 탄원자에게 윤회의 기억을 다시 살려 주는 처방을 적어 준, 20세기 인도에서 살았던 위대한 현자 스와미 시바난다(Swami Sivananda)[119]의 수행에 대해 읽은 적이 있다. 그 수행은 기억하는 것이다. 매일 마지막에 그날 일어난 일들을 모두 적는다. 매주 마지막에는 매일의 일을 적었던 것에 더해 그 주에 일어났던 기억나는 일들을 모두 적는다. 매달 마지막에는 그 달 전체의 일을 첨가한다. 매년 마지막에는 그해 전체의 일을 첨가한다. 시바난다는 이 힘든 수행을 2년 동안 수행하면, 전생과 성향을 기억할 수 있다고 했다.

이 책에서 표현된 개념이 구체화되면서 나는 시바난다의 수행을 실행하는 것을 생각해 보았다. 하지만 이 바쁜 미국 생활에 어디 그런 시간이 있겠는가? 결국 나는 보다 짧은 실험을 하기로 했다. 2주간 나는 단지 유전적 또는 환경적 조건으로는 설명되지 않는 성향인 선천적 윤회적 성향의 어떤 신

---

119) 힌두교의 영적 지도자. 의사로서 활동하다가 수도 생활을 했으며, 요가와 베단타에 대해 많은 저서가 있다. 디바인 라이프 소사이어티(Divine Life Society, DLS)와 요가 - 베단타 포레스트 아카데미(Yoga-Vedanta Forest Academy)의 창설자.

호를 상기하기 위해, 내 어린 시절을 회상하는 명상을 했다. 처음에는 천천히 진행되었다. 그러나 점차 나는 나에게 다양한 지식의 다양한 체계를 합성하고 통합하는 능력인, 특별한 윤회적 재능이 있다는 것을 깨닫기 시작했다.

나는 이미 여덟 살 때 영국과 인도 관점에서의 세계사뿐만 아니라 - 이는 인도 어린이로서는 드문 일은 아니었는데 - 러시아와 중국, 아프리카 등의 관점에서도 세계사를 곰곰이 생각하고 있었다. 나의 가족 중에 누구도 과학에는 접근해 본 적이 없었다. 그런데 나는 열네 살 때 내가 좋아했던 역사를 포기하고 과학에 빠져들었다. 그때 과학을 통합하는 무의식적인 운명과 영성(靈性)이 나를 이끌었는가? 나는 그랬다고 확신한다.

나는 또한 만일 당신이 명상이나 최면의 도움을 받아 진지하게 어린 시절을 숙고하고 어린 시절의 기억을 탐구하면, 바로 당신이 개인적인 지바의 관점에서 많은 것을 얻으리라고 확신한다. 이는 당신 전생의 특수한 사건을 기억하는 데에 도움이 되지는 않을 것이다. 그러나 당신보다 더 큰 당신에 대해서 말해 줄 것이다.

여기에 재미있는 것이 있다. 동인도인들은 업보를 세 가지 범주로 나눈다. 첫 번째는 축적된(sanchita) 업보인데, 개별의 양자 모나드의 모든 과거의 생을 통해 축적된 업보 전부이다. 두 번째는 프라라브다(prarabdha) 업보인데, 현생으로 가져온 업보이다. 세 번째는 아가미(agami) 업보인데, 이번 생애에서 축적하는 업보이다.

심리학자 데이비드 클리니스(David Cliness)는 전생의 경향과 성향 그리고 이생애에서의 고통과 괴로움에 영향을 주는 해결되지 않은 맥락을 연구하여 치료방법을 개발했다. 그의 자료들로부터 클리니스는 우리가 현재의 생에 중심을 두는 맥락은 하나가 아니라, 많은 전생의 해결되지 않은 맥락의 혼합이라고 결론지었다. 우리는 또한 지금의 생에서 수행하는 맥락을 다루는 하나 이상의 전생에서 학습된 능력을 적용한다. 클리니스는 포커 게임을 하는 상황과 비교한다. 카드는 52장이고, 어느 특정한 분배에서도 우리는 오직 5장만의 카드를 가진다. 카드의 전체 수는 비유적으로 우리가 가졌던 모든 전생에서의 학습된 성향을 나타낸다. 분배된 5장의 카드는 현재 초점이 되고 있는 몇 생애의 성향을 나타낸다. 이것이 앞에서 언급한, 모든 축적된 업보 중 오직 일부분인 특정한 생애에서 가져온 업보인 프라라브다와 얼마나 유사한지 주목해 보라.

무의식적으로 당신은 이미 운명을, 당신의 양자 모나드에 의해 당신에게 다루어진 주제를 창의적이고 윤리적으로 해결할 수 있는 당신에게 맞는 행로를, 동인도인들이 다르마(dharma)[120]라고 부르는 운명을, 따르고 있는 중이다(이 dharma는 소문자 'd'이다. 대문자 'D'의 Dharma는 의식, 유일무이한 하나, 때로는 정의의 신을 의미한다). 그러나 이 운명이 의식에 들어오면 창의성의 여정에서 자아를 뒤에 버리는 것이 훨씬 쉬워진다. 더구나 다르마는 윤리적인 행동을 포함한다. 그래서 만일 당신이 당신의 다르마에 대해 분명히 알고 있고 순수한 의도로 그것을 추구한다면, 당신은 잘못을 저지를 수 없고, 쉽게 새로운 업보를 만드는 것을 피할 수 있다.

힌두교에 의하면, 인생에는 네 가지 목적이 있다. 다르마(dharma, 보통 올바른 행동, 윤리적 의무로 번역된다), 아르타(artha, 돈 또는 안전), 카마(kama, 욕망), 모크샤(moksha, 해방)이다. 사람들은 종종 안전이나 욕망을 추구하기도 전에 다르마가 무엇을 먼저 하는지 궁금해 한다. 그 이유는, 다르마는 단순한 윤리적 의무가 아니라, 내가 태어나기도 전에 내가 선택한 창의적 운명이기 때문이다. 그러므로 안전이나 욕망의 추구는 다르마의 안내를 받아야만 한다. 그리고 모크샤, 해방은 힌두교에 의하면 인생의 궁극적인 목적이다.

고대 인도에 부유하고, 능력 있고, 바른 마음을 가진 왕이 살았다. 많은 사람들이 다양한 일을 하면서 왕궁에 살았고, 모두 왕을 존경했다. 어느 날

---

120) 인도의 종교, 사상, 또는 불교의 중요한 개념. 불교에서는 '법(法)'으로 한역되며, '유지하는 것', '지지하는 것'의 의미로, 고유한 성질을 가지며 사물의 이해를 생성시키는 것이라고 해석된다.

아름다운 여인이 보호를 요청했고, 평소의 성향대로 왕은 이를 받아들였다. 그러나 이 일은 궁 안에 왕이 예측하지 못한 결과를 가져왔다. 왜냐하면 그 여인은 악마였고, 왕의 보호 아래 사악한 행동을 지속했다.

우선 보안대장이 불평했다. "오, 고귀한 왕이시여." 그는 말했다, "왕께서 보호를 허락하신 이 여성은 악마의 화신 알락쉬미(Alakshmi)입니다. 제가 여러 날 관찰해 보았습니다. 저는 그녀를 위해서 봉사하고 싶지 않습니다. 제발 그녀를 내쫓으십시오 그렇지 않으면 제가 떠나겠습니다." 왕은 슬펐다. 그 신하가 진실을 이야기하는 것을 알았기 때문이다. 그러나 왕은 요청을 거절했고, 그 신하는 떠났다.

이런 일이 계속되었다. 왕의 신하도, 친척도, 왕비마저도 한 사람씩 울면서 떠났다. 왕궁은 버려졌고, 쓸쓸한 장소가 되었다. 마지막으로 어느 날 밤 왕은 금색의 후광이 있는 아주 나이든 노인이 떠나는 것을 보았다.

"당신은 누구요? 그리고 왜 떠나는 거요?" 왕이 물었다.

"나는 다르마요." 대답이 왔다. "나는 악마 알락쉬미와 가까이 있기 싫어 떠나는 중이요." 다르마는 정의와 선의 위대한 신이었다.

"그러나 오 다르마여, 당신이 떠나는 것은 정당하지 않습니다." 왕이 설명했다. "보십시오! 제가 보호를 허락한 저 여성은 악마 알락쉬미가 틀림없습니다. 그러나 제가 어떻게 거절할 수 있겠습니까? 저의 보호를 원하는 이는 누구라도 보호를 해주는 것이 저의 다르마입니다. 저는 선하고 악한 모든 일을 관장해야 하는 왕입니다. 저는 차별할 수 없고, 아직 저의 다르마 안에 남아 있습니다."

정의의 신은 자신의 실수를 알고 조용히 왕궁으로 돌아왔다. 신이 돌아오자 점차 다른 모든 사람들도 돌아왔다. 마지막으로, 알락쉬미가 왕에게 와서, "당신이 저보다 다르마를 선택했으므로 저는 떠나야겠습니다."라고 말했다. 이번에는 왕이 기꺼이 그녀를 보냈다.

모든 문화마다 이런 종류의 이야기가 있다. 좋은 예가, 아서왕의 원탁의 기사 영웅들이다. 이 기사들은 그들의 다르마를 위해 살았고, 그들의 기질을 명예롭게 했으며, 그들의 의무를 다했다.

진화하는 양자 모나드로서 살아가기

그래서 개별적인 양자 모나드로서 사는 것의 첫 번째 일은 당신의 다르마, 당신의 운명, 당신의 지복을 발견하고 그것을 따르는 것이다! 신화학자 조셉 캠벨(Joseph Campbell)[121]은 "당신의 지복을 따르라"라고 말하곤 했다. 그러나 물론 당신의 지복을 따르기 위해서는 무엇이 당신에게 지복을 가져다주는지 알아야 한다. 개별적 양자 모나드, 또는 지바로서, 당신의 성격은 당신의 특정한 멜로드라마나 줄거리보다 더 중요하다. 당신은 당신의 성격과 의무를 영광스럽게 존중하는 것을 배운다. 이는 종종 이기적인 멜로드라마를 위한 자아의 요구를 희생하는 것을 의미한다. 그래도 그렇게 하라. 이것이 당신에게 지복을 가져다주고, 당신의 영혼을 만족시키기 때문에 그렇게 하는 것이다.

그러나 당신이 직관적으로 다르마를 발견했는데, 당신과 함께 가져온 이 다르마와 당신이 살고 있는 생 사이에 맞지 않는 것이 있다고 가정하자. 어떤 샤먼 전통에는 이에 대한 치료법이 있다. 바로 영혼 불러내기이다. 이는 당신 영혼의 일부가 분실되었고, 이를 다시 불러내야 한다는 개념이다. 바꾸어 말하면, 당신의 현재의 삶이 예정된 다르마와 맞지 않으므로 당신의 삶에 맞게 다르마를 조정하는 것이다. 이는 나중에 당신의 삶을 예정된 다

---

121) 미국의 비교신화학자. 자연사박물관에 소장된 토템 기둥에 매료되면서 평생의 신화 탐구를 시작했다. 『신화와 함께하는 삶』, 『신화의 힘』, 『신의 가면』 등 다수의 저술이 있다.

르마에 맞게 변화시키는 것보다는 간단하다.

운명의 사람으로서 당신은 또한 당신이 윤회의 수레바퀴에 매어 있는 한, 우주의 창의적 목적에 봉사해야 한다는 궁극적인 의무를 잘 알고 있다. 알고 있으니, 창의성은 당신의 변함없는 목적이 된다.

창의성이란 새로운 맥락을 발견하거나 오래된 맥락에서, 또는 오래된 맥락의 조합에서 새로운 의미를 보거나, 의미를 나타낼 새로운 것을 발명하는 것이다. 창의성에는 두 가지 종류가 있다. 외적 창의성은 예술, 음악, 과학같이 우리 삶의 외적인 영역에서 맥락과 의미를 찾는 것을 탐구하는 것이다. 그러나 이 행위에서는 당신의 성인으로서의 성격은 변함이 없다. 그래서 당신은 이 시간에 준비해 온 방식으로 우주의 목적에 봉사하게 된다. 그러나 당신의 성격이 더 이상 발전되지는 않는다. 당신은 다음 생애는 생각하지 않는다. 당신은 당신의 패턴에 대해서는 인식하지 않기 때문에, 당신의 흔적을 따라 불필요한(나쁜) 업보를 만드는 경향도 있을 수 있다.

외적 창의성은 문명의 성장에 보다 많은 정보를 생성하도록 설계되어 있다. 내적 창의성의 목표는 양자 모나드를 중심으로 한 변환이다. 내적 창의성에서는 당신의 성격을 발전시키는 일을 한다. 당신의 의무를 확장하는 일을 한다. 이 두 과업은 모두 당신이 지금 살고 있는 맥락의 확장과 관련이 있다. 이 과업들은 당신의 자아보다 큰 당신을 직접 알게 되는, 내적인 변환의 맥락을 발견하는 데도 관여한다.

내적 창의성에서 당신은 업보의 패턴을 더 잘 인식할 수 있게 명상도 한다. 이 패턴들을 아는 것은 업보를 태워 당신을 자유롭게 하고, 새로운 업보에 관련되는 것을 피하는 데 도움을 준다.

내가 이 책에서 논의하고 있는 새로운 과학은 당신의 자아 정체성을 전환하기 위한 필수적인 자기발견에 대한 다섯 가지 경로를 제안한다. 놀랄 것 없이, 이 경로들은 오래 전에 경험적인 방법들을 통해 발견되었던 것들이다. 이들은 위대한 비전(祕傳)의 전통에서 이미 잘 알려져 있다. 나는 나에게 가장 친숙한 힌두적인 것으로 설명하겠다.

한 경로는 가장 중요한 질문으로, '어떻게 내가 자아를 넘을 수 있을까?' 라는 질문을 갖는 것이다. 그리고 창의적 과정을 통해 이를 탐구하는 것이다. 창의적 과정은 준비, 배양, 통찰, 구현의 네 단계로 이루어진다는 것을 상기하라. 준비를 위해 당신은 적절한 서적을 읽고 명상을 수행한다(스승과 함께하는 것이 좋다). 배양은 무의식적 과정인데, 이동안 당신은 생의 모호성에서 당신의 마음에 붕괴되지 않은 가능성의 중첩을 많이 만들어 놓는다. 통찰은 당신의 마음으로부터 초정신 지능으로 양자도약하고, 깨어 있는 삶을 위한 새로운 테마를 가져올 때 갑자기 생긴다.

구현은 새로운 것으로 점차 깨어나는 과정이다. 이는 내가 부디(buddhi)[122]의 각성이라고 부르는 동일시, 초정신 지능으로 번역될 수 있는(고스와미 1993), 즉 자아를 넘어선 보다 유동적인 자기 동일시이다. 부디의 각성과 함께 조만간 당신은 당신의 삶을 살면서 보다 큰 정체성, 지바, 학습된 기질의 진화하는 합류가 살아 있는 당신이라는 것을 인식하게 될 것이다. 그래서 때로는 지혜의 경로(산스크리트어로 즈나나(jnana)요가라고 부르는)라고 불리는 이 방법에서, 당신은 마음으로부터 자아를 초월하는 양자도약을 위해 당신의 마음을 사용한다.

라자(Raja, 왕) 요가라고 부르는 두 번째 전략도 있다. 이는 초월하기 위해 인식(정신 과정)의 본성에 대한 창의적인 발견 그 자체에 집중을 하는 것이다. 라자 요가는 1세기의 유명한 현자 파탄잘리(Patanjali)의 요가 수트라(Yoga Sutra)에 근거하고 있다. 파탄잘리는 사마디(samadhi) 양자 자신 경험을 달성하기 위해 상세한 지침을 주었는데, 라자 요가에 대한 그 어떤 책도 아직 그의 통합적인 치료의 질을 넘어서지 못한다.

---

122) 참과 거짓, 무엇을 할 것인가, 무엇을 하지 말아야 할 것인가를 분별하고 판단하는 식별력을 가리킨다. 산스크리트어로 '지성'을 의미하며, '깨닫다', '이해하다', '알다'라는 뜻의 단어 부드(budh)에서 파생했다.

이 방법의 중심에는 삼조(trio)가 있다. 즉 집중, 명상 그리고 사마디이다. 집중은 창의성의 준비 단계로 볼 수 있다. 그러나 당신의 집중의 객체는 당신 인식의 객체이지, 지식의 객체가 아니다. 예를 들면, 만트라 명상이 이 범주에 속한다. 파탄잘리[123]가 말하는 명상은 보다 미묘하다. 부분적으로는 당신의 생각에 대한 무관심한 목격자가 되는(창의적 과정의 이완된 배양 단계와 비슷한), 목격자 의식의 명상이다.

그러나 중요한 단계는, 당신이 전의식(前意識)에 들어갔을 때만 일어나는, 그리고 당신의 주체의 인식과 객체의 인식 사이에 아주 수월한 흐름이 있을 때만 일어나는 자아 그리고 양자 자신과의 조우이다. 이 상태로부터 당신이 선택하는 가능성의 확률이 더 이상은 과거의 반응 쪽으로 100% 편향되지는 않으므로 양자도약이 가능해진다. 당신이 새로운 반응으로 도약할 때 당신은 양자 자신과 동일시되며, 이를 사마디라고 한다.

헌신과 사랑의 경로(산스크리트어로 박티(bhakti)요가)는 앞의 두 경로와는 아주 다르다. 여기서 당신의 가장 중요한 질문은 '내가 어떻게 사랑 하는가?'이다. 그러나 이는 지적인 질문이 아니어서, 읽고 명상하는 것은 제한된 도움밖에는 되지 않는다. 대신에 당신은 자아를 넘어서 있는 존재의 얽힌 계층을 위해 자아의 단순한 계층 구조를 약화시킴으로써 시작한다. 주의해서 보면, 우리의 자아에서 다른 사람을 사랑하는 것은 아주 자기중심적이다. 우리는 다른 사람들과 물건이 우리가 원하는 것을 해줄 수 있거나, 또는 그들을 우리의 확장으로 여기기 때문에 사랑한다. 우리는 우리 자신을 나머지 제한된 세계와의 단순한 계층 관계에서 우두머리로서 유지한다. 우리가 이웃을 우리 자신과 같이 사랑하고, 우리의 적을 사랑하고, 또는 누구에게서나 신을 보는 연습을 통해 이 구조를 약화시킬 때, 다른 사람들의 '특이함'을 직접 발견하는 갑작스런 양자도약이 일어난다. 우리는 다른 존재들이 우리와 마

―――――――――

123) 기원전 3세기 ~ 기원후 4세기 인도의 철학자. 『요가수트라(Yoga Sutra)』의 편찬자이자, 힌두교의 정통 육파철학 중 하나인 요가학파의 창시자이다.

찬가지로 개별적인 지바이고, 같은 창의적 영감을 가지고 그들의 다르마를 추구하며, 그들의 업보를 발생한다는 것을 알게 된다. 우리는 우리 모두가, 우리 자신과 다른 사람들이, 같은 자신, 즉 보편적 자신에서 유래함을 일견하게 된다.

네 번째 방법은 문헌에서 카르마(karma) 요가라고 부른다. 카르마 요가는 때로는 의례적 행동의 경로라고 번역되기도 한다. 그러나 이는 불완전한 정의이다. 카르마 요가는 자아를 넘어선 얽힌 계층의 자신을 위해서 자아의 단순한 계층을 약화시키는 다른 방법이다. 얽힌 계층에서는 행위자는 없고 오직 행위만이 있다. 항상 동사를 강조한다. 그래서 이 수행에서는 행위자이기를 포기한다. 나는 단순한 인과적 관계일 뿐이고, 사건은 보통 내 성격과 업보의 필요에 의해서, 그러나 때로는 자유와 창의성에 의해서 일어난다.

다섯 번째 방법은, 탄트라(tantra)[124] 요가인데, 활력적 - 물리적 신체의 창의성에 중심을 둔다. 보통 당신은 당신의 물리적 뇌에 지도화된 당신의 마음에 전적으로 동일시된다. 이 방법에서는 요가 수행(하타 요가[125])과 호흡 기법(pranayama[126]), 프라나의 흐름을 따라 명상하게 된다. 당신은 태극권에서와 같이 기를 활성화시키고 느끼는 움직임을 한다. 합기도(Aikido)의 수행(무술)을 통해서 당신의 기에 에너지를 준다. 스포츠와 댄싱을 통해서 당신의 활력 에너지를 활성화시킨다. 프라나, 기(chi, ki) 또는 활력 에너지는 물론 모두 같은 것으로, 활력체 움직임의 양자 양식이다. 지금 보통 우리는 훈련(조건화)된 움직임 또는 마음 - 뇌에 의해 영향 받은 활력체의 양식만 경험할 뿐이다.

---

124) 힌두교·불교·자이나교 등에서 행해지는 밀교 수행법, 또는 경전. 산스크리트어로 '지식의 확산'을 뜻한다. 대우주 또는 신의 신성 에너지가 인간의 소우주에 들어오는 통로를 찾기 위한 신앙, 명상, 의식 등이 포함된다.

125) 요가의 한 종류로, 15세기 인도의 요기 스와트마라마(Svatmarama)나가 창시. 서양과 한국 등에서 하는 대부분의 요가이다. 정신적인 부분보다는 체위법과 호흡법 등 육체적인 부분에 중점을 둔다.

126) 산스크리트어로 요가에서의 호흡 기법. 생명력 또는 호흡을 의미하는 프라나(prana)와 이에 대한 통제를 의미하는 야마(yama)의 합성어로, '프라나의 확장', 또는 '호흡 조절'로 번역된다.

당신이 마음 - 몸의 해석적 중개 없이 프라나, 기의 양식을 직접 경험할 때 갑작스런 통찰이 일어난다.

당신은 이제 비전의 전통에서 말하는 차크라 점이 열리는 것을 경험하고 있다. 그리고 이는 지금 많은 동서양의 활력적 - 물리적 신체의 과학자들에 의해 재발견되고 있다(예 : 무야마(Mooyama)1981; 조이(Joy)1978). 나는 이 차크라 점이 활력체에서 상호 연관된 붕괴와 함께 물리적 신체의 양자붕괴가 일어난 우리 신체 부위들의 고대 명칭이라고 생각한다. 다시 말하면, 이들은 물리적 신체에 있는 활력체의 지도 형성을 위해 있는 장소이다(고스와미 2000).

차크라가 열리는 것은, 이 경험이 당신에게 활력체 - 신체의 정체성을 수용하는 문을 열어 주어, 당신이 활력 에너지(다시 말하면 당신의 느낌 또는 감정의 변화)의 움직임을 조절할 수 있게 하므로 중요하다. 당신은 치유가 필요할 때 당신의 물리적 신체에서 활력적 형태형성 장을 새로 지도화하거나 표현을 만들 수도 있다. 가끔 모든 차크라가 동시에 열리고, 다양한 차크라에서 활력 - 신체적 동일성의 통합이 일어난다. 비전의 전통에서는 이를 뿌리 차크라부터 가장 상위의 왕관 차크라까지, 잠재적 프라나인 쿤달리니 샥티(shakti)가 일어난다고 한다. 신화에서 이 프라나 에너지는 가장 낮은 차크라 점인 척추의 밑에 있다고 한다.

쿤달리니의 상승은 활력체와 그 에너지, 그리고 물리적 신체에 활력체의 새로운 표현을 만드는 창의적 잠재력을 새로이 직접 받아들이는 것을 의미한다. 가장 중요한 것은 쿤달리니 경험이 당신의 생에 통합되면, 당신의 뇌 기반 자아는 비가역적으로 전환하기 시작한다.

모든 방법들이 서로를 도와준다. 당신은 당신 자신의 본성에 대한 훌륭하고 위대한 즈냐나(jnana) 통찰을 얻을 수 있다. 그러나 당신이 이를 당신의 생에서 구현하려고 할 때는, 당신의 (인간)관계의 맥락에서 구현해야만 한다. 이는 감성과 사랑의 요가 - 박티 요가를 필요로 한다. 비슷하게 즈냐나 없이 박티만으로는 너무 형체가 없다. 게다가, 탄트라 요가 수행이 우리에게 가져다주는 활력체 - 물리적 신체의 이해와 조절을 습득하지 않고, 어떻게 이성 관계에서 '특이함'을 진정으로 구현할 수 있겠는가? 그리고 내가 보는 바로는, 모든 다른 요가들이 적절한 행위를 그 목적으로 하는 카르마 요가를 지지한다.

진실은, 이 모든 요가들은 정체성이 자아를 넘어 전환된 후에도, 부디(buddhi)의 자각 후에도 유용하다는 것이다. 즈냐나 요가는 우리가 모든 즈냐나의 원천인 즈냐나에 도달할 때까지 끝나지 않는다. 사랑의 요가는 온 세계가 한 가족이 될 때까지 끝나지 않는데, 이는 우리의 의지를 하나의 의지에 복종할 때만 일어난다. 쿤달리니 요가는 우리 신체와 마음과 영혼이 통합될 때까지 끝나지 않는다. 카르마 요가는 우리가 적절한 행위를 변함없이 할 때까지 끝나지 않는다. 자세한 것은 10장에서 논의하겠다.

일단 당신의 정체성이 존재의 부디 수준의 유연성 내에서 확고하게 정립되면, 당신의 운명을 따르고 다르마를 유지하는 것이 쉽고 간단하다는 것을 발견할 것이다. 이제 당신은 새로운 업보를 만들지 않고 외적인 영역에서 창의적일 수 있다. 이제 당신은 존재의 보다 포괄적인 수준으로부터 외적 창의성을 통해 우주적 목적에 봉사할 수 있다. 당신은 생에서 잃어버린 테마를 점검하고, 그들을 발견하는 데 집중할 수 있다. 이는 융이 매우 강조했던 영웅, 아니마(anima), 사기꾼 등과 같은 원형(융 1971)과의 작업과 관련이 있다. 이제 당신은 - 융이 만든 용어인 개별화를 마치는, 당신의 모나드 맥락의 책임성을 만족시키는 과정인 - 당신의 개별적 양자 모나드, 당신의 지바와의 동일시를 향하여 의식적으로 작업하는 것이다. 이 정체성에 도달하면 당신의 모든 업보는 '타버리고', 더 이상 필요 없게 된다.

누군가 "죽는 것은 어렵지 않다, 죽은 상태로 있는 것이 어렵다"라고 말했다. 아마 당신은 죽은 후 조만간 환생할 것이다. 이때 당신은 선택하기를 원하는가? 아니면 우연과 필연의 무의식적인 힘에 의해 내던져지기를 원하는가? 만일 당신이 선택을 원하면, 위대한 인도의 수피(Sufi) 시인 카비르

(Kabir)[127]가 쓴 것에 주의를 잘 기울일 것이다.

살아 있을 동안 이 밧줄을 풀지 않는다면

죽은 후에

그 일을 하리라고 생각하는가?

단지 육신이 썩어 가는 까닭에

영혼이 무아경의 환희와 결합하리라는 생각은

모두 환상이다.

지금 이 순간 발견되는 것이 그때도 발견된다.

지금 이 순간 그대가 아무것도 발견할 수 없다면

그대는 죽음의 도시 안의 하나의 집으로

그저 단순히 끝맺으리라.

그러나, 그대가 지금 이 순간에 신성으로 사랑을 하면

다음 생에서

그대는 만족된 얼굴을 가질 것이다.

- 블라이((Bly)1997), 24-25

---

127) 15세기 인도의 신비주의 시인. 그의 저서는 힌두교의 박티 운동에 큰 영향을 미쳤다. 힌두교와 무슬림이 베다와 코란에 의해 잘못 인도되고 있다고 모두 비난했다. 진정한 신은 인간과 같이 있으며 옳은 일을 하고 만트라와 함께 명상해야 신을 알 수 있다고 했다.

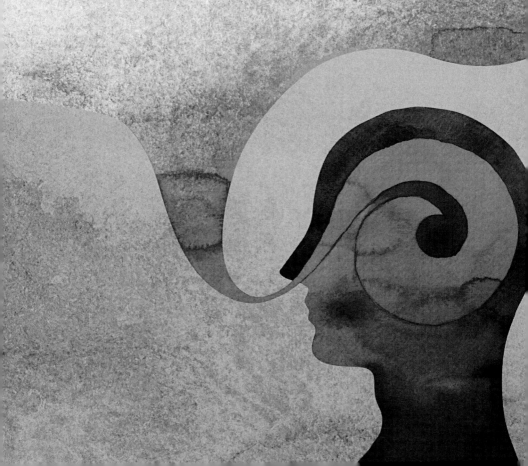

제10부

죽음 요가 : 창의적 죽음

죽음에 대한 가장 큰 역설 중의 하나는 죽음에 대한 공포를 주제로 한다. 일반적으로 사람들은 죽음은 힘들고 나쁜 일이라고 생각한다. 그들은 죽음을 두려워하기 때문에 죽음의 불가피성을 부정한다.

원시인들이 죽음을 특별히 두려워하지 않고 죽은 상태를 두려워했다는 것은 흥미로운 일이다. 그들은 죽은 상태에 보다 더 예민했고 영향을 받았다. 그리고 그에 영향을 받을수록 더 두려워하게 되었다. 죽은 상태는 삶에서 죽은 상태에 대한 두려움을 변화시키기 위해(두려워하는 것에 의해, 예민해지는 것에 의해) 노력할 때만 우리에게 영향을 줄 수 있다. 믿지 않으면 죽은 상태에 의한 해로움으로부터 보호된다.

지금 새로운 두려움이 우리를 사로잡았다. 죽음 자체에 대한 두려움이다. 아니, 오히려 죽은 상태에 대한 두려움이 사라지면서, 죽음을 두려워하게 되었다. 문명 초기 시대에 우리는 죽은 다음의 상태는 영혼이 어두운 하데스(Hades, 죽은 자들의 나라)를 향해 가는 여정이라고 직감하고 이를 두려워하게 되었다. 그리스의 위대한 시인은 "죽음은 너무 끔찍하다. 저 깊은 하데스가 두렵다."라고 썼다. 이 두려움은 지금도 계속된다. "지금 나는 어둠으로 뛰어 들어가는 마지막 항해를 하려고 한다."라고 작가 토마스 홉스(Thomas Hobbes)는 그의 두려움을 반향하면서 썼다.

물질주의 과학의 발전은 하데스에 대한 우리의 공포를 제거해 주어야 한다. 만일 우리가 물질에 지나지 않는다면, 오직 원자(또는 유전자)는 죽음에도 살아남는데, 왜 하데스를 두려워하는가? 그러나 과학이 철학적으로 성취하기 위해 노력한 것은 사람들(과학자를 포함하여)의 죽음에 대한 개인적 두려움을 변화시키지 못했다. 중요한 점은, 죽음에 대한 두려움은 물질주의 과학에서는 비합리적이라는 것이다. 비합리적인 것에 대한 두려움은 비합리적인 두려움이 된다.

어째서 죽음을 나쁜 것으로 두려워할까? 어떻게 우리는 경험해 보기 전에 어떤 것을 나쁘다고 생각할 수 있을까? 우리의 죽음이 나쁜 것이라는 개념은 어디서부터 생길까? 우리 자신에 대한 물질주의·행동주의 모델은 그런 질문에 잘 대답할 수 없다.

그런데 죽음에 대한 다른 관점도 존재한다. 심리학자 융은 이를 "우리가 죽음의 바깥쪽에 있는 한, 죽음은 밖으로부터 가장 힘든 일이다. 그러나 일단 그 안쪽에서 완전성과 평화 그리고 만족을 맛보면, 다시 돌아가기를 원하지 않는다"라고 표현했다. 융의 이 말은 1944년 그가 심정지(心停止)되었을 때 한 근사체험 직후 나온 말이다.

우리 문화에서 많은 사람들이 근사체험을 경험했다. 그런 사람들은 종종 몸의 밖에 있는 경험과 영적인 경험을 한다. 그 결과 그들은 신체와의 동일시로부터 자유로워지고, 죽음의 두려움에서 벗어난다. 이를 기억하는 것이 좋다. 죽음은 안쪽에서 볼 때 밖에서 보는 것과는 아주 다를 수 있다.

인정하는 바지만, 특히 물질주의 세계관으로 밖에서 죽음을 볼 때, 죽음은 우리의 생명, 마음, 의식의 마지막이라고 보인다. 그러나 안쪽에서 볼 때 융은 죽음이 신체의 족쇄로부터 의식이 자유로워지는 것이라고 느꼈다(일반적으로 근사체험자들이 느꼈듯이). 이런 말을 물질주의 세계의 모델로 이해하는 것은 불가능하다.

나도 옳은 지적이라고 믿지만, 당신은 '어떻게 근사체험자들이 정말 죽지도 않았으면서 그 '안쪽'에 있을 수 있는가?'라고 따질 수 있다. 그러나 이는 아직도 흥미 있는 질문을 낳는다. 죽지 않고, 심지어 근사체험도 하지 않고 죽음의 공포가 사라지는 식으로 죽음을 이해하는 것이 가능한가?

융의 말은 의식이 죽음 후에도 잔존(殘存)한다는 의미이다. 그리고 그 결론에 이르기 위해서 근사체험이 꼭 필요하지는 않다. 일반적인 삶을 살아가는 많은 사람들이, 의식이 그들의 신체에 제한되지 않고, 그들의 신체가 죽었을 때도 어떤 식으로 의식이 살아남는다는 것을 직관하고 있다. 이런 직접적인 직관이 사람들의 죽음에 대한 두려움을 없애 준다.

중요한 것은, 오직 진실만이 우리를 두려움으로부터 벗어나게 해준다는 것이다. 만일 물질주의가 사실이라면, 과학자를 포함한 물질주의를 믿는 모든 사람들은 죽음을 두려워하지 말아야 한다. 그러나 그들은 그렇지 못하다. 한편, 의식이 물질세계와 자아를 넘어서 확장된다는 것을 인식하는 사람들은 죽음의 두려움으로부터 보다 자유롭다. 도로시 파커(Dorothy Parker)[128]는 "죽음이여, 당신의 침을 어디에 쏘는가?"라고 말했다.

윤회를 받아들이는 문화에서는 죽음에 대한 두려움이 상당히 약하다는 사실이 알려져 있다. 어떤 식으로든 자신이 죽지 않고 다시 돌아올 것이기 때문에 안심할 수 있다. 우리는 수면 중에 의식이 없어질 것을 걱정하지 않는다. 당신도 알 수 있지만, 윤회는 같은 신체는 아니지만 어떤 '생의 본질'의 연속성을 통하여 불멸을 성취하는 다른 방법이다. 시인이자 윤회의 통달자인 월트 휘트만(Walt Whitman)[129]은 같은 정서를 표현했다.

나는 내가 죽지 않으리라는 것을 안다.

나는 내 삶의 궤도가 어느 목수의 컴퍼스에 의해

지워지는 일은 없으리라는 것을 알고 있다.…

그리고 나의 날을 내가 오늘 맞닥뜨린다고 해도,

설령 만년 아니면 천만년 뒤에 그날이 온다고 해도.

나는 오늘 즐거이 그날을 살 것이며,

기꺼이 그날을 기다릴 것이다.

나는 웃는다, 당신이 소멸을 말할 때,

그리고 나는 시간의 진폭을 안다…

어떤 형태로 있다는 것, 그것이 무엇인가?

돌고 돌아, 우리 모두는

---

128) 미국의 여류 시인. 단편 작가. 연극, 문학 평론가로 시작했으며, '멋대로 해라(Enough Rope)' 샘만큼 깊지 않게(Not So Deep as a well)' 등의 작품이 있다.

129) 19세기 미국의 시인. 미국 최대의 시인으로 각광받게 되었고, 그의 시집 『풀잎』은 세계문학의 걸작으로 인정받게 되었다. 신문집으로는 『자선일기』가 유명하다.

저곳으로 돌아온다.

오천년 후

내가 지구로 다시 올 것이라는 사실을 믿으며…

- 휘트먼: 크랜스턴과 윌리엄스(1994), 319

우리 중 일부에게 '나는 돌아올 것이다'라는 말은 분명히 안심시키는 말이다. 그러나 우리가 어떻게 다시 돌아올 것을 안다면, 얼마나 더 안심할 수있을까. 우리는 임종 시에 생기는 일을 어느 정도 통제할 수 있을까? 이 질문은 의식적인 죽음, 창의적인 죽음이라는 개념이 생기게 한다.

창의적인 죽음

내가 창의적 죽음을 생각할 때면, 때때로 프랭클린 머렐 - 볼프(Franklin Merrell - Wolff)[130]를 생각하게 된다.

나는 이 훌륭한 영적 철학자이자 스승을 그가 97세 때 만났다. 그 다음해가 그의 마지막 해였는데, 나는 내가 생애에서 가장 행복했던 한 달을 포함해서 12주를 함께 보냈다. 나는 지금도 그때를 샹그릴라라고 부른다.

그와 함께 있던 동안 나는 볼프(Wolff) 박사가 몰두하고 있던 것 중 하나가, 놀라울 것도 없지만, 죽음임을 알았다. 그는 의식하며 죽고 싶다고 나에게 몇 번이나 말했다. 그러나 대부분의 시간을 우리는 조용하게 앉아만 있

---

130) 미국의 철학자, 수학자. 인간 의식의 한계를 초월하는 데 헌신했으며, 신비주의적 가르침과경로를 탐구했다. 즈냐나 요가(jnana yoga)와 샹카라(Shankara) 저술에 헌신했다.

었다. 나는 볼프 박사가 있는 상태에서 처음으로 존재하는 것을 느꼈다.

나는 그가 이런 순수하게 존재하는 상태에서 죽기 원했다고 생각한다. 그가 성공했냐고? 그가 죽을 때 나는 거기에 있지 않았다. 실제로 아무도 그 옆에 없었다. 그는 폐렴을 앓고 있었는데, 잠시 혼자 자는 동안 자정이 넘어서 사망했다. 그의 간호사 보조 학생이던 앤드리아(Andrea)가 왔을 때, 볼프 박사는 이미 죽어 있었다. 볼프 박사가 병원에 있는 2주 동안 함께했던 모든 사람들로부터 들은 이야기에 의하면, 그는 마지막 순간까지도 유머러스하고, 친절했으며, 친절한 모습을 유지했다고 한다.

어떻게 사람이 의식하는 상태로 죽을 수 있을까? 의식 있는 상태로 죽는 것이 중요한가? 죽음은 해방될 좋은 기회이거나, 아니면 적어도 우리의 비국소적 창문을 통하여 모든 일련의 윤회와 소통할 좋은 기회이다. 그래서 의식적인 죽음의 중요성은 과장될 수 없다. 첫 번째 질문은 '어떻게 의식하는 상태로 죽을 수 있을까?' 이것을 가르쳐 줄 수 있는 죽음의 요가라고 불리는 온전한 요가가 있음에도 불구하고 대답하기가 무척 어렵다.

실재의 본질은, 당신이 의식 위주의 과학을 충분히 이해하면, 죽음이란 없고 오직 의식의 창의적 역할만 있다는 것을 알게 될 것이다. 그리고 궁극적으로 그 역할은 나타나게 되어 있는 것이다. 힌두의 철학자이자 스승인 샹카라[131]는 강조한다. "해방된 후에는 탄생도 없고, 죽음도 없다. 얽매이거나 열망하는 영혼도 없고, 해방된 영혼도 구도자도 없다. 이것이 궁극적이고 절대적인 진리이다." 그래서 창의적 죽음, 죽음의 요가, 해방 자체는 이 한 가지 목적을 가진다. 실재의 진정한 본질은 의식이라는 것을 이해하는 것이다.

우리는 우리가 전체와 함께하는 하나라는 사실을 깨닫지 못하기 때문에

---

131) 인도 최대의 철학자. 베다를 학습하고 다양한 기적을 행하고, 승원을 건설했으며, 많은 저서를 저술했다. 『브라흐마 수트라 주해』를 비롯한 책을 저술하고, 불이일원론(不二一元論)을 주장.

죽음을 두려워하고, 그 결과 고통받는다. 마지막 장에서 환자가 자신이 곧 죽을 것을 알고 거치는 단계 - 부정, 분노, 타협 등 모든 것 - 에 대해 이야기 했다. 당신도 아직 이 생애에서가 아니라면, 과거의 윤회에서 여러 번 그 단계들을 거쳤다. 당신은 자아가 죽는다는 것을 부정했고, 죽음의 불가피성에 분노했고, 신이 당신과 분리된 것이라고 생각하고 신과 타협하려 했다. 그것이 당신을 어디로 데리고 갔는가? 당신이 자아의 실제를 확신하는 한 고통은 반복된다.

틀림없이 당신이 젊고 건강할 때 당신은 철학적이 될 수 있다. 삶과 죽음, 즐거움과 고통, 질병과 건강, 이들은 인간 상태의 양 극단이다. 아마 가장 좋은 전략은 이 양극단을 받아들이는 것이다. 고통이 닥치면 '이는 또한 지나간다'라고 명상한다. 죽음이 당신의 문을 노크할 때, 당신은 또 다른 생에서 태어난다는 것을 상기한다. 그러면 이 생애에서 죽는다는 것은 별것이 아니다. 이런 종류의 사고에서의 문제는, 이 철학을 진정으로 받아들이는 것이 쉽지 않다는 것이다. 실제로 해방이나 그와 아주 가까운 상태가 되는 것이 필요하다.

2500년 전에, 태어나서 25년을 모든 고통에서 벗어나 있던 인도의 한 왕자가 승인받지 않고 그의 도시로 여행 가서, 질병이 있다는 것과 사람들이 늙고 죽는 것을 발견했다. 나중에 깨달은 부처가 된 이 고타마(Gautama) 왕자는 생은 고통의 반복이라는 것을 깨달았다. 그는 고통을 받을 때뿐만 아니라 즐거울 때도 열반(nirvana), 욕망의 소멸, 해방을 향하여 '이 또한 지나간다'라고 명상하면서, 집착되지 않은 삶의 덕목을 발견했다.

우리 존재의 양극성에 대한 진정한 수용은 욕망이 없는 무욕, 애착이 없는 상태로 이끈다. 역사적으로 많은 현자들이 이를 증언해 준다. 그러나 영적인 경로에서 해방을 위해 노력하고 고통을 받아들이는(만일 지루함의 고통만이라면) 어떤 사람들을 보면, 당신은 "이 사람들이 거래를 하는 게 아닌가?" 하고 의아해 하게 된다. 그들은 다음과 같은 이야기를 생각나게 한다. 두 오랜 친구가 이야기하고 있었다. 그 중의 한 친구는 통풍을 앓고 있었다. 다른 한 친구가 흡족해 하면서 말했다. "나는 통풍에 걸린 적이 없다, 오래 전부터 나는 매일 일찍 찬물로 샤워를 해왔다. 너도 알지만, 이는 틀림없이 통풍을 예방한다." 다른 친구가 비웃었다. "그래, 그런데 대신에 너는 매일 찬물 샤워를 해야 되잖아."

당신은 (고통으로부터) 자유롭고 싶지만, 또 그러기 위해 찬물로 샤워하고 싶지도 않다. 좋은 소식은, 당신 같은 사람에게도 탄생과 죽음의 순환에서 벗어날 수 있는 해방으로의 길이 있다는 것이다. 창의적으로 의식하면서 죽는 방법을 배우는, 그래서 해방되는 죽음의 요가를 환영한다. 어떤 창의적 경험도 양자 자신과의 순간적인 조우이다. 그러나 내적이건 외적이건 창의적 경험에서는, 당신이 완전히 사는 동안 당신은 조우로부터 당신의 자아 정체성이 장악하고 있는 일상적인 현실로 다시 한번 돌아와야만 한다. 그러나 죽는 순간 신과의 창의적 조우에서는 다시 돌아오지 않는다. 그런 경험은 당신을 진정으로 해방시킨다.

그리고 만일 어쩌면 당신이 '죽음에도 불구하고 생은 재미있다. 그에 따르는 고통에도 불구하고 쾌락은 좋은 것이다'라는 생각 때문에 해방의 철학을 확신하지 않는다면, 당신은 해방의 개념을 확장할 필요가 있다. 당신은 해방 철학보다 더 깊은 철학을 직관하고 있는 것이다. 해방 철학은 '인생은 고통이다'에 기반을 두며, 일부 사람들에게는 잘 맞는 것이다. 결국은 이 모든 것이 의식의 환각 작용인 환영(maya)이다. 그러나 기다려라! 환각 작용은 목적이 있다. 모든 가능한 것, 의식 내에서 잠재력 있는 모든 것을 창의적으로 이해하기 위해서다. 그리고 창의적 이해는 지복(ananda), 영적인 즐거움이다. 그래서 이 철학에서는 노는 것이 중요하며, 생은 즐거움이다. 이 철학에서의 해방의 역할은 무엇인가? 이는 진정한 선택의 자유의 성취이고, 항상 창의적으로 사는 것이다.

'생은 즐거움이다'의 구도자를 위해서는, 해방은 삶 - 죽음 사이클에서 선택하는 것이며, 죽음은 영원히 실재의 통합에 모아지는 것으로 이어진다. 그들에게 해방이란 선택을 갖는 것으로, 태어날 것인가 태어나지 않을 것인가에 대한 문제는 그들이 답을 정해 두고 싶지 않은 문제이다. 생의 양극성을 포함하여 생이 제공하는 모든 것에 참여하는, 하지만 창의적으로 선택권을 가지는 것이다.

그래서 당신은 삶 - 죽음의 순환에서 벗어나는 방법이거나, 혹은 언제 다시 태어날지에 대해, 궁극적인 선택의 자유를 성취하는 방법이건 간에, 죽음의 요가의 궁극적인 목적을 볼 수 있다. 적어도 죽음의 요가는 죽는 과정의 일부에서 당신이 의식 있는 상태로 있을 수 있게 해준다. 이는 다음 윤회에서 진정한 선택을 하기 위해 중요하다.

어째서 죽음이 그런 창의성을 위한 기회가 될까?

시장 한가운데서 명상하려고 노력해 보라. 방해하는 것들이 그렇게 많이 있을 때 호흡이나 만트라에 집중하는 것은 어렵다. 소리, 보이는 것들, 냄새, 맛 등이 너무 많다. 사람들이 사고파는 것은 많은 에너지가 소모된다. 많은 노력을 헛되게 한다. 방해 없이 조용한 구석에서 명상하는 것이 더 쉽지 않은가?

비슷하게도, 생은 방해하는 것으로 차 있다. 어떤 의미에서는 사고팔고 소유물과 관계를 교환하는 시장과 같다. 비교하여 말하자면, 죽음은 물건과 소유물, 사람과 관계들이 당신을 홀로 남겨 두는 조용한 구석이다.

창의성은 자아와 양자 자신이 만나는 조우이다(메이(May)1975; 고스와미 1996). 우리가 보았듯이, 죽을 때 의식은 물리적 신체로부터 떠나기 시작한다. 계속해서 상호 연관된 가능성 파동을 붕괴시켜 경험이 이어지는 동안, 정체성의 중심은 먼저 활력 - 정신체로 전환되고, 다음에 원형의 영역(테마체)으로 간다. 이런 식으로 정체성이 전환되면, 자아는 꿈에서처럼 좀더 유연해진다. 창의적 조우에 대해서 가장 큰 방해였던 고정성이 우리가 깨어 있는 일상생활에서 경험하는 최소한의 고정성으로 된다.

양자 자신과의 창의적인 춤에서 자신을 잊었을 때 갖게 되는 흐름의 경험이 좋은 비유이다. 마치 춤이 당신을 춤추게 할 때, 음악이 당신을 연주할 때, 당신이 아무것도 하지 않는데 펜이 종이 위에 쓸 때처럼 흐름이 저절로 일어나는 것이다. 가끔 우리가 무엇인가를 추구할 때 이 상태에 빠진다. 그러나 우리는 또한 이 상태에 빠지는 기회를 최대화할 수 있다. 죽음의 요가의 목적은 우리가 죽을 때의 흐름이 창의적 상태에 있을 수 있도록 수행하는 것이다.

『우파니샤드』에서는 사람이 죽으면 달의 영역인 찬드라로카(Chandraloka, 초월적 영역인 천국과 일상의 내재적 영역인 지구 사이의 정거장)로 간다고 한다. 여기서 '당신이 누구냐?'라고 물을 때 대답하지 못하면, 그의 업보의 속박에 따라 환생의 운명을 가지게 된다. 그러나 그 질문에 '나는 당신이오'라고 대답하면 위대한 여정을 진행하도록 허용된다(아베다난다(Ahbedananda)1944). 그러나 '나는 당신이오'라는 말이 얼마나 역설적인지 보라. 내가 볼 수 있기 때문에 나는 분리된 '나'이다. 그러나 나는 당신과 나를 동일시해서 본다. 이것이 자아와 양자 자신 사이의 조우의 본질이다.

창의적 행위에는 네 단계가 필요하다. 준비, 배양(무의식적 과정), 조우와 통찰 그리고 구현이다. 죽음에서의 창의성도 예외는 아니다. 다음 페이지에서 이 단계들을 구체적으로 살펴보자. 죽음의 좋은 점 하나는 그것을 성취하기 위해서 당신이 고생할 필요가 없다는 것이다. 비용이 전혀 들지 않고, 모든 것을 당신에게 주는 잠재력이 있다. 얼마나 좋은가!

죽음의 준비

당신은 언제 죽음을 준비하기 시작해야 할까? 사실 지금 당장 시작하지 않을 이유가 없다. 어떤 사람들은 전 생애를 죽음을 위한 준비로 생각한다 (사람들이 디저트를 먹기 위한 준비로 전체 저녁식사를 먹는 것과 같다). 그리고 그들이 이런 식으로(죽음은 그들의 '디저트'이다) 행동하는 것이 틀리지 않았다고 생각한다. 그러나 만일 당신이 '보통으로' 살았다면 죽음을 준비하는 시점은 특별한 의미가 있다. 이것이 죽음의 요가의 특별한 수행의 시작이다.

당신이 불치병을 가지고 있다는 것을 알았을 때, 이런 준비를 반드시 해야 한다. 이것은 쉽다. 그러나 이런 분명한 징후가 없을 때는 어떻게 하는가?

당신이 늙었을 때 징후를 잘 살펴보면, 당신의 생으로부터 결과적으로 의식이 물러나는 예비 증상이 점차 분명해진다. 물리적 신체는 약해진다. 입이 마르거나 호흡이 불편할 수도 있다. 사람들을 알아보기 힘들어질 수도 있다. 이런 의식의 감소 증상은 필요한 개념화의 전반적인 저하, 무엇을 하거나 성취하는 데서의 적극성이 감소하는 경향, 그리고 일에 대한 욕망의 감소 등으로 나타날 수 있다. 이 증상들은 점점 더 아무것도 안 하게 만들고, 거의 텅 빈 마음의 내용에 흥미를 잃게 되는 증상으로 진전된다. 왜 이런 경향이 되는가? 정신적인 것과 신체적인 것, 또는 신체적·정신적인 것과 활력적인 것들의 상호 연관된 작용들이 점차 이완되기 때문이다. 이런 증상이 비교적 잦아지면, 진지하게 준비할 시간이다.

준비는 무엇으로 구성되는가? 말기 환자들의 사례에서 잘 기술되어 있지만, 진실은 우리 대부분도 막연하게라도 죽음에 맞닥뜨리면(우리가 늙고 건강하지 않아 앞에서 말한 예비 증상이 있을 때) 부정, 분노, 타협 그리고 우울의 단계를 거치게 된다. 준비의 첫 번째 필수 과정은 이 단계들을 거쳐 수용 단계에서 끝나는 것이다. 수용은 마음을 죽음의 창의적 가능성에 열어 놓는 것이다. 심리학자 칼 로저(Carl Roger)[132]는 창의성에 대하여 열린 마음을 갖는 것에 높은 가치를 둔다.

선(禪) 이야기에 이런 이야기가 있다. 한 교수가 선을 배우러 선사를 찾아갔다. 선사(禪師)가 차를 준비하는 동안 그 교수는 선에 대해 자신이 아는 것을 잔뜩 이야기했다. 차가 준비되었을 때, 선사는 교수의 잔에 차를 따르기 시작했다. 그러나 선사는 교수의 잔이 차서 넘쳐흘러 교수가 "잔이 넘쳐흐릅니다"라고 말할 때까지 계속 부었다. 선사는 조용히 말했다. "선에 대한 생각이 담긴 당신의 마음도 이렇습니다. 마음이 이렇게 차 있는데, 제가 어찌 가르칠 수 있겠습니까?"

준비에는 죽음, 죽어가는 것, 윤회에 대한 문헌을 읽는 것도 필요하다. 당신은 죽음 이후에 어떤 일이 생기는가를 알고자 한다. 문헌은 당신에게 다른 사람들의 직관을 이야기해 준다. 이는 유용한 힌트를 제공한다. 그러나 당신은 위의 이야기가 주는 교훈을 상기해야 한다. 당신의 신념 체계에 맞는 부분만 읽게 되지 않도록 주의해야 한다.

대안적인 준비와 무의식 과정

우리가 보통 나이 들어 죽는다고 말하는 것은, 실제로는 어떤 병 같은 것으로 죽는 것이다. 의사이자 작가인 셔윈 눌란드(Sherwin Nuland)는 죽음은 고통스럽고 지저분한 것이라고 말한다. 준비란 당신의 죽음이 창의적인 경험, 존엄 있는 과정이 될 수 있도록 노력하는 것이다. 이는 또한 놓아 주는 것이다.

132) 미국의 심리학자. 기존 정신병원에서 하던 명령적 지시적 요법이 아닌, 비지시적 요법(권고하는)으로 환자와 상담하여 정신질환을 치료하는 인간 중심 치료를 개발, 인간성 심리학을 개척했다.

진실은 당신이 이미 불멸의 하나, 원래의 의식을 찾고 있다는 것이다. 당신이 찾고 있는 것은 유일한 하나로 되는 것이다. 그러나 찾는 과정에는 분리감과 고통이 있다. 분리감은 당신이 애쓰지 않을 때 해소된다. 그때가 무의식 과정이 일어날 때다.

이중 슬릿 시험을 기억하는가? 전자는 이중 슬릿 스크린의 두 구멍을 통해 지나가 스크린 뒤에 있는 형광판에 다중 줄무늬를 형성한다(2장의 그림 2.1 참조). 그러나 이 양자는 오직 당신이 관찰하지 않을 때만 각 양자가 두 구멍을 지나 이런 것을 만든다. 만일 당신이 관찰하고 있으면, 당신의 관찰이 전자를 붕괴하여 한 전자가 오직 한 구멍만 지나게 하여, 오직 두 개의 줄무늬만 만든다(그림 10.1). 이것은 사실이다. 노력하는 것은 언제나 관찰하는 것이다. 그러니 진행하고, 관찰하지 말라. 무의식 처리 과정은 우리에게 뇌 - 마음/활력체 - 신체의 양자역학을 통해 모호성을 축적하게 하고, 확산시키게 한다.

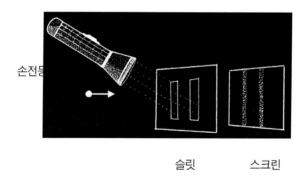

슬릿　　　　스크린

그림 10.1. 플래시 불빛이 구멍을 향하게 배열되어 있어, 우리는 전자가 슬릿을 통하는 것을 볼 수 있다. 간섭 패턴은 사라지고, 전자는 고전적으로, 작은 야구공같이 행동한다.

그래서 고통이 오면, 당신은 반응할 수도, 하지 않을 수도 있다. 반응한다는 것은 능동적으로 무엇을 하는 것이다. 예를 들면, 아래 기술된 수행(修行) 같은 것을 하는 것이다. 아무것도 하지 않는 것은 그냥 그대로 두고, 반항

하지도 고통과 동일시하지도 않는 것이다. 앞의 것은 의지가 필요하고, 뒤의 것은 헌신이 필요하다. 이 둘의 상호작용은 당신의 자아와 양자 자신의, 당신이 생각하는 당신과 신 사이의 조우인 전의식의 조우로 인도할 수 있다.

영화 제작자 멜 브룩스(Mel Brooks)는 "만일 당신이 살아 있다면, 당신은 팔과 다리를 흔들어야 하고, 여기 저기 뛰어다니고, 소리를 내야 한다, 왜냐하면 생은 죽음과 정반대인 것이니 말이다. 그러므로 내가 볼 때, 만약 당신이 아주 조용하다면 살아 있는 것이 아니다. 당신은 시끄럽거나, 혹은 적어도 당신의 생각이 시끄럽고, 다채롭고 생동적이어야 한다"라고 말한다. 대조적으로 선에 대한 일본 시(haiku)가 있다. "고요히 앉아서, 아무것도 하지 않는다. 봄이 오고, 풀은 저절로 자란다." 그래서 창의적 조우로의 길은 멜 브룩스와 선의 지혜를 결합하는 것이다.

조우(遭遇) : 티베트의 세 가지 수행

당신은 이미 당신이 신체에서 떠나는 경험을 통해 초월적인 영역을 지나는 꿈같은 환상적인 여행을 하고, 생을 회상할 때 죽는 순간의 바르도에 대해 알고 있다(8장 참조). 문제는 이 모든 과정 동안 인식을 유지하는 것이다. 이것이 하는 것과 하지 않는 것의 완전한 균형이다. 이를 통해 당신은 밝은 빛에 갈 수 있다.

티베트 사람들은 죽음으로의 창의적 접근에서 하는 것/하지 않는 것의 행동 역학을 돕는 세 가지 수행을 제안한다. 그것은 헌신의 수행인 죽음의 기도, 덕목을 행하는 수행인 완전한 희생, 그리고 즈냐나(jnana, 지혜·연구)의 수행인 자연스런 사색 등이다. 이 각각의 수행들은 많은 다른 전통에서도 발견된다.

티베트 식에서, 죽음의 기도는 불교에서의 천국인 극락을 생각하며 아미타바 붓다(Amitabha Buddha)[133]에 기도하는 것을 의미한다, 이는 가톨릭에서의 종부성사와 비슷한데, 신부가 당신에게 마지막 고해를 하게 하고 예수에게 기도한다. 물론 만일 당신이 죽음의 기도를 하면, 당신은 죽음의 요가를 수행하는 것이다. 당신이 수행할 때마다 신부가 오기를 기다릴 수는 없다. 비슷하게, 무슬림에서는 죽으면서 '신은 없지만 알라는 있다, 모하메드는 선지자이다'라는 말을 듣도록 한다. 힌두교도들은, 신의 이름으로 하는 내적 명상인 자파(japa)를 수행한다.

간디[134]가 저격당했을 때, 그의 죽음의 기도는 아주 내면화되었다. 그는 이미 준비되어 있었기에, 그가 즉시 한 마지막 말은 신의 이름인 '램(Ram)'이었다. 죽음의 기도의 개념은 정확하게 이런 종류의 준비를 가지고 있다는 것이다. 그래서 죽음의 순간이 신과 당신, 당신의 양자 자신과 당신 사이의 진정한 조우가 된다.

어떻게 수행하는가? 기도의 핵심으로서 당신의 특별한 전통의 원형(당신이 자연스럽게 헌신할 이미지)을 가지고 당신 자신을 위한 만트라를 만들어라. 그리고 이를 의식 있는 순간마다 반복하라. 만일 이것이 '신이여, 저는 당신에게 헌신합니다'라면, 당신이 깨어 있을 때마다 이를 마음으로 말한다. 고통이 온다. '신이여, 저는 당신에게 헌신합니다.' 당신이 깜박 잠에 들었다 일어났다. '신이여, 저는 당신에게 헌신합니다.' 집중에 방해된다. 당신은 집중이 안 되는 것을 인식한다. '신이여, 저는 당신에게 헌신합니다.' 이를 한동안 하고 나면, 이 기도는 내면화될 것이다. 이는 무의식적 과정으로, 저절로 지속될 것

---

133) 대승불교에서 서방정토 극락세계에 머물면서 법(法)을 설한다는 부처. 자신이 세운 서원으로 하여 무수한 중생들을 제도한다.

134) 인도의 민족운동 지도자이자 건국의 아버지. 남아프리카에서의 인종차별에 대한 투쟁으로 유명해졌다. 제1차 세계대전 이후 영국에 대해 반영·비협력 운동 등의 비폭력 저항을 전개했다. 그의 평화사상과 평화에 바친 업적은 지대하다. 특히 비폭력·무저항주의는 인류 역사에 길이 남을 업적으로 평가 받는다.

이다. 이제 당신은 하는 것과 하지 않는 것의 완벽한 균형에 도달했다. 힌두교에서는 이를 아자파 - 자파(ajapa - japa, japa 없는 japa)라고 부른다.

무슨 일이 일어나는가? 모든 전통에서 이런 기도 수행은 그 본질에서 의식을 인지하게 해준다고 주장한다(『티베트 사자의 서』의 밝은 빛).

두 번째 수행은 완전한 희생이다. 영적인 전통에서 최고로 이상적인 수행의 하나이다. 이는 자발적인 희생은 진리의 본질에 도달하는 최고의 효과적인 길이라는 직관에 기반을 둔다. 예수는 인류를 구하기 위해 십자가에 못 박혔고, 이 과정에서 자신이 부활했다. 불교도들은 이를 모든 존재가 해방될 때까지 자신의 해방조차도 희생하는 보디사트바(bodhisattva, 보살) 수행이라고 부른다. 『바가바드기타(Bhagavad Gita)』[135]는 트야야(tyaya), 즉 희생을 최상의 수행이라고 말한다. 이것이 기타의 마지막 장 '해방의 요가(The Yoga of Liberation)'의 주제이다.

그래서 고통을 보고, 그로 인해 괴로워하고 다시 얽매이는 대신에, 우리는 나의 고통뿐 아니라 전 인류의 고통을 해소하기 위해 고통과 괴로움을 껴안는다.

이 수행은 어떻게 하는가? 만일 당신이 특별한 고통(자신들이 죽어가는 것을 아는 사람들에게 드물지 않은)을 겪고 있다면, 이 고통을 다른 사람들을 위해서 겪고 있다고 상상하라. 만일 당신이 특별히 아무런 고통도 겪고 있지 않다면, 당신은 다른 사람들을 위해서 특별한 고통을 받고 있다고 상상할 수 있다. 이 특별한 고통으로부터 벗어날 사람들의 기쁨을 느껴 보라. 호흡을 조정하라. 숨을 들이쉴 때 모든 존재의 고통을 받아들이고, 숨을 내쉴 때 모든 존재에게 행복을 내보내라. 당신은 이를 노력만으로는 할 수 없다. 당신은 의지와 헌신의 균형에 도달할 필요가 있을 것이다.

---

135) 『베다』 『우파니샤드』와 함께 힌두교 3대 경전의 하나. 고대 인도의 대서사시 〈마하바라타〉의 일부분으로서, 인격신 크리슈나를 향한 강렬한 사랑과 헌신을 바탕으로 한 박티 요가를 강조한다.

이 수행이 왜 효과 있을까? 당신은 이 수행이 카르마(karma) 요가가 더해진 박티(bhakti) 요가와 유사하다는 것을 알 수 있다(9장 참조). 보통 우리의 자아 안에서 우리는 자기중심적이다 - 우리는 문자 그대로 마치 우리가 우주의 중심이고, 다른 것은 우리가 관련지어 확장된 범위까지만 실재라고 생각하고 그렇게 행동한다. 이 상태에서 우리가 그들을 '사랑'하지 않는 한, 누구를 위해 희생한다는 것은 불가능하다. 나는 아내와 자식과 국가를 사랑한다. 그래서 나는 이 실체들을 위해 희생할 수 있다. 다른 사람을 위한 희생의 수행은 다른 사람의 특이함을 발견하게 하고, 이는 나와 관계가 있거나 나의 확장이라는 조건적이 아닌, 진정한 사랑을 발견하게 한다. 당신이 다른 사람을 사랑할 수 있다고 깨달을수록, 당신 자아의 지배권이 약화된다. 만일 당신이 정말로 다른 사람들의 고통을 줄이고, 그들을 즐겁게 해주기 위해서 죽을 수 있다면, 당신은 자아가 스스로 정한 경계를 초월하여, 분명히 의식의 빛을 볼 수 있는 자격을 얻는다.

정신과 의사인 스탠 그로프는 우연히 훌륭하고 효과적인 수행 방법을 발견했는데, 홀로트로픽 호흡이다. 이 호흡은 글자 그대로, 보다 통일적인 정체성을 갖게 해준다. 처음에 그로프가 이 수행법을 그의 고객들에게 적용했을 때, 그들은 태어날 때의 태아기와 주산기의 경험을 느꼈다. 그러나 더 깊이 들어가면서, 모든 인류가 겪는 집단적인 고통에 관련된 경험을 하게 되었다. 특히 이 기술에 대한 철학자 크리스토퍼 바체(Chritopher Bache)의 경험을 읽으면, 당신은 그 위력을 보게 될 것이다(그로프 1998; 바체 2000).

앞 장에서 논의한 즈냐나(jnana) 수행을 이용할 수도 있다. 그러나 이런 식으로 노력하지 않는 사색을 발전시키는 방법은 가장 어렵다고 한다. 이는 그 본질에 머물면서 현재 순간의 집중에 방해를 받지 않고 의식을 발견하는 것이다. 이것이 진정한 의미에서의 '의식 있는 상태에서 죽는' 것이다.

'모든 주의 깊은 명상 중에서' 부처가 『반열반경(Parinirvana Sutra)』에서 "죽을 때 하는 것이 최상이다"라고 말했다. 그러나 실제로 이미 명상을 수행하고 있는 사람만이 오랜 기간 동안 집중할 수 있고, 일반적으로 죽음과 관계된 모든 통증, 모든 고통, 모든 지저분함에 머무는 것을 기대할 수 있다.

한편, 인도의 뚜까람(Tukaram)[136]이라는 현자에 관련된 다음과 같은 일화가 있다. 한 제자가 뚜까람에게 어떻게 변환이 왔는지, 어떻게 전혀 화를 내지 않는지, 어떻게 항상 사랑하는지 등에 관해 물었다. 그는 뚜까람의 '비밀'을 알고 싶었다. 뚜까람은 "내가 너에게 나의 비밀을 말할 수 있는지는 모르겠다. 그러나 나는 너의 비밀을 알고 있다"라고 말했다.

"그 비밀이 뭔데요?" 제자가 호기심으로 물었다.

"너는 일주일 안에 죽게 된다." 뚜까람이 침통하게 말했다.

뚜까람은 위대한 현자였기 때문에 그 제자는 그의 말을 심각하게 받아들였다. 다음 주에 그는 그의 행동을 정화했다. 그의 가족과 친구들을 사랑으로 대했다. 그는 명상했고 기도했다. 그는 죽음의 준비로서 할 수 있는 일을 다 했다.

7일째 되는 날 그는 더 쇠약해진 것을 느끼며 침대에 누워서 뚜까람을 불렀다. "현자여, 저를 축복해 주소서. 저는 죽어갑니다." 그는 말했다.

현자는 "항상 신의 은총이 있기를!" 하고 말하고 나서, "그런데 지난 일주일 동안 어떻게 지냈는지 말해 주겠나? 친구와 가족들에게 화낸 적이 있는가?" 라고 했다.

"물론 아닙니다. 그들을 사랑할 수 있는 시간이 7일밖에 없었습니다. 그래서 그들을 정말로 사랑했습니다." 그 제자는 말했다.

"이제 너는 나의 비밀을 알고 있다." 현자는 크게 말했다. "나는 내가 언제든지 죽을 수 있다는 것을 안다. 그래서 나는 항상 나와 관계된 사람들을 사랑하고 있는 것이다."

바로 그렇게 죽어가는 상태가 당신에게 주는 특별한 수단은 바로 집중의

---

136) 17세기 인도의 시인이자 현자. 마하바라타의 박티 운동을 주도했다. 그의 시는 비슈누의 아바타인 '빗탈라(Vitthala)', '비또바(Vithoba)'에게 헌신하는 영적인 노래들이었다.

강도이다 - 집중의 가장 필수적인 요소이다.

실재의 본질에 대해 노력하지 않는 사색은 생각이 아니다. 그러나 역설적이게도, 생각을 통해서 생각을 초월하는 것이다. 프랭클린 머렐 - 볼프는 "실재성은 고려할 가치가 있는 것과는 역비례한다"고 말했다. 실체에 대한 당신의 사색이 더 실질적일수록 고려할 가치가 더 적어진다. 그리고 고려할 가치가 적을수록 노력이 덜 필요하다. 마지막으로 당신이 이것을 깨달으면, 라마나 마하르시(Ramana Maharshi)가 가끔 사람들에게 상기시켰듯이 "당신의 노력은 속박이다"라는 단계에 도달한다. 노력이 헌신과 혼합되면, 모든 것이 노력 없이 된다 - 산스크리트어로 사하즈(sahaj)이다.

사색이 실제적이고 고려할 가치가 없고, 노력이 필요치 않으면 당신은 의식의 자연스러운 흐름 - 사하즈 사마디(sahaj samadhi) - 에 와 있는 것이다. 보깔 린포체(Bokar Rinpoche)가 말했듯이, "마침내 죽음이 올 때 만일 수행자가 마음(의식)의 본질에 남아 있으면, 그는 완전한 각성을 얻게 될 것이고, 죽는 순간 절대적인 존재 또는 밝은 빛이라고 부르는 단계인 부처가 된다."

당신은 죽음의 요가를 수행하기 위해 죽음을 기다릴 필요는 없다

『우파니샤드』에 위대한 이야기가 있다. 나치케타(Nachiketa)라는 어린 소년이 있었다. 그의 아버지는 천국에서의 아들의 자리를 확약하기 위해 희생의 야즈나(yajna, 산스크리트어로 희생의식을 의미)와 선물 잔치를 준비했다. 그러나 그의 아버지는 계산을 했는데, 예를 들면 가장 좋은 암소는 자신을 위해 남겨두고 약한 것을 내놓았다. 나치케타는 아버지가 내켜하지 않는 마음으로 내

놓는 것을 보고 아버지에게 따졌다. "아버지, 저를 누구에게 주시려는 겁니까?" 대답이 없었다. 그러나 나치케타는 계속했다. 그가 세 번째 물었을 때 아버지가 화를 내며 대답했다. "야마(Yama), 죽음의 신이다. 나는 너를 죽음의 신에게 주기로 결정했다."

그러나 약속은 약속이다, 그래서 나치케타는 야마의 장소로 갔다. 그는 아직 어렸기 때문에 그를 맞으러 나오는 사람이 없었다. 나치케타가 3일 밤을 기다린 후 죽음의 신이 돌아왔다. 야마는 손님이 3일 밤이나 무시되었다는 것에 놀랐고, 그에 대한 보상으로 나치케타에게 세 가지 부탁을 들어주기로 약속했다.

첫 번째와 두 번째 혜택은 별것 아니었다. 그러나 세 번째는, 나치케타는 죽음의 비밀 - 죽음 이후에는 무슨 일이 있나? - 을 알고 싶어 했다. "어떤 사람은 우리가 죽는다고 말하고, 어떤 사람들은 그렇지 않다고 말합니다. 실제로 무슨 일이 있습니까?"

이제 야마가 곤경에 빠져 죽음의 비밀을 누설하지 않기 위해 매수하려고 했다. 그러나 거절당했다. 그래서 마지막에는 야마가 그에게 의식은 죽음과 함께 사라지지 않는다는 존재에 대한 진실을 가르쳐 주었다. 이 진실을 마음속으로 깨달으면 죽음의 신비를 배운 것이라고 야마는 말했다.

이런 일도 있다. 라마나 마하르시(Ramana Maharshi)가 열여섯 살 때, 하루는 그가 죽을 것 같은 이상한 느낌이 들었다. 그리고 "격렬한 죽음에 대한 두려움이 나를 압도했다." 그는 죽음에 대해 무엇을 할 것인가를 생각했다. 죽음이란 무엇인가? 죽는다는 것은 무엇인가? 그는 또한 죽음이 오는 것을 극적으로 표현하기 시작했다. 그는 시체를 흉내 내며 사후경직이 일어난 것처럼 사지를 뻣뻣하게 쭉 뻗었다. 그리고 자신에 대해 생각했다, "이제 이 몸이 죽었다, 이 몸이 죽으면, 나는 죽은 건가? 이 몸이 나인가?" 그의 탐구의 힘이 존재에서 기대하지 않은 변환을 촉진시켰다. 나중에 그는 다음과 같이 썼다.

이것은 거의 생각하는 과정 없이, 내가 직접 지각하는 살아 있는 진실처럼 생생하게 내 머리에 떠올랐다. '나'는 아주 실질적인 무엇이었다, 현재 상태에서 유일한 실제적인 것, 그리고 나의 몸과 연결된 모든 의식적 활동은 그 '나'를 중심에 두었다. 그때 이후로 '나' 또는 자신은 강한 황홀감으로 그 자체에 대한 집중에 초점을 맞췄다. 죽음에 대한 두려움은 사라졌다. 자신에 대한 몰입은 그때부터 깨지지 않고 지속되었다. 말하기, 읽기를 하든 또는 다른 일을 하든 간에, 나는 아직 '나'의 중심에 있었다. (오스본(Osborne)1995에서 인용)

제11부

질문과 대답

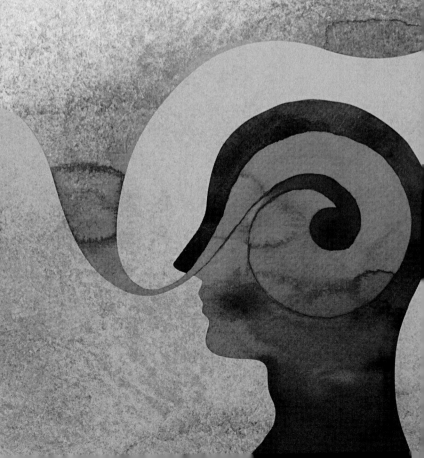

나는 가끔 사후의 생존과 윤회의 주제에 대해 양자이론이 우리에게 주는 통찰에 관한 강의와 워크숍을 갖는다. 이 장의 아이디어는 내가 강의와 워크숍에서 받은 많은 질문들 중, 특정 종류의 개인적인 질문들(일반적인 철학적 또는 과학적 질문들과는 다르게)에 대해 더 적절한 질문 - 대답의 형식을 생각하면서 나왔다. 그렇게 진행하다가, 이런 종류의 요약을 한 장으로 구성하게 되었다. 즐기기 바란다.

질문 : 생의 목적은 무엇인가?

답 : 개인의 생의 목적은 우주적 목적과 같은 것이다. 가능성을 구현하고 의식 내에서의 가능태를 발견하는 창의적 활동에 종사하는 것이다. 의식은 그렇게 자신을 관찰하면서, 어떤 맥락 내에서 자신을 표현하는 것 같다. 이 맥락들은, 인간 개인은 충실히 살아야만 하고, 창의적으로 표현해야만 한다는 것이다.

질문 : 죽음의 목적은 무엇인가?

답 : 언뜻 보면 죽음에는 목적이 없는 것 같다. 어째서 생의 목적이 있는 것이 하나의 긴 인생에서 끝나지 않는가? 그러나 구현의 요구는 다른 것이다. 관념론자의 관점에서 생은 두 가지 힘의 전쟁터이다. 창의성과 엔트로피. 엔트로피는 우리가 학습이라고 부르는, 새로운 프로그램을 만드는 창의성을 위한 하드웨어인 물리적 신체를 소멸하게 한다. 결국 엔트로피가 이 전쟁에서 이기고, 생명체는 더 이상의 창의성에 관여하기를 멈춘다. 이때가 의식이 철수하기 시작하는 때이다. 이런 철수 과정은 죽음에서 마치게 된다.

오래 전에 영국 작가 마이클 무어콕(Michael Moorcock)의 과학소설을 읽었다. 이는 제리 코넬리우스(Jerry Cornelius, The Corelius Chronicles라고도 하는)라는 반영웅에 관한 내용으로서, 엔트로피와 창의성의 싸움을 묘사하고 있다. 제리와 그의 친구들은 에피소드마다 다중 현실의 런던에서, 항상 창의성이 지배하며 생이 죽음을 이기는 것이 구현되는 곳을 찾아, 한 현실에서 다른 현실로 점프를 한다. 물론 제리 자체가 엔트로피의 배아를 가지고 있기 때문에 결국 그런 현실을 찾지 못한다.

그러나 왜 이를 실패로 간주하는가? 한 생에서 모든 우리의 창의적 목적을 끝내는 데 필요한 것은 무엇인가? 그래서 우리는 죽지만, 우리는 다시 다른 시간과 장소에 돌아와 다른 생애에서 창의적인 다른 기회를 가지기 위해 새 출발을 한다.

질문 : 이제 당신이 나를 혼란스럽게 한다. 만일 윤회가 우리에게 새 출발을 준다면, 어떻게 우리가 과거의 생을 기억할 수 있는가? 그리고 왜 그렇게 하나? 그것은 우리의 일정을 더럽히는 것이 아닌가? 그리고 업보는 어떤가? 어떻게 업보가 우리의 새로운 일정을 채우지 않고, 한 생에서 다른 생으로 전파될 수 있는가?

답 : 새 출발이란 오직 고전적 기억으로 차 있다가 죽는 물리적 신체에 관한 것이다. 이에 비해 죽음 이후에도 생존하는 양자 모나드의 활력체와 정신체는 양자기억을 운반한다. 양자기억은 과거의 경험에 유리한 확률에 가중치를 둔다. 이것이 성향을 만들고, 이 성향을 통해 업보가 한 신체의 생에서 다른 신체의 생으로 이동한다. 그리고 과거 생의 내용에 대한 전생의 회상은 양자 과정과 의식의 비국소성에서 생겨난다. 생애 사이의 비국소적 연결은 가능하기는 하나, 접근이 쉽지 않다.

양자기억은 수학적 공식으로 기록되어 있는데, 양자 모나드를 관리한다. 이는 구현된 형태로 암호화되어 있지 않아 위축되지는 않는다. 물론 성향은 어떤 맥락을 붕괴하는 것을 피하고자 할 때는 장벽이 될 수 있다. 그러나 전통은 우리가 과거의 모든 성향(경향 또는 업보)을 각 생으로 가져오는 것은 아니고, 오직 선택된 소수(프라라브다(prarabdha)_라고 부른다)만 가져온다고 주장한다.

이 성향이 장벽이 된다는 개념은 또한 나쁜 업보를 피하기 위한 경고의 근거가 되기도 한다. 그리고 이런 이유로 좋은 업보는 창의적으로 발견하거나 우리 안에 잠재되어 있는 맥락을 학습하는 데 도움을 준다.

질문 : 학습은 무엇을 포함하는가? 우리 삶의 테마의 창의적 발견인가?

답 : 삶에서의 발견과 구현이다. 우리가 발견한 테마대로 살지 않으면(우리의 발견을 '행동으로 하지 않으면'), 발견된 테마는 마음의 훈련(조건화)된 성향이 되지 않는다. 초정신 지능의 테마에 대한 그들의 발견을 따라 '행동하지'않는 사람들은 지혜로운 사람들과는 대조적으로 지식인이라고 불린다. 이해하겠는가?

질문 : 나도 그렇게 생각한다. 좋은 업보와 나쁜 업보를 어떻게 정의하는지 다시 한번 말해 달라.

답 : 업보는 특히 대중들의 마음에서 잘못 이해되고 있다. 많은 동인도 사람들도(서양인들은 놔두고) 만일 그들이 좋은 일을 하면 - 가난한 사람을 돕고 부모를 봉양하는 등 - 그들은 좋은 업보를 쌓는다고 생각한다. 꼭 그렇지는 않다. 좋은 업보는 오직 성향적인 양자기억일 뿐이고, 이는 당신이 창의적으로 발견하고 당신의 목적을 표현할 수 있게 하며, 의식이 자신을 아는 것을 통하여 맥락대로 살 수 있게 한다. 한편 만일 당신의 행동이 습관, 공포, 다음 생에서의 창의성을 감소시키는 것 같은 성격을 만들면, 당신은 명백하게 나쁜 업보를 쌓는 것이다.

질문 : 나는 아직도 우리가 우주의 목적성을 구현하기 위해 윤회가 필요하다고 확신하지 못하겠다. 한 생의 범위가 제한되어 있다는 것에는 동의한다. 그러나 많은 생 대신에, 많은 사람들을 가질 순 없는가? 우리가 얼마나 많은 사람들을 가질 수 있는가에 대해서는 제한이 없다. 그렇지 않은가?

답 : 그런가? 분명하게 이 행성은 제한된 인구 밖에는 유지할 수 없다. 윤회 없이는 문명이 번성하는, 진정으로 정교한 맥락의 발견에 필요한 창의성

을 육성할 좋은 성향을 만들 기회가 너무 심하게 줄어든다. 서번트(savants)[137]와 어린 영재 현상, 그리고 아인슈타인이나 샹카라 같은 사람들의 성과에 대해 생각해 보자. 이들 대부분은 분명히 전생으로부터 위대함을 가지고 태어난 것이다.

질문 : 아, 방금 생각났다. 만일 사람들이 당신이 이야기하는 좋은 업보를 이해하면, 그들은 윤리적으로 살 것이다, 그렇지 않은가? 윤리는 창의성과 직접적으로 관련있기 때문이다. 윤리는 당신 자신의 창의성과 다른 사람들의 창의성을 증진시키도록 구성되어 있고, 적어도 해롭지는 않다. 사람들이 업보를 잘못 이해하고 무시하는 사회에서 사람들은 비윤리적이 된다.

답 : 당신 말이 절대적으로 맞다. 인도를 보라. 업보를 믿지만 좋은 업보와 나쁜 업보에 대해 근시안적이고 아주 제한적인 개념으로 잘못 이해하고 있다. 좋다, 창의적 기질은 아주 드물게 개발된다. 한편 미국을 보면, 업보를 믿지는 않지만 다행히도 창의적 기질이 발달되고 있다. 그러나 나쁜 것도 함께 발전한다.

질문 : 그래서 우리의 행위가 만드는 업보에 대한 주의를 집중하는 것 외에, 우리 삶의 목적성을 구현시키기 위해 무슨 일을 해야 하는가?

답 : 죽음에 주의를 집중하라. 『티베트 사자의 서』와 우리의 윤회 모델이 주는 교훈을 기억하라. 의식적인 죽음은 다음 생에 아주 가치 있는 비국소적 경험으로 인도할 것이다.

질문 : 그러나 그것은 그 모델이 올바른 모델일 때뿐이다.

---

137) '서번트(savant)'란 '학자' 또는 '석학'이라는 의미이다. 자폐증, 지적 장애 등의 뇌 장애를 가진 사람들 중 일부가 암기, 계산, 음악, 미술 등 특수 분야에서 천재적인 재능을 발휘하는 현상을 뜻하는 말로서, 서번트 증후군이라고도 부른다.

답 : 물론이다. 과학적 모델은 우리의 사용을 위해 고안된다. 당신은 지금 과학적 모델을 가지고 있다. 이를 사용해 보고 당신 스스로 이것이 타당한 지를 보라. 나의 직관은 죽음의 경험이 잠재적으로 우리에게 매우 가치 있다는 것이다.

질문 : 힌두교 문헌에서 타서 없어지는 업보의 개념을 발견할 수 있다. 업보가 타 없어질 수 있는가?

답 : 그렇다. 어떤 의미에서 우리는 특정 학습 의제(學習議題)를 수행하기 위해 전생으로부터 이 생으로 성향(업보)을 가져온다. 의제가 실현되었을 때, 그 특정한 기질은 더 이상 필요없게 된다. 그래서 우리는 삶의 새로운 테마를 학습하는 창의적 행위를 통해 어떤 업보를 태워 버렸다고 말할 수 있다.

질문 : 영혼의 숫자에 관한 질문은 어떤가? 당신도 알다시피 지금은 아주 많은 사람들이 태어나는데, 그들 모두를 수용하기에 오래된 영혼들이 충분하지 않은 건 아닌가?

답 : 우리의 모델에서 새로운 영혼이 언제라도 새로운 존재로 들어오는 것을 막는 것은 없다. 테마나 정신체, 활력체도 숫자적으로 줄지 않는다. 그들이 다른 패턴으로 전파되는 것을 제외하고, 우리는 항상 같은 정신적 활력적 기능을 사용한다. 다른 패턴은 우리의 활력적 정신적 존재에 개성을 부여하는 것을 말한다. 우리는 그 전파에 끝(해방)이 있다는 것을 안다. 또한 왜 시작이 있으면 안 되겠는가?

여기서 작용하는 또 다른 요인이 있다. 많은 오래된 양자 모나드는 이제 재탄생 너머에 있다. 영적인 삶이 고대에서는 더 많은 문화적 지지를 받아 더 쉬웠다. 힌두교에서는 이 시기를 사티야 유가(Satya yuga, 황금 시대)라고 부른다. 사람들은 몇 생만 살아도 해방되었다. 지금은 많은 물질적인 방해가 많아서 학습하는 데 집중하기가 어렵다(힌두교에서 현 시대를 칼리 유가(Kali yuga[138], 무지 시대)라고 부르는 데는 충분한 이유가 있다). 그래서 양자 모나드가 '불빛을 보기' 전까지 물리적 신체에서 더 많이 탄생하게 된다. 이는 또한 헬렌 왐바흐의 자료에서도 증명되었다(5장 참조). 자연히 지금은 더 많은 사람들이 태어난다.

그러나 궁극적으로 이 영혼의 수에 관한 주제는 우리가 이원론적 사고에 빠져 신(전체)과 독립적인 영원한 영혼들이 일정한 수만큼 생겨야 한다고 생각하기 때문에, 계속 나오게 될 것이다. 양자적 관점(신비적 관점과 마찬가지로)은 영혼은 신(또는 의식)과 떨어져서는 존재하지 않는다는 것이다. 영혼은 의식이 가능성의 탐구의 목적으로 상정하는 제한된 동일시이다. 이 일이 끝나면, 영혼 - 동일시는 전체에 헌신하게 된다.

질문 : 최근의 책에 의하면, 죽음은 흔히 존엄이 없이 아주 고통스러운 것이라고 적혀 있다(늘랜드(Nuland)1994). 당신은 죽음의 이런 면을 무시하는 것 같다.

답 : 임종 시 광경에 대한 자료로부터 보면, 비록 질병은 고통스러울지라도 죽음은 그렇지 않을 수 있는 것 같다. 죽는 순간 고통스러울 수는 있다. 그러나 우리는 그것과 동일시할 필요는 없다. 만일 우리가 주의를 기울이면, 우리는 그 순간의 영원한 아름다움과 해방됨을 알 수 있을 것이다.

존엄성의 결여는 죽음에 대한 두려움에서 온다. 나에게 프랭클린 머렐 - 볼프(Franklin Merrell - Wolff)라는 신비주의 철학자 친구이자 스승이 있었는데, 그는 98세에 폐렴으로 사망했다. 그는 질병으로 고통을 느꼈지만, 거기에 존엄성의 결여는 없었다. 볼프는 그의 신체가 점차 기능을 잃어가는 동안에

---

138) 힌두교 우주론에서 주기적으로 생명을 반복하는 우주의 존속 기간. 크리타 유가(krta - yuga), 트레타 유가(tretā-yuga), 드바파라 유가(dvāpara - yuga), 칼리 유가(kali - yuga)의 '4시기'로 나눈다. 만물은 크리타 유가에 최선의 상태에 있으며, 악화되어서 네 번째의 칼리 유가에 이르러 파멸한다.

도 유머감각을 잃지 않았다. 그는 죽음에 대한 준비가 되어 있었다.

질문 : 주제를 약간 바꾸어서, 과학자로서 당신은 멋진 이름의 양자 모나드라고 불리는 미묘체를 어떻게 생각하는가? 이는 유령을 믿는 것 같지 않은가?

답 : 그 이유 하나 때문에 나는 '미묘한' 신체라는 개념을 오랫동안 피해왔다. 이는 매우 이원론적으로 들린다. 물론 양자 모나드가 물질적 신체와 직접적 상호작용이 없고 의식이 상호작용을 중개한다는 사실을 깨달으면, 이원론의 문제는 사라진다.

질문 : 그러나 어떻게 우리는 그것을 유령이나 귀신으로 보게 되는가?

답 : 아마 비국소적 의식이 중개하는 생애에서의 존재와 양자 모나드 사이에 텔레파시적 소통이 있을 때, 어떤 사람들은 이를 어떤 존재가 그들과 소통하려 하는 경험으로 표면화하는 것이라는 반응을 하는 것 같다. 그렇다면 유령이란 보는 사람 자신의 투사이다. 주목해야 할 중요한 점은, 유령이나 귀신은 내적인 현상이라는 것이다. 그들은 공유할 수 있는 외적 실재로 나타나지 않는다. 그러므로 그들은 기본적으로 여기서 제안한 모델과 일치한다.

질문 : 내가 죽으면 나에게 어떤 일이 일어나는가? 솔직히 말해서, 나는 유령이 되거나 상호작용 못 하는 양자 모나드가 되어서 무엇을 할지도 모르고 배회하는 것이 겁난다.

답 : 이는 당신의 업보와 죽을 때 당신이 어떻게 인식하느냐에 달려 있다. 그렇다. 만일 당신이 죽을 때 별다른 인식이 없다면, 혼돈이 있을 수 있다. 당신 자신은 무심코 지옥의 경험을 만들 수도 있다. 그러나 기억해 두라. 일단 당신이 죽으면 더 이상은 물리적 신체와의 연결이 없고, 일상적으로 깨어

있을 때와 같은 구현의 경험을 가질 수 없을 것이다. 그러나 가능성이 쌓일 것이고, 당신이 다시 태어날 때 당신은 이 가능성을 가지고, 이에 대응하는 기억을 가지고 소급적으로 살게 될 것이다, 그러므로 당신이 죽을 때 이를 살펴보아야만 한다. 당신이 죽으면 당시의 미묘한 신체 안에 가능성들이 자랄 것이고, 무의식은 당신의 죽어가는 의식의 상태에 의존할 것이다.

질문 : 내가 지옥에 가지 않는다고 어떻게 확신하나?

답 : 한 가지는 확실하다. 당신은 당신의 욕망, 당신이 생애에서 만족시키지 못했던 욕망을 모두 가지게 된다. 당신은 포기할 수 없을 것이다.

한 랍비가 하늘나라에 갔다. 얼마 후 덕망 있는 선생님이 사는 곳을 발견했다. 그는 즉시 선생님을 방문했다. 덕망 있는 선생님은 책상에서 연구를 하고 있었다. 그런데 랍비를 놀라게 한 것은, 선생님의 침대에 벌거벗은 아름다운 여인이 준비된 상태로 누워 있었다. 방문자는 스승에게 윙크를 하고 "스승이시여, 이는 당신이 하신 모든 좋은 일에 대한 보상이 틀림없습니다" 라고 말했다. 이에 대해 스승은 쓴웃음을 지으며 "아니네, 내가 바로 그녀에 대한 벌이네." 여기는 지옥이다.

욕망은 우리의 세 개별화된 신체인 정신적·활력적·물리적 신체 모두의 사건에 관여한다. 지능체 또는 테마체는 물리적으로 지도화되어 있지 않다. 따라서 훈련(조건화)될 수도 없고 개별화될 수도 없다. 우리가 구분되는 지적 능력으로 경험하는 것은 우리 마음의 부분이다. 만일 우리가 활력·물리적 신체와 그의 양자 양식, 즉 프라나에 대한 약간의 인식을 가지고 뇌 - 마음에 완전히 동일시하여 산다면, 욕망이 무의식적으로 올라온다. 이 기질은 한 생애에서 다른 생애로 우리가 삶에서 무의식적인 의식을 만들 때까지 지속된다. 무의식적인 것이 의식적인 것이 되고 우리가 의식적으로 그 욕망을 모두 살아 버리면, 이 기질은 사라질 수 있다. 이런 일이 일어나면, 당신은 더 이상 지옥에 대해서 걱정할 필요가 없다.

질문 : 어리석은 질문 같지만, 양자 모나드는 정확히 어디로 가는가? 힌두교의 구전에서 들은 천국 또는 모든 로카스(lokas)[139]들은 어디에 있는가?

답 : 좋은 질문이다. 옛날의 시대에는 사람들이 이원론적으로 생각했었다. 힌두에서는 히말라야의 어떤 지점에 특정한 로카스가 있다고 생각했다. 그리스 사람들은 우주 공간이 천국이라고 생각했다. 그러나 세계의 영적인 스승들은 항상 보다 많이 알았다. 플라톤과『우파니샤드』의 현자들은 당신의 질문에 대해 천국은 초월적이라고 대답했을 것이다. 양자물리학의 위대한 개념적 성취 중 하나는 양자 비국소성의 개념이다, 이는 영적 전통이 '초월적'이라는 단어를 사용할 때 기준 같은 것이 되어 준다. 그러나 비국소성은 무엇인가? 이는 시공간 내의 사건에 영향을 미칠 수 있는 시공간 밖 가능태(可能態) 사이의 연결이다. 그것은 어디에 있는가? 이것은 어디나 있고(시공간의 어느 점도 비국소성에 의해 연결될 수 있기 때문에), 또 아무 데도 없다(우리가 그것을 국소화할 수 없기 때문에).

질문 : 내가 후세에 죽은 내 친구들과 친척들을 만날 수 있는가?

답 : 당신은 우디 앨런처럼 말한다. 그는 "두려운 것은, 내세가 있으나 그것이 어디서 일어나는지는 아무도 모른다는 것이다"라고 썼다. 우선, 우리가 우리에게 열려 있는 위대한 비국소적 창문을 통해 죽음으로 들어갈 때, 많은 경험이 가능하다. 우리가 죽은 다음에 대해 할 수 있는 말은 무의식적 과정이 있다는 것뿐이다. 활력체와 정신체의 상태는 우리가 아직 발견하지 못한 내적 역동학을 통해 가능성에서 계속 발전할 수 있다. 이 가능한 경로들 중 하나는 다음 생애가 열릴 때 소급적으로 구현될 수 있다. 이 구현된 경로는 당신 친구들과의 경험을 포함할 수 있다. 그러나 당신이 정신체와 함께 이 경험을 만든 것이다. 이 경험들은 인식이 깨어 있을 때 경험한 것들과

---

139) 산스크리트어로 '세계(world)'의 의미. 힌두교의 비전에서 사후에 가는 우주의 영원불멸의 장소.

같은 의미의 경험은 아니다. 그들은 오히려 꿈에 가깝다(5장 참조).

질문 : 내가 다시 태어날 준비가 되었을 때, 어떻게 특정한 생애를 선택하는가? 나의 부모를 선택할 수 있는가?

답 : 비국소적 상관관계는 돌아다닐 필요 없이 즉시 특정한 자궁을 고른다. 비국소적 영역에는 시간과 공간이 없다는 것을 기억하라. 우리가 우리의 부모를 고른다? 우리를 미래 생애로 묶어 놓는 비국소적 상관관계는 모두 가능성 안에서 존재한다. 그러므로 선택이 연관될 수 있다. 우리가 실제로 우리의 부모를 선택할 수 있음을 시사해 주는 최면회귀의 일부 자료들이 있다. 이 선택은 과거의 패턴에 기인하고, 죽을 당시 내 정체성의 상태에 따라 자유로울 수도, 자유롭지 않을 수도 있다.

질문 : 내가 다시 태어날 때, 내 친구나 내가 사랑하는 사람들이 같이 태어날 수 있는가?

답 : 만일 그들의 삶이 업보적으로 당신과 상호 관련이 있다면, 그럴 수도 있다. 시인 칼릴 지브란(Kahlil Gibran)[140]의 전기를 쓴 바바라 영(Barbara Young)은 시인과 작업하는 동안 평상시 앉는 의자에 앉지 않고 바닥 쿠션에 앉았는데, 그 자리가 이상하게도 친숙하게 느껴졌던 때를 이야기한다. 그녀는 "나는 당신 옆에 이렇게 여러 번 앉아 있었던 것 같은 느낌이 드네요. 그런 적이 없었는데"라고 말했다. 이에 대해 지브란은 "우리는 수천 년 전에 이렇게 했어요. 그리고 지금부터 수천 년 후에도 할 거예요"라고 했다.

---

140) 유럽과 미국에서 활동한 레바논의 철학자, 화가, 소설가, 시인. 영어 산문시집 『예언자』 등의 작품으로 유명하다. 예술에 전념하면서 인류의 평화와 화합, 레바논의 종교적 단합을 호소했다.

질문 : 우리는 항상 같은 인종, 같은 성, 같은 국적으로 태어나는가?

답 : 백인 미국인 남성인 한 치과 의사에게 당신이 여자로 다시 태어난다는 생각을 해본 적이 있느냐고 묻자, 실제로 쇼크 상태에 빠진 적이 있다. 그 사람에게는 미안한 이야기지만 양자 모나드는 성도, 신념도, 인종도, 국적도 없다, 오직 습관과 경향과 학습의 맥락이 있을 뿐이다. 우리가 남자 또는 여자, 흑인 또는 백인으로 태어나든지, 갈색인 또는 황색인, 동양인 또는 서양인으로 태어나든지 간에, 이는 우리에게 우리가 선택한 최대한의 학습 기회를 준다. 그리고 항상 우리 과거의 업보와 부합된다. 소설가 로메인 롤랜드(Romain Rolland)가 말했듯이, "벌거벗은 영혼에게는 동도 없고 서도 없다. 그런 것은 덫에 지나지 않는다. 온 세계가 그의 집이다."

질문 : 주제를 다시 바꿔서, 무형의 양자 모나드가 살아 있는 사람에게 영향을 미치는가? 만일 그렇다면, 어떤 방법으로 영향을 주는가?

답 : 전에 이야기했듯이, 양자 모나드 개념이 과학적으로 신빙성 있기 위해서는, 우리는 양자 모나드와 물질적 실재 사이에는 직접적 상호작용이 없다고 가정해야만 한다. 그러나 의식은 모나드 내에서, 그리고 지구의 사람 내에서 동시에 가능성 파동을 붕괴하는 선택을 할 수 있다. 그래서 예를 들면 영매, 채널러와 의사소통이 가능한 것이다. 이는 채널러들이 어떻게 기능하는가를 설명해 준다. 그들은 종종 그들이 재현하는 죽은 사람들의 성향을 보여주기 때문이다. 어떤 사람들은 그런 변조된 상태를 '빙의'로 해석하기도 한다. 이런 소통의 다른 예도 있다. 예를 들면, 영감을 받아 무의식적으로 쓴 글 같은 것이다. 이 또한 실험주의자들에게 좋은 질문이 된다.

질문 : 이런 소통이 모나드의 업보의 성향에 영향을 미치는가?

답 : 그렇다. 이것이 영매의 역할이나 채널링이 비전의 문헌에서 장려 받지 못하는 이유이다(바커(Barker)1975). 업보를 모두 초월한 천사의 존재는 예외

다. 그들은 우리에게 도움이 될 수 있다. 만일 우리가 순수한 의도를 가지고 있다면, 그들은 우리의 창의성을 도울 수 있고, 또 도와준다.

질문 : 자살에 대해서는 어떻게 말할 수 있는가?

답 : 경우에 따라 다르다. 우리가 여기서 배우고 있는 것을 상기하라. 죽음은 우리의 존재를 없애지 않는다. 우리는 우리의 기질, 습관, 훈련(조건화)된 양자기억을 가진 무형의 양자 모나드로서 지속된다. 그래서 죽은 후에 우리를 자살로 몰아간 문제를 계속 지니게 된다. 그러므로 부정이나 회피로서의 자살은 아무 해결책이 되지 못한다. 영국의 극작가 J. B. 프리스틀리(J. B. Priestley)는 그의 극에서 이런 정서를 완벽하게 표현했다.

> **오먼드(Ormund)** : 만일 내가 생각이 있었다면 사용할 걸(자살할 때 리볼버 권총을). 더 이상 대답 못 할 것도 없다, 당신의 내장에서 칼이 뒤틀리는 것처럼. 수면, 좋은 수면, 오직 좋은 수면.
>
> **괴틀러 박사(Dr. Goertler)** : 당신이 실망할까봐 걱정된다…. 문제는 아직 거기에 있다, 당신은 권총으로 그것을 부숴서 날려 버릴 수는 없다.
>
> **오먼드** : 나는 당신이, 만일 내가 어둠속으로 뛰어들면, 내가 다시 다람쥐 쳇바퀴 같은 생활로 돌아가리라는 것을 믿는다고 생각한다. 나는 그것을 믿을 수 없다. 나는 평화를 찾을 수 있다.
>
> **괴틀러 박사** : 그럴 수 없다. 평화란 어디서 당신을 기다리는 것이 아니다. 당신이 만들어야 한다…. 인생이란 쉬운 것이 아니다. 지름길도 없으며 노력 없이는 벗어날 수 없다…. 우리 각자는 자신들이 만든 동화를 살아가는 것이다.
>
> **오먼드** : 당신이 믿는 매일 똑같은 지겹고 우울한 존재의 순환을 말하는 것이냐?
>
> **괴틀러 박사** : 우리는 순환되는 것이 아니다…. 우리는 나선형 트랙을 따르는 것이다. 매번 요람에서 무덤까지 똑같은 여정은 아니다…. 우리는 매번

같은 길에서 출발하는 것이 틀림없다. 그러나 어느 길을 가느냐 하는 모험에 대한 선택이 있다(크랜스턴과 윌리엄스[1994] 387 - 388).

질문 : 그렇다면 당신은 원칙적으로 안락사를 반대하는 것이 틀림없다.

답 : 인공적으로만 생을 유지하거나 고통을 견딜 수 없는 말기환자들에게 자신들의 생명을 그만두게 할 권리가 있는가? 이는 아주 보다 복잡한 주제이다.

나는 차라리 미국 원주민의 관습이 나은 것 같다. 때가 왔다고 느끼면 언덕 꼭대기에 누워서 자연에 맡긴다. 물론 영화 <작은 거인(Little Big Man)>을 상기하면, 이는 때로는 효과가 있고, 때로는 그렇지 않다. 이것이 티베트 사람들이 자발적 죽음에 대한 정교한 방법을 개발한 이유이다.

질문 : 나는 자살로 거의 죽다가 살아나 신체 밖으로 벗어난 경험을 한 사람의 글을 읽은 적이 있다. 거기서 소년이 그의 아버지를 따라다니며 반복적으로 "저는 엄마가 이렇게 영향을 받을 줄은 몰랐어요. 알았다면 이렇게 하지 않았을 텐데"라고 말하는 것을 보았다고 한다. 이는 당신의 과학적 모델에 적합한가?

답 : 그렇다. 이 이야기는 내가 자살에 대해 이야기한 것을 설명해 준다. 그렇지 않은가?

질문 : 그러나 어떻게 사후에 들을 수 있는가?

답 : 이 근사체험자들은 텔레파시로 듣는다. 그들은 아직 죽지 않았다는 것을 기억하라. 사람은 물리적 신체와 연결이 있는 한, 의식이 붕괴할 수 있는 미묘체에서 작동 중인 상호 연관된 가능성 파동을 가질 수 있다. 그러면 메시지를 신호 없이 직접적으로 들을 수 있다. 근사체험자가 본 이미지는 아마 자신의 투사일 것이다.

질문 : 다른 중요한 질문이 있다. 어느 시점에서 양자 모나드가 새로운 생의 신체로 들어가는가?

답 : 활력체(양자 모나드의)는 단세포 배아에서도 즉시 지도화될 수 있다. 그러나 양자 모나드의 정신체는 약 14 - 16주 걸리는 뇌가 형성될 때까지는 지도화되지 못한다. 그래서 인간으로서의 생은 그 즈음에 가서야 시작될 수 있다.

질문 : 주제를 바꿔 보자. 우리가 무형화될 때의 음식과 섹스는 어떤가?

답 : 음식과 섹스는 대사와 번식이라는 특수한 역할로서 물리적 신체에 제공되는 것이다. 양자 모나드에는 이에 해당하는 기능이 없다.

질문 : 긴 사후의 기간에 어떻게 지루함을 피할 수 있는가가 궁금하다. 꿈에서조차 나는 지루한 것이 싫다.

답 : 이는 또 다른 이야기가 필요하다. 사람이 죽고 자신이 아름다운 장소에 있다는 것을 발견한다. 얼마 지나 광경을 즐기는 것만으로는 지루해지고, 그는 음식을 찾기 시작한다. 즉시 종업원이 나타나고, 그는 "여기서는 음식을 어떻게 얻나요?"라고 묻는다. "당신이 단지 음식 생각을 하면, 음식이 나옵니다." 종업원이 대답한다. 그는 잘 먹다가, 얼마 지나 다른 욕망이 일어난다. 종업원이 반복해서 나타나서, 그에게 생각만 하면 원하는 것이 나타난다고 이야기해 준다. 그래서 아름다운 여인이 나타난다. 그는 성교를 몇 번 하고 난 후 곧 다시 따분하게 느낀다. 그는 다시 종업원을 불러 신경질적으로 한 번 더 불만을 이야기한다. "나는 천국에서는 전혀 지루하지 않은 줄 알았소. 지루함은 지옥에만 있는 줄 알았소." 종업원이 놀라서 묻는다, "당신이 지금 어디에 있다고 생각하시는데요?"

우리는 죽음 이후에도 우리의 기질을 가지고 있다. 만일 당신이 지루함으로 괴롭다면(지금 같은 정보화 시대에는 가장 큰 고통이다), 당신 앞에 있는 모든 무의식적 과정을 통해 당신은 따분함으로 지옥 같은 경험을 하게 될 것이다. 그리고 환생했을 때 그 기억이 당신을 괴롭힐 것이다. 너무 늦기 전에 지금 당신의 기질을 위해 노력하라.

질문 : 어린이가 죽으면 그들은 아직 많은 조건을 형성하지 못했다. 그들의 양자 모나드는 어떻게 되는가?

답 : 어린이의 죽음에 대한 경험은 아주 순수하고 아름답다. 물론 아주 어린 아이들은 전생의 기질이 죽음의 경험보다 우세하게 될 것이다.

질문 : 천사에 대해 더 이야기해 달라.

답 : 나는 당신이 묻지 않을 것으로 생각했다. 업보적으로 만족된 양자 모나드가 삼보가카야(Sambhogakaya, 보신불)에서 다시 태어난 형태를 우리는 천사라고 부른다. 그들은 앞으로 물리적 신체의 생애에는 다시 돌아오지 않지만, 채널링을 통해 다른 사람들을 도울 수 있다. 이는 영화 <멋진 인생(It's a Wonderful Life)>과 정확히 똑같지는 않겠지만, 비슷할 것이다.

대승(Mahayana)[141] 불교에서는 사후에 네 번째 바르도의 밝은 빛에서 해방되는 것이 아니라, 보살(bodhisattva, 모든 사람들이 해방될 때까지 문 앞에서 기다리는 사람)이 되는 것이 최고의 이상이다. 나는 문 앞에서 기다린다는 의미는 천사의 (Sambhogakaya) 영역에서 양자 모나드의 무형의 형태로 되어서, 다른 사람들의 재탄생을 안내한다는 것으로 생각한다.

질문 : 밝은 빛을 선택한 사람들에게는 무슨 일이 일어나는가?

답 : 말하자면 그들의 정체성이 의식과 신과 합쳐진다. 그들은 무한한 비

---

141) '큰 수레'라는 뜻의 산스크리트어. 대승불교로 번역되며, 소승불교와 함께 불교의 큰 전통의 하나. 붓다의 가르침을 더욱 개방적이고 혁신적인 방식으로 해석하며, 한국·중국·일본·티베트에 전파되어 있다.

국소성, 그대로 펼쳐지는 모든 공연의 목격자가 된다.

질문 : 아, 신, 이제 생각난다. 나는 항상 당신의 신과 양자 자신 간의 개념 차이를 이해 못 하겠다.

답 : 신과 양자 자신은 아주 비슷하다, 왜냐하면 신과 같이 양자 자신도 보편적 의식이기 때문이다. 그러나 관점에 따라 이 용어를 쓰기도 하고 다른 용어를 쓰기도 한다. 만일 얽힌 계층 쪽(구현 쪽) 관점이라면, 이것이 특정 신체 - 마음 복합체와 연결되어 일어나기 때문에, 창조자로서 양자 자신이라는 말이 더 적합하다. 그러나 예를 들면, 만일 전체로서의 창조자를 이야기할 때, 모든 사람의 양자 - 자신 경험을 통합해서 이야기할 때같이 초월 측면을 개념화하기 위해서라면, 신이 더 적합한 용어이다.

질문 : 주제를 바꿔서, 동물은 영혼이 있는가?

답 : 동물의 영혼에 대한 편견이 이 문화에서 발전되었다. 일부는 그 생각에 대한 교회의 지배 때문이고, 일부는 동물은 마음이 없고 기계에 지나지 않는다는 데카르트적 사고 때문이다. 동물이 조건 지워진 본능에 의한다는 것은 사실이다. 그러나 각 종은 그것이 수행하는 자신들의 집단적 테마를 가지고 있다. 그러므로 적어도 동물들은 집단적 영혼, 모든 종을 위한 모나드를 가지고 있다.

질문 : 어째서 기독교인들이 윤회를 믿어야만 하는가? 우리는 사후의 실재에 대한 어느 정도 정교한 기독교적 개념을 가지고 있다. 우리가 죽으면 연옥으로 가고, 거기서 심판의 날이 올 때까지 기다린다. 진정한 기독교인은 심판의 날에 신체가 부활되고, 신의 거처인 천국에서 영원한 삶을 즐기는 불멸의 존재가 된다.

답 : 이는 아주 좋은 개념이다. 그리고 나는 이 개념과 윤회의 시나리오

가 불합치되는 점을 못 찾겠다. 연옥은 지옥의 변방에서 기다리는 것 이상이다. 제노바(Genoa)의 성녀 카타리나(Saint Catherine)[142]는 "영혼은 장애 때문에 그의 목적지인 신에게 도달할 수 없고, 그 장애는 신속하게 거기에 자발적으로 자신을 던지는 연옥에 의하지 아니하고는 제거되지 않는다"라고 말했다. 이는 동양의 개념 - 모나드의 수행의 필요에 따라 우리의 다음 환생을 선택한다는 - , 그리고 새로운 과학의 제안과 얼마나 비슷한가. 철학자 게디스 맥그리거(Geddes MacGregor)가 강조했듯이, 연옥과 윤회의 두 개념은 필요한 조정을 통해 통합될 수 있다. "그렇게 조정되었을 때, 일련의 화신 또는 재탄생의 사슬은 그 괴로움의 강도에도 불구하고 즐거움은 결코 없는, 그리고 사랑의 고통처럼 심한 고통과 가장 황홀한 즐거움을 수반하는, 연옥의 고통을 완벽하게 표현하는 기독교의 연옥과 같은 기능을 하는 것으로 볼 수 있다"라고 말했다(맥그리거 1992, 150).

질문 : 어떤 조정에 대해 이야기하는 것인가?

답 : 윤회를 믿는 동양 종교의 전형적 목적은, 일반적으로 신과 합치되는 것으로 생각하는 해방과 의식, 존재의 근거와의 재 - 동일시이다. 서양의 일신교(신을 세계와 분리해 놓아 마찬가지로 이원론적인)에서는 천국에서의 거주, 그리고 분리되어 있지만 완벽한 존재인 신과 같이 있는 것을 강조한다.

당신이 해야만 하는 조정은, 이 전통들에는 하나가 더 우월한 것으로서가 아니라 다른 목적 또한 존재한다는 것을 인정하는 것이다. 서양 종교의 신비적 분파를 포함한 비전의 전통에서 우리는, 인간의 최상의 목적은 우리의 분리된 정체성을 포기하는 것, 다시 말해서 신에게의 합치라는 위대한 해방을 깨닫는 것이라는 것을 발견한다. 한편, 동양 전통의 많은 분파에

---

142) 이탈리아 귀족. 여러 번 신비 체험을 했다. 이 체험은 후에 F. 폰 휴겔(F. von Hügel)에 의해 진실성의 평가가 내려졌다. 영적인 확신을 모아 『영혼과 육신에 대한 대화』라는 책을 남겼다.

서는 완벽함에 도달한 후에도 신과의 분리된 상태로 남는 것을 강조하기도 한다. 예를 들면, 많은 불교도들은 보살(bodhisattva)이 되는 것이 목적이다. 천국의 완벽한 존재이나, 아직은 분리된 정체성인 보살은 무엇인가? 힌두교의 바이슈나(Vaishnavite) 전통에서는 지바(jiva, 양자 모나드)가 아직도 최상의 존재에 정체성을 내어주지 않는다고 믿는다.

질문 : 당신은 부활에 대해서는 이야기하지 않았다. 이 개념을 어떻게 당신의 과학과 조화시킬 것인가?

답 : 다시 관습적인 관점이 당신을 혼란스럽게 한다. 고린도전서에서 사도 바울(St. Paul)은, 부활한 신체는 부패하는 신체와 다른 것이라고 가르친다. 이는 영적인 것(pneumatikos)이고 부패하지 않는 것이다. 영적 신체를 죽음 - 재탄생의 순환에서 벗어난, 지구에서 임무를 다한 무형의 양자 모나드인 보신불로 해석하는 것이 가능하다.

만일 예수가 영성에서 또는 보신불 신체로 재탄생했던 것이라면, 사도들이 그의 부활을 볼 수 있었겠는가? 그렇다, 볼 수 있다. 부활의 이야기에는 맞지 않는 것은 하나도 없다. 사도들은 육신을 떠난 예수의 영성체와 상호 연관되어 있었다. 그래서 사도들은 미묘한 신체에 기억되어 있는 예수의 기질을 경험할 수 있었다. 예수와 공유하는 그들의 의도의 순수함에 의해서, 그들은 동시에 예수의 생애의 비국소적 창문에 접근할 수 있었을 것이다. 그들이 본 투영은 유령과 같은 메커니즘에 의해 형성되었을 수도 있다. 다마스쿠스로 가는 길에서 사도 바울이 경험한 아주 밝은 빛을 본 것과 그가 들은 "사울아, 사울아 어째서 나를 박해하려 하느냐?"라는 말도 부활의 해석에 적합하다(보다 긍정적 관점을 위해서는 12장 참조).

질문 : 그래서 당신의 사려 깊은 의견으로는 윤회가 과학적인가?

답 : 확실히 그렇다. 생각해 보라. 윤회의 자료는 물리적 신체가 죽은 후에

도 생존하므로, 마음이 뇌가 아니라는 확정적인 증거를 제공해 준다. 그리고 또한 과학의 목적이 사람들의 개인적인 깨달음, 경험, 지혜들을 모든 사람들이 그 원리에 참여할 수 있고 모든 사람들이 유용함을 발견할 수 있는, 이론과 실험의 개발을 통하여 공공의 영역으로 가져오는 것이다. 나는 우리가 연구한 이 모델이 그 목적을 만족시킨다고 생각한다.

질문 : 삶은 과거나 마래의 삶에 대해 걱정하지 않아도 충분히 복잡하다. 왜 우리가 신경 써야 하는가? 윤회적 사고가 일반적으로 치유(治癒)적 필요가 없는 사람들에게도 도움이 되는가?

답 : 물론이다. 우선 윤회적 사고는 일반적인 사람들이 그들의 삶에서 윤리의 가치를 찾는 데 큰 도움이 된다. 물질주의적 사회에서 윤리는 상대적인 것으로 간주된다. 물질주의는 도덕성을 황폐화시키고, 합법성은 도덕성을 충분히 빨리 대체하지 못한다. 그리고 우리가 지금 충분히 보듯이, 사회가 퇴행하게 된다. 그러나 만일 사람들이 이 생애에서의 윤리적 과오가 다음 생애에 영향을 미친다는 것을 알면, 윤리를 중요시하게 된다. 두 번째, 윤회의 개념은 우리가 죽음을 창의적 여정의 부분으로 보게 해준다. 이런 자각은 죽음에 대한 우리의 태도를 완전히 바꿔 주고, 죽음에 대한 공포를 최소화한다. 그리고 또한 은연중에 삶에 대한 우리의 태도도 변화시킨다. 마지막으로 중요한 것은, 윤회 이론은 우리에게 우리가 어떤 의미 있는 할 일, 배워야 할 어떤 맥락, 제거해야 할 나쁜 업보를 가지고 특별한 생애에 지구로 온다는 것을 알려준다는 것이다. 다시 말하면 우리는 수행해야 할 운명을 가지고 있다. 자신들의 운명을 인식하는 사람들은 인생의 의미 문제에 사로잡히지 않는다. 그들은 알고 있다.

질문 : 세계관이 현대 물질주의자의 관점으로부터 삶과 죽음의 윤회적 관점을 받아들이는 의식 위주에 기반을 두는 관점으로 바뀌면, 당신은 인

류가 어떻게 변할 것으로 생각하는가?

답 : 물질주의 사회의 초점은, 보다 새로운 재미있는 물질적 도구를 연료로 한 쾌락과 소비이다. 초점은 항상 정보를 최소 공통분모로 하는 물질이나 마음이다. 인간의 생의 목적이 쾌락이나 소비, 재미에 있지 않고 학습과 창의성의 기쁨에 있다는 것을 깨달으면, 초점은 다시 우리에게 돌아온다. 어떻게 물질을 더 잘 다루어서 보다 재미있는 도구를 만들 수 있을까? 또는 어떻게 마음을 잘 다루어 항상 정보를 처리할 수 있을까? 이런 질문들은 '태어나기 전에 나 자신이 선택했던 창의적 목적을 구현하기 위해, 내가 어떻게 변환할 수 있을까?'라는 질문으로 바뀔 것이다. 이는 우리가 물질과 정보에 대한 연구를 중지하는 것이 아니라, 우리 자신으로 하여금 변환을 향하게 하고, 인류에 대한 진정한 봉사를 향하도록 하는 것이다. 중요한 초점은 항상 우리이고, 우리의 창의성이고, 우리의 행복이다(단순한 감각적 쾌락과 혼동하지 않도록).

윤회적 맥락에서 환경과 우리의 관계는 이생에서 끝나지 않는다. 우리는 우리의 후손들을 위해서뿐만 아니라, 우리 자신을 위해 환경에 친밀해진다. 우리 자신은 미래의 생애에서 우리가 지금 환경에 가한 손상을 다루어야만 한다. 이 생애에서 내가 대하는 사람들은 많은 생애 동안 나와 업보로 얽힌 계층에 있어 온 사람들 일 수 있다. 어떻게 이 과거 업보의 망(網)을 푸는가?

질문 : 그래서 사람들은 자신과 그들의 관계와 환경에 대해 보다 예민해질 것이다. 지금 이 예민함을 증진시키고, 지속되고, 이루어지도록 하는 데 어떤 조언을 해줄 수 있는가?

답 : 우리는 "나는 어떻게 현재 내용 중심의 멜로드라마와의 동일시를 포기하고, 많은 생애를 지내온 나로서 맥락 중심의 여행자로서 동일시하는가?"를 반드시 질문해 보아야 한다(9장 참조).

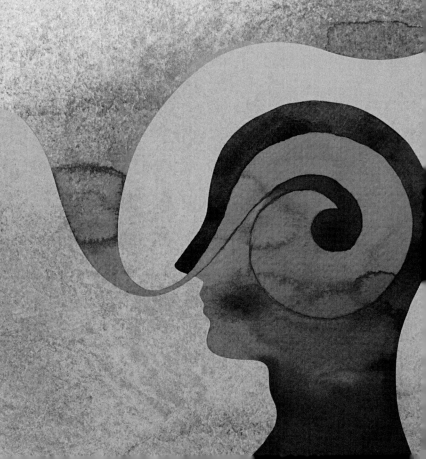

제12부

불멸의 물리학

사람은 죽음을 두려워한다. 그래서 그들은 불멸을 추구한다. 불멸에 관한 서적들은 쉽게 베스트셀러 목록에 오른다. 이는 불멸이 가능하다는 일반적인 믿음을 시사한다. 어떤 과학자들은 직접 연구에서 불멸의 약 같은 것을 발명할 때를 위해 이 믿음을 지지한다. 공식적으로 물질주의 과학은 개인적 불멸의 추구를 불멸의 과학 법칙의 추구로 대치했다. 그러나 과학이 성취하기 위해 노력했던 것이 공식적으로 물리적 신체의 불멸에 대한 사람들의, 그리고 과학자들의 추구를 변화시키지는 못했다.

원자에 대해 말하자면, 우리 신체의 원자는 실제적으로 불멸하며 계속 재생된다. 나는 가끔 과학자들이 아닌 사람들에게 기초 물리학을 가르친다. 이 수준의 교과서는 우리가 어떻게 클레로파트라, 간디, 존 레넌의 신체에 있던 원자들을 조금씩 공유하고 있는가에 대해서 설명한다. 이는 물질주의자 관점의 윤회라고 생각한다. "당신이 죽을 때는 물론이고 살아 있는 동안에는 현재 당신의 형태와 모양에 갇혀 있던 원자와 분자가 해제되어 다른 형태와 구조의 형성으로 흩어지게 된다"라고 철학자 존 보우커(John Bowker)[143]는 말한다. 우주가 작동되는 방법이라는 것 외에, 죽음에는 아무 의미가 없다. 원자는 구조를 만들어 모여 있다가 소멸되고, 다른 구조를 형성한다.

어떤 생물학자들은 원자 대신에 유전자의 불멸이라는 관점을 가진다. 먼저, 박테리아 같은 단세포 생물은 일반적인 의미에서 죽지 않는다는 것에 주목한다. 그들은 때때로 자신을 복제하므로, 진정한 개별적인 생은 전혀 없다. 실제로 한 개체의 DNA가 다른 체의 DNA와 만나는 성교에 의한 번식과 함께 유전자의 재조합이 일어나고, 진정한 개별성이 등장한다. 그러나 여기서도 생물학자들은 유전자는 불멸이라고 이야기한다. 이들은 단지 새로운 조합을 형성하기 위해 재순환되는 것이다.

---

143) 영국의 종교학자. 목사. *Violence and Aggression, The Sacred Neuron: The Extraordinary New Discoveries Linking Science and Religion* 등의 저서가 있다.

만일 우리가 자신을 유전자 기계(사람은 오직 유전자가 다른 유전자를 만드는 수단이다)로 간주한다면(도킨스(Dawkins)[144] 1976), 우리가 유전자의 겉옷에 불과하다면, 아기를 낳은 다음 우리 삶은 아무 의미가 없다. 그리고 죽음은 유전자 기계의 다음 세대 생존을 위한 원자재의 재활용 이외에 아무것도 아니다. 그러나 이 제한된 시각은 희망, 열망, 그리고 우리가 죽을 때까지 사는 목적에 아무런 의미를 부여하지 않는다. 죽음은 그냥 종말이다. 그래서 원자와 유전자가 결과적으로 불멸이라는 지식으로, 불멸에 대한 열망이 충족될 수는 없다는 것은 이상할 것이 없다. 추구는 그대로 남는다.

불멸의 추구는 보통 몇 가지 다른 맥락에서 논의된다.
1. 죽은 사람을 살리는 죽지 않는 약의 추구.
2. 불멸의 약의 형태나 신체의 노화물질, 또는 노화 메커니즘을 잠가서, 늙지 않는 신체의 연구를 통해 물리적 신체의 불멸을 추구.
3. 신의 은총, 또는 기독교인들이 상상하는 계획에 의한 물리적 신체의 부활로서의 불멸.
4. 해방을 위한 영적인 추구를 통한 시간 밖에서의 불멸. 이것이 영적 철학자들이 말하는 불멸이다.

사람들은 또한 명성을 통해 불멸을 찾는다. 이는 만일 당신이 충분히 유명해지면, 당신은 다른 사람들의 마음속에, 역사책에, 민속 이야기에 살아 있을 것이라는 개념이다. 예를 들면 알렉산더 대왕, 앤 여왕, 로빈 후드 등 우리의 마음에 영원히 남아 있는 사람들이다. 그러나 과학적인 맥락에서 이런 종류의 불멸은 이야기할 필요가 없다.

---

144) 영국의 동물행동학자, 진화생물학자이자 작가. 진화를 유전자의 시각에서 바라보는 새로운 관점을 보여준다. 『이기적 유전자』(사이언스 북스), 『만들어진 신』(김영사), 『눈먼 시계공』(을유문화사) 등의 저자로 널리 알려져 있다.

영적인 불멸의 제기자(提起者)들이 불멸에 대해 말할 때, 처음 세 가지 맥락은 간단하지 않다고 주장한다는 사실에 더 주목하자. 신체의 불멸, 약 또는 은총에 의해 늙지 않는 것, 또는 죽은 사람의 부활 같은 불멸은 진정한 불멸이 아니다. 이런 종류의 불멸은 시간 내에서 일어나는 것으로 간주되기 때문에, 불멸일 수 없다. 시간의 끝과 함께 이런 종류의 불멸은 반드시 끝나게 된다. 우리가 알다시피 시간은 끝이 있다. 태양이 적색거성이 되면 지구는 그 위의 지각 있는 생명과 함께 파괴된다. 이것이 지구에서 시간의 끝이다. 우주가 엔트로피와의 싸움에서 결국 지게 되면, 불명예스러운 열역학적 죽음을 맞이할 것이다. 그렇게 되기까지 오랫동안 우주의 어느 곳에서도 생명이 살기 불가능한 조건이 될 것이다. 이것이 모든 구현된 세계의 종말이다.

그러나 불멸의 약이나 늙지 않는 신체에 대한 추구는 흥미를 만들어 내는 물질적인 것에 기반을 둔 욕망이기 때문에 이야기해 볼 가치가 있다. 또한 기독교에서 말하는 부활은 윤회와 함께 아마도 인간에 의해 직관된 가장 흥미 있는 사후의 시나리오이기 때문에, 이야기해 볼 가치가 있다. 그리고 사실 이 시나리오는 '시간의 끝' 논쟁에 대한 자신의 답을 가지고 있다. 물론 시간을 넘어선 불멸이 진정한 불멸이라면, 이는 분명히 이야기해 볼 가치가 있다.

결국 불멸에의 추구에는 오직 두 가지 방법이 있는 것 같다. 하나는 물질적인 것, 다른 하나는 영적인 것이다. 생각해 보면, 위의 모든 추구는 이 두 범주 중 하나에 속한다.

그러나 이 장의 목적은 이 두 가지 위대한 인간의 추구에 대한 논의뿐만 아니라, 물질적, 영적 불멸을 통합하는, 점진적으로 최근에 만들어지는 불멸의 추구에 대해 정의하고 알려주는 것이다.

물질적 불멸에 대한 추구

아마 죽은 사람을 다시 살아나게 할 수 있는 약은, 맨 처음 그의 친구가 죽었을 때 약에 대한 탐구가 시작된 수메르의 길가메시(Gilgamesh) 신화에서 나왔을 것이다. 오랫동안 찾아다닌 후에 길가메시는 죽은 사람도 살리는 식물을 발견했다. 그러나 부주의로 뱀에게 빼앗긴다.

인도의 서사시 <라마야나(Ramayana)>에서는 비샬야카라니(bishalyakarani)라는 식물이 발견된다. 유명한 원숭이 신 하누만(Hanuman)은 악마의 왕 라바나(Ravana)에게 납치된 라마(Rama, Ramayana의 영웅)의 부인 시타(Sita)를 구하려고 라바나와 싸우다 전쟁에서 죽은 라마와 그의 군대를 다시 살리기 위해 그 식물을 가져온다. 라마와 그의 군대는 다시 살아나고, 결국은 전쟁에서 이겨 시타를 구하게 된다. 그러나 그 과정에서 모든 식물을 다 사용하여, 그 후 아무도 그 식물을 볼 수 없었다.

<마하바라타(Mahabharata)>에도 이야기가 있다. 불멸이 되기 위해 신이 마신 물약 암리타(amrita)로 인해, 슈라스(suras)와 아슈라스(asuras), 즉 신과 악마의 힘이 합쳐져 대양이 휘몰아치게 된다. 그런데 악마는 몰래 그 물약을 마시지 않았기 때문에 죽을 수 있게 되었다(사실 이 신화는 위대한 은유적 의미를 가지고 있다. 악마는 부정적 감정을 표현한다. 그들은 불멸의 약이 없기 때문에 죽을 수 있다. 오직 신만이 긍정적 감정을 표현하고 불멸이다).

불멸의 묘약은 물론 서양에도 알려져 있다. 그것은 암브로시아(ambrosia)라고 부르며, 음식의 신이다. 이는 인간에게는 사용되어 본 적이 없었다. 그러나 많은 자료들이 만일 우리가 적절하게 살고, 스트레스를 제한하고, 좋은 음식을 먹고, 식사 때 한잔 이상의 포도주를 마시지 않으면, 우리는 오랫동안 건강하게 살 수 있다는 것을 알려준다(펠티에(Pelletier)1981; 초프라 1993 참조). 만일 오래 건강하게 산다 해도, 불멸에는 훨씬 못 미치나? 아마도 우리는 불멸의 식물(아마도 버섯?)로 적절하게 사는 것에 대해 논쟁할 수는 있겠다. 웃지

말라. 환각성 버섯 연구자인 테렌스 맥켄나(Terrence Mckenna)는 이를 아주 진지하게 제안한다. 그는 종말 때까지 불멸에 이르는 방법으로 환각성 버섯의 '엄청난 용량'을 복용하는 방법을 생각한다(맥켄나(Mckenna)1991).

물질적 불멸을 향한 다른 방법들도 제안되고 있다. 피켓펜스(Picket Fence)라는 TV 프로그램에서는, 암을 치료할 수 있는 시기까지 살아 있는 사람 - 방송에서는 암 말기에 있는 한 소년에 관한 이야기 - 에 대한 냉동 기술에 의해 생기는 윤리적 딜레마에 대한 이야기를 전개했다. 냉동 기술이 효과가 있으므로 미래에 치료 방법이 발견될 때까지 작은 기회를 선택해야 할까, 아니면 소년이 마지막 6개월을 즐기게 해야 할까?

냉동을 통해 우리 삶을 연장시키는 아이디어는 뉴 에이지 사상가인 로버트 에팅거(Robert Etinger)와 티모시 리어리(Timothy Leary)에 의해 제안되었다. 에팅거의 프로그램은 소년을 냉동시켜 유전공학 또는 다른 과학의 기적이 신체를 부활시키거나 젊음을 복원시킬 수 있을 때까지 부패를 정지시키는 개념이다(에팅거 1964). 리어리는 여기에 미리 대비해 냉동된 사람의 디지털화된 기억을 보관하는 아이디어를 더했다.

우리는 왜 죽는가? 우리는 삶의 과정에서 엔트로피의 행진으로 인해 소모되기 때문에 죽는다. 삶은 두 힘의 전쟁터이다. 창의성과 훈련(조건화). 훈련(조건화)은 우리의 신체를 정립된 패턴 내에서 기능하게 한다. 불행하게도 이 패턴들은 엔트로피의 행진의 결과로 엉망이 되고, 우리는 질병에 걸리게 된다. 건강한 삶의 새 경로를 정립하기 위해서는 신체 - 마음의 창의성이 필요하다.

창의성 연구는 창의적인 행위에 무의식 과정이 관여하고 있다는 것을 보여준다. 이는 인식 없이, 주체 - 객체 분리의 경험 없이 물리적·활력적·정신적·테마적 복합체에 있는 축적된 양자 가능성의 처리 과정이다. 무의식적 처리 과정은 이 가능성 가운데서 의식에 의해서 선택된 양자도약인 돌발적인 통찰로 이어진다(고스와미 1996). 치유 - 신체의 창의성 - 는 통찰의 양자도약으로 이어지는, 질병과의 싸움과 교대로 나타나는 정서가 가미된 건강의 정신적 시각화인 무의식적 양자 과정이 관여한다. 이를 양자 치유라고 부른다(초프라 1989).

그러나 우리가 우리의 신체에 창의적이라고 하더라도, 진화하는 동안 의식이 우리가 얼마나 오래 살아야만 한다는 것에 궁극적인 제한을 두는 것을 선택한다. 우리 신체 세포의 대부분은 제한된 횟수, 약 50회만큼만 복제할 수 있다. 우리 신체 세포의 염색체가 복제할 때마다, 복제율은 조금씩 감소된다. 결국 더 이상 복제할 수 없고, 세포는 죽게 된다. 이렇게 프로그램화된 세포의 죽음을 헤이플릭 효과(Hayflick effect)라고도 한다. 의사 레너드 헤이플릭(Leonard Hayflick 1965)[145]이 실험실에서 사람의 세포로 실험하는 동안 이 효과를 발견했다. 이 효과는 보편적인 타당성이 있는 것으로 믿어지고 있다.

헤이플릭 효과는 사람에게 백년이라는 수명에 해당된다. 왜 의식은 이런 식으로 우리에게 제한을 선택했을까? 생존은 진화에 있어 중요한 요인이다. 유한한 생태계에서는 생물체가 유한한 수명을 갖는 것이 합리적이고, 자연이 그렇게 보장하는 것 같다.

냉동된 동물이 다시 살아나면, 그들은 수명 중의 남은 기간만 살게 된다. 그러므로 냉동은 헤이플릭 효과 - 기억나는가? 즉 염색체 - 의 명령을 바꾸지 못한다. 그러나 에팅거와 리어리의 지지자들은 미래의 과학이 헤이플릭 효과의 한계를 피할 것이라고 희망한다.

K. 에릭 드렉슬러(K. Eric Drexler 1986)는 나노 기술이라는 아주 작은 스케일의 기술에 기반을 둔 세포 복구 기계를 구상한다. 그는 노화란 '다른 신체의 이상과 다를 바가 없다'는 입장을 견지한다. 노화는 신체 어디에서 분자적 기계가 기능을 적절히 못 하기 때문에 생긴 결과이다. 나노 기술로 이 기계를 고치면, 당신은 무한하게 젊은, 늙지 않은 신체를 가지게 될 것이다.

---

145) 미국의 해부학 교수 및 노화학자. 세포분열 횟수와 수명과의 관계에 관한 연구에서 인간의 평균 한계수명을 120세로 추정했다. 이를 헤이플릭 한계라고 한다.

그러나 헤이플릭 효과의 망령이 이 모든 개념 머리 위를 돌아다니고 있다. 헤이플릭 효과를 빠져나갈 길이 어디에 있는가?

의사 디팩 초프라는 헤이플릭 효과에 대해 모두 알고 있었다. 그러나 그는 이 명령이 불가항력적이라고 생각하지는 않는다(초프라 1993). 건강식, 스트레스 감소, 요가, 명상 그리고 베다(Veda)[146] 의학서적 『아유르베다』에 적힌 기술에 의한 신체의 균형을 통해서, 초프라는 사람은 늙지 않는 신체에 가까이 갈 수 있다고 말한다. 결과적으로 고대 인도와 티베트의 요기[147]들은 수행 방법을 통해 그들 신체의 기능을 천천히 할 수 있었고, 그래서 수백 년을 살 수 있었다.

그러나 이것을 받아들여도, 이것은 아직 약속에 지나지 않는다. 만일 우리가 약속에 의존해야 한다면, 어째서 과거와 현재의 종교 지도자들의 약속에 귀 기울이지 않는가? 우리는 이란의 조로아스터교 창시자인 차라투스트라(Zarathustra)에서 시작할 수도 있다. 차라투스트라의 관점에서는 종말에 전지전능한 아후라 마즈다(Ahura Mazdat)가 모든 사람들을 소생시키고, 그들은 잔치를 할 것이다. "그들은 부인들과 지구에서 했듯이 섹스를 할 것이나, 아이들은 태어나지 않을 것이다." 순결한 사랑을 위한 섹스와 불멸. 당신은 무엇을 더 원하는가?

그러나 차라투스트라의 아이디어는 기독교의 부활에 대한 어떤 해석에 반영되어 있다. 그래서 기독교는 오늘날에도 대중적이다. 많은 기독교인들(예를 들면 여호와의 증인)은 아마겟돈(Armageddon)이 있은 후 일부 사람들(물론 구원된 사람들)이 신의 은총으로 그들의 육신을 되찾아, 신과 함께 영원히 살게 된다고 믿는다. 심지어 물질주의 물리학을 기반으로 한 서적도 이런 관점을 옹호하기 위해 물리학 방정식에 새로운 제안을 하려고 노력한다(티플러(Tipler)

---

146) 베다(Veda) : 고대 산스크리트어에서 파생한 말로 '지식' 또는 '지혜'를 뜻한다. 고대 인도의 종교, 시, 노래, 기도문, 주문 등 방대한 지식으로 이루어져 있다. 브라만교 전통에서는 인간의 작품이 아니고, 신의 영감을 받은 성자(rishi)를 통해 만들어진 것으로 생각한다.

147) 요가 또는 명상 수행자

1994).

당신은 물질적 신체의 불멸을 위한 추구에 관한 아이디어들의 요지를 파악하고 있다. 철학자 마이클 그로소는 이를 다음과 같이 요약한다. "그래서 우리는 다시 테렌스 맥켄나(Terence McKenna)와 같이 역사의 마지막을 거대한 파티 - 죽은 사람들을 포함하여 모든 인류 가족이 초대받는 파티 - 로 생각하는 조로아스터(Zoroaster, 차라투스트라)로 돌아온다"(그로소[Grosso]1995).

영적 불멸의 추구와 해방의 과학

진정한 불멸은 영원한 것이며 시간 밖에서 일어난다고 주장하는 것은 타당해 보인다. 시간은 우리를 자유로부터 방해하는 슬픔, 두려움, 자학, 어려움 그리고 악을 가지고 온다. 우리가 이것을 발견할 때, 우리는 생에서 자유로워지고(jivanmukta) 사후의 불멸에 이를 수 있다. 소설가 헤르만 헤세(Hermann Hesse)[148]는 『싯다르타(Siddhartha)』에서, 싯다르타와 그의 친구 고빈다(Govinda) 사이의 대화에 영원 불멸의 존재에 대해 담았다.

"당신은 시간 같은 것은 없다는 비밀을 또한 강으로부터 배웠는가? 강은 같은 시간에, 그 근원에, 강어귀에, 폭포에, 연락선에, 물줄기에, 대양에, 그리고 산에, 어디에나 있다, 그리고 현재가 과거의 그림자로서가 아니라, 또 미래의 그림자로서도 아니라, 그냥 자신을 위해 존재할 뿐이라는 것을?"

"바로 그것이다. 그리고 내가 그것을 배웠을 때 나는 내 인생을 회고했다. 그리고 그것은 또한 강과 같았다. 소년 싯다르타, 성인 싯다르타, 노인 싯다

---

148) 독일의 소설가·시인. 단편집·시집·우화집·여행기·평론 등 다수의 간행물을 썼다. 주요 작품으로 『수레바퀴 밑에서』, 『데미안』, 『싯다르타』 등이 있다. 『유리알 유희』로 1946년 노벨문학상을 수상했다.

르타들은 실재를 통해서가 아니라, 오직 그림자에 의해 분리된 것이다. 싯다르타의 지난 삶은 과거에 있는 것이 아니고, 그의 죽음과 브라만으로의 회귀는 미래에 있는 것이 아니다"라고 싯다르타는 말했다(헤세 1973).

어떻게 시간을 넘을 수 있는가? 산스크리트어로 사마디(samadhi, 삼매)라고 부르는 영원한 경험은 그렇게 드문 것만은 아니다. 예를 들면, 창의성에서 우리가 아하! 하는 통찰을 경험할 때, 우리는 일시적으로 영원으로 비연속적 양자도약을 하는 것이다. 그러나 우리는 미술, 음악, 과학 등 일상적 창의적 행위를 시간 내에서 하며, 외적인 창의적 행동이 구현된다. 내적 창의성에서도 자아를 넘어선 우리의 정체성을 전환시키는 데 도움을 줄 우리의 진정한 본성에 대한 창의적 통찰이 목적, 즉 변환을 가진다. 전환은 변화이고, 시간에 매여 있다. 존재는 시간을 넘어선다는 것을 깨닫는 것은 창의성을 넘어서는 것이다. 이것이 자유라고 현자는 말한다(크리슈나무르티(Krishnamurti)[149] 1992).

우리가 마음과 그 분위기에 매료되는 한, 해방으로의 여정은 본격적으로 시작될 수 없다. 우리가 우리의 행위로 윤리적 갈등이 있는 한, 해방으로의 여정은 시작되지 않는다. 우리가 이 구나(guna)에 집착하는 한, 이는 진지하게 시작될 수 없다. 사트와(sattwa), 창의성이라도 궁극적으로 우리를 자유롭게 하지는 못한다.

우리를 자유롭게 만드는 것은 나는 전체이고 나는 브라만이라는 진실에 대한 '깨달음'이다. 일단 이렇게 브라만의 실체의 진실에 대해서 알게 되고, 구현된 세계의 부수적인 본성이 스스로를 드러내면, 기능적인 필요성을 제외하고는 특정한 신체 - 마음 복합체와의 동일시는 없는 것이다.

그러면 이 특정한 신체 - 마음 복합체에 있던 업보 - 프라라브다(prarabdha)는 어떻게 되는가? 현자의 말에 의하면, 프라라브다하 업보는 행

---

149) 인도의 명상가, 철학자. 20세기 최고의 정신적 스승으로 간주된다. 그는 계급, 국적, 종교 그리고 전통에 얽매이지 말라고 말하며, "진리는 길이 없는 곳"이라고 했다.

동적으로는 자연히 지속되나, 해방된 존재는 그것에 동일시되지 않는다.

자신이 모든 것이라는 자신에 대한 진실을 깨닫는 것은 진정한 비연속적 점프, 거대한 양자도약이다. 그러나 전통에서의 이런 양자도약의 필요성에 대해서는 논쟁이 있다. 어떤 사람들은 해방으로의 여정은 연속적이라는 입장을 견지한다. 진리에의 도달이 비연속적 도약일 필요는 없다. 대신 그것이 진리에 대한 그 이상의 사색을 시작하게 하고, 명상에서 그 사람의 이해를 깊고 순수하게 한다.

그러나 이해를 깊이 하기 위해 '진리를 사색하는 사람은 누구인가?'라는 질문이 있을 수 있다. 개별적인 행위자는 없다. 만일 그것이 신의 의지이고 전체의 의지라면, 특정한 신체 - 마음 복합체가 이 정화(淨化)의 프로그램에 끌려 들어오게 될 것이다.

신체 - 마음 복합체를 위한 이 정화 프로그램에서 우리는 초월적인 반대 쌍들에 집중 한다. 선과 악, 주체와 객체, 구나(gunas), 신체와 마음. 우리가 좋아하는 것을 희생하고 평정에 도달한다. 우리의 욕망은 사라진다. 이것이 카르마 요가이다. 우리는 아직 활동하나, 태도는 새로워진다. 우리는 우리의 행위에 무관심하지 않다(무관심하면서 적절한 행위를 하는 것은 불가능하다). 그러나 우리는 프랭클린 머렐 - 볼프(Franklin Merrell - Wolff)가 '고도의 무관심'이라고 부른 열정 있는 평정 수준을 가져오게 된다(머렐 - 볼프 1994). 우리가 유일한 하나에 완전히 복종해서 우리의 의지는 하나의 의지가 되고 반대도 마찬가지가 된다면, 우리는 완전한 자유로 양자도약을 하는 것이다.

진실은, 해방을 위해서 우리는 미묘함을 받아들여야만 한다는 것이다. 우리는 우리가 이미 해방되었고, 변환도 성취도 필요하지 않다는 것을 알아야만 한다. 성취에 헌신함은 우리의 즈냐나(jnana) 수행을 영적 즐거움에 자연스럽게 받아들이게 한다. 비슷하게, 사랑의 수행은 이제 산스크리트어로 마드후랑(madhurang), 다시 말하면 달콤함이 된다. 달콤함, 달콤한 헌신.

이것을, 이 신의 의지로 가는 의지의 완전한 헌신을 어떻게 수행하는가? 이는 이런 식의 사고로도 피할 수 없는 비연속적 이행이다.

한 사람이 해방되면, 더 이상의 재탄생은 없다. 그래서 그런 사람이 죽으면 영성에서 불멸이다. 양자 모나드는 절대 다시 태어나지 않는다. 시간의 종말을 보는 것이다.

그런 사람은 이 세상에서 어떻게 살까? 살아 있는 동안 자유로운 지반무크타(jivanmukta)[150]인 사람은? 신의 자유가 생애에서 인간 신체 - 마음에서 가능하다면 무슨 일이 생기는가? 이제 누적된 업보가 얽매임 없이 실행된다는 답만으로는 충분하지 못하다. 다행히도, 특별히 현자 스리 오로빈도의 통찰에 의해 다른 또 하나의 답이 나오고 있다(1955).

내가 말하는 것이 우리의 잠재력 안에서라는 것을 알면 소름이 끼친다. 어느 날 나는 스리 오로빈도의 책을 읽고 있었다. 책에서 그는 초월적 마음, 존재의 초정신적인 면에 대해 썼다(오로빈도 1989). 철학에 관심 있는 사람이라면 누구나 이 개념들을 인식할 수 있을 것이다. 그러나 그들의 의미를 이해한다는 것은 모두 또 다른 일이다. 잠깐 동안의 일시적인 슈퍼마인드(Supermind)에 있을 때를 제외하고는(예를 들면 창의적 통찰의 순간), 대부분을 우리의 마음에 있는 우리들이 어떻게 슈퍼마인드를 이해할 수 있겠는가? 나는 내가 초정신적 존재에 도달하는 날이 올지 모르겠다. 그리고 그때 그랬듯이, 그 개념은 아직 나에게 흥미를 일으킨다.

내 마음은 아주 열렸고, 부드럽고 유연하게 되었다. 나는 오로빈도가 신성의 의지에 자신의 의지를 맞춘 슈퍼마인드를 가진 사람들은 이제 과학의

---

150) 살아 있는 동안 해탈의 경지에 도달한 사람들을 말한다. 『우파니샤드』의 문헌은, 영적 진보의 각 단계를 시다(siddha, 완성된 존재)는 지반무크타(jianmukta, 살아 있으면서 자유를 얻은)의 단계로부터 파라무크타(paramukta, 더할 나위 없이 자유로운, 죽음까지도 정복할 수 있는 충분한 힘)의 단계로 나아간다고 한다.

법칙을 넘어선 새로운 창의성의 영역으로 탐구할 능력을 가진다는 개념을 표현하는 듯한 구절을 읽고 있었다. 갑자기 나는 이것을 읽는 대로 이해하기 시작했다. 척추를 통해 전율이 올라왔고, 오로빈도가 바로 거기서 내가 이 엄청난 개념을 이해하는 데 도움을 주고 있다는 뚜렷한 느낌이 있었다.

나는 또한 내가 느끼는 보이지 않는 안내자로부터 도움을 받아, 초정신 표현의 부분으로서의 불멸을 추구하는 가능성이 있다는 것을 깨달았다. 우리는 슈퍼마인드에서 안정된 존재를 발견할 때까지는 불멸을 완전히 이해할 수 없을 것이다.

『카타 우파니샤드(Katha Upanishad)』에서 보면, 나치케타(Nachiketa)가 불멸의 열쇠를 찾기 위해 죽음의 신인 야마에게 갔을 때, 나치케타가 가르침 받기 위한 자격을 완전히 충족시킨 후, 야마가 그에게 가르쳤던 모든 것은 영적인 해방과 영원 불멸의 수행이었다. 이에는 정당한 이유가 있었다. 영적 해방은 슈퍼마인드를 탐험하는 데 필수조건이다.

옛날 중국에서 삶의 금빛 영약의 종교(Religion of Golden Elixir of Life)로 불리는 전통 의식이 『태을금화종지(Secret of Golden Flower)』라는 이름으로 출간되었다. 이것은 불멸의 영적 신체를 구축하기 위한 선언서이자 워크북이다. 명상, 호흡조절, 그리고 다른 영적 훈련에 의해서 이 개념은 의식 있게 죽는 것뿐만 아니라, 죽은 다음에도 의식적인 인식을 유지하고 무의식이 되지 않는 것이다. 오로빈도도 같은 생각을 가지고 있었다. 다만 사람은 죽음을 넘어선 의식적 인식을 유지하기 위해, 의식의 테마체의 인과법칙에 의해 통제되는 마음을 넘어서 가야 한다고 했다.

초정신적 존재와 기적

물리적, 활력적 그리고 정신적 존재를 넘어선 초정신적 존재란 무엇인가? 증거가 천천히 축적되고 있는 중이다.

한 형태의 증거는 그런 존재의 주위에서 일어나는 정말 기적 같은 일들이다. 우리가 알고 있는 과학법칙을 넘을 뿐만 아니라, 의식 내에서의 과학도 넘어선다. 기독교에는 성흔(聖痕) 이야기들(파드레 피오(Padre Pio)), 음식과 물 없이 생존(테레사 노이만(Theresa Neumann)), 구체화 그리고 치유의 많은 예가 있다. 힌두교에서는 물체를 구체화시키는 존재(Sai Baba는 살아 있는 좋은 예이다), 동시에 두 군데서 나타날 수 있는 존재(넘 카롤리 바바(Neem Karoli Baba), 그리고 최근에 사망한 람 다스(Ram Dass[151], 구루), 공중 부양하는 존재(『요가난다, 영혼의 자서전(Autobiography of a yogi)』(뜨란)의 쉬야마챠란 라히리(Shyamacharan Lahiri), 그리고 기적적인 치유의 많은 증례가 있다. 많은 수피(Sufi) 이야기들이 있는데, 일반적인 사고를 넘어서는 행동을 하는, 물리 법칙을 넘어서는 다른 법칙에 맞추어 행동하는 대가들이 있다.

1993년에 나는 멕시코 대학의 신경생리학자 야코보 그린버그-질버바움(Jacobo Grinberg-Zylberbaum)을 방문했다. 우리는 그 당시에 전이된 전위(4장 참조)에 대한 논문을 함께 연구하고 있었다. 우리들이 많은 논의를 하는 도중에 야코보는 포치타(Pochita)로 알려진, 지금은 사망한 주술적 의사이자 외과 의사에 대한 자신의 경험담을 이야기했다. 야코보는 그 의사가 환자의 몸에서 심장을 꺼내 손으로 고친 후 다시 집어넣는 것을 보았다. 야코보는 이 경이로운 여의사에 대해 (불행히도 스페인어로) 집필했다. 카를로스 카스타네다(Carlos Castaneda[152])의 『돈 후안(Don Juan)』이 떠오른다. 이는 모두 허구인가? 아니면

---

151) 미국의 작가이자 영적 스승. 저서 『비 히어 나우(Be Here Now)』가 있다. 인도를 여행하며 명상가들과 교류했으며, 자선 기관인 세바 파운데이션(Seva Foundation)과 하누만(Hanuman) 등을 설립했다.

152) 페루 출신의 미국 문화인류학자·작가. 멕시코 야키 인디언 주술사의 신비한 비밀에 관한 시

카스타네다의 작품이 실제 인물에 근거한 것인가? 일단 우리가 초정신적 존재를 가능성으로 인지하면, 더 이상 돈 후안의 무모한 행위가 믿을 수 없는 것으로 우리를 놀라게 하지는 않는다.

나 자신은 초정신적 존재가 기적을 행하는 것을 직접 볼 수 있는 행운을 갖지는 못했다. 그러나 나는 그런 존재가 초정신 내에서, 테마체 내에서 안정될 수 있다고 직감하고 있다. 그리고 직관의 장소로부터 이 기적을 이해할 수 있는 유일한 해석은, 기적을 행하는 사람들이 물리 법칙을 넘어 작동할 수 있는 테마체의 법칙을 어느 정도 통제할 수 있는 곳에서, 초정신 수준의 존재에 도달한 사람들이라는 것이다. 다시 말하면, 기적을 행하는 사람들은 어떤 뜻으로는 신화에서의 신 또는 여신이다. 그러나 이 사람들이 얻은 통제는 통제를 신에게, 의식에게 양도한 것에 기반을 둔 통제이다.

오로빈도는 초정신적 존재의 네 가지 힘을 확인했다. 마하칼리(mahakali, 부정에서 긍정으로 변신하는 힘), 마하사라스와티(mahasaraswati, 물리 법칙도 넘어서는 창의적 표현의 힘), 마하락쉬미(mahalakshmi, 조건 없는 사랑의 힘), 그리고 마히스와리(maheswari, 조화와 평정의 힘).

이에 맞춰 이 수준의 존재들은 적절한 행위를 표현한다(이는 마히스와리의 힘이다). 두 번째, 그들의 의지가 곧 신의 의지였다고 하더라도 - 이는 마하사라스와티의 힘이다. 인도의 현자 아난다마이 마(Anandamayi Ma)[153]는 그녀의 키얄스(kheyals, 인도 벵갈의 음악, 시)에 대해 이야기하곤 했는데, 그 내용의 적절한 변역은 '엉뚱한 생각'이다. 그러나 그녀의 엉뚱한 생각은 항상 사실이 되었다. 기적의 실행과 이런 사람들의 의지는 항상 우주의 목적성과 완전한 조화 속에서 일어난다. 다시 말하면 예수가 물을 포도주로 변환시킬 때, 그는 이 행위가 신의 의지와 일치한다는 것을 알고 있다.

리즈를 출간하여 미국 뉴에이지 운동의 기수가 되었다. 「돈 후안의 가르침」이 대표작이다.

153) 인도 벵갈의 깨달음을 얻은 성녀. 디바인 라이프 소사이어티에 의하면, 시바난다 사라스와티(Sivananda Saraswati)는 "인도 토양에서 가장 완벽한 꽃"이고, 그녀의 꽃에서 전 인식, 신앙 치유와 다른 기적들이 일어났다고 한다.

초정신적 창의성으로서의 부활

초정신 수준의 존재를 성취한 사람이 죽을 때 어떤 일이 일어나나? 기독교에서는 예수의 부활이 한 대답이 된다. 부활의 의미는 무엇인가? 보통 죽은 사람이 자신의 과거 육신으로 부활하는 것으로 해석된다. "그들이 현재 지니고 있는 자신들의 육신으로 일어나는 것이다."

대조적으로, 고린도전서에서는 사도 바울(St. Paul)이 부활된 신체는 물리적 신체, 부패 가능한 신체와 다르다는 것을 명시적으로 유지하고 있다. 이는 부패하지 않는 영적 신체이다. 사도들이 예수의 부활한 신체를 보았던 것과 다마스쿠스로 가는 도중에 성 베드로가 본 환상이, 앞에서 논의했던 천사의 아이디어에 합당한 관점이라고 말했듯이(11장 참조), 나는 아주 급진적인 아이디어라고 생각하지는 않는다. 아마도 실재는 이 두 관점에서 표현되는 것보다 더 급진적일 것이다.

요점은, 길가메시의 신화와 차라투스트라의 교훈에서 시작하는, 인간의 창의적 직관에 있는 어떤 것들은 부패하지 않는 신체로 공유 가능한 공공의 영역 안에서 죽음에서 일어나는 부활의 경험이 가능하다는 것이 항상 유지되어 왔다. 그러나 주체 - 객체 경험(양자붕괴)은 영적 신체에서는 불가능하고, 영적 신체는 공적인 영역에 속하지도 않는다.

만일 부활이 오래되었건 새로운 것이건 간에 일상적인 물리적 신체에서 일어난다면, 이는 불멸이 아니다. 물리 법칙 내에 있는 물리적 신체는 반드시 죽는다. 만일 부활이 영적(Sambhogakaya) 신체에서 일어난다면, 이는 물리적 신체의 도움 없이는 불가능하다. 사람이 어떻게 물리적 신체로 부활하면서 불멸일 수 있는가? 오직 물리 법칙을 넘어서야만 한다. 부활을 통한 불멸은 완전히 기적이다! 이는 일차적인 초정신 행위이다.

마음에 관여하는(정신적 창의성) 초정신적 행위는 과학의 법칙을 위반하지 않는다. 오늘날 우리가 실험하는 초자연적인 현상은 정상이 아닌, 정상을 넘어선 것이라고 부른다. 그러나 이것은 오직 이해가 부족해서이다. 새로운 과학에서 우리는 이미 보다 일반적인 법칙 내에서 초자연적인 것을 이해하는 훌륭한 모델을 만들고 있다.

그러나 부활, 무에서 의지대로 창조하는 것, 상호 연관된 무형의 양자 모나드를 위한 물리적 신체 등과 관련된 초정신적 창의성에서는 어느 과학이 되든지, 그 모든 과학의 법칙을 넘어선다. 초정신적 창의성은 또한 아바타라(avatara) - 의식 내에서의 그들의 근거에 대한 지혜를 충분히 가지고 태어난 사람들, 우리 사회에서 인과적 최상인 다르마(Dharma), 의식의 형이상학을 재정립하는 특별한 사명을 가지는 사람들 같은, 현상에 바탕을 두고 있을 수 있다.

당신은 TV 시리즈물인 <스타 트렉 : 더 넥스트제너레이션>을 찾아 볼 수 있을 것이다. 이 쇼는 진행되는 두 개의 하부 줄거리를 가진다. 하나는 선한 것이고, 다른 하나는 위대한 것이다. 좋은 것은 안드로이드(Data)가 인간이 되고자 노력하는 것에 관한 이야기다. 이들 에피소드의 작가는 문제를 감정을 위한 올바른 소프트웨어를 찾는 것으로 보았다. 이는 의식, 자기참조, 얽힌 계층 등 모든 것이 있기 위해서는 부족한 방법이다.

위대한 것은 물리적 시공간을 의지대로 드나드는 초정신적 존재 Q의 이야기이다. 이 이야기들에는 진정한 상상, 진정한 비전이 있다. 이는 2천 년 전 예수의 부활과 함께 인간의 조건에서 펼쳐졌고, 지금도 펼쳐지고 있는 그 비전이다.

자, 예수의 부활 이야기를 성경에서 이야기한 측면에서 생각해 보자. 한 순간 고통 속에서 큰 소리로 예수가 외쳤다. "신이시여, 신이시여, 어찌하여 저를 버리시나이까?" 깨달은 사람이 그렇게 고뇌에 차서 외치는 것은 당황스러운 일이다(덜 당황스러운 원래의 아람어 번역도 있다). 그러나 십자가에서도 예수가 창의적 행위를, 초정신적 창의성을 행하고 있었다는 것을 알면, 이해가 가능한 일이다. 그는 궁극적으로 부활의 죽음에 도전하는 것으로서 죽음의 허구(虛構)를 보여주기를 원했다. 그리고 일이 일어났다. 예수는 부활을 보여준 첫 사람이 되었다. 나중에 스승들이 Q - 존재 같은 공상과학 소설로 확장하여 복제했다. 그들은 마음대로 물질적 신체의 구현을 만들 능력이 있었다(항상 전체의 의지와 조화를 이루며). 그래서 그런 존재는 영적으로나 육체적으로(필요에 따라) 불멸이라고 할 수 있다. 그런 존재를 일견하기 위해서는 파라마한사 요가난다(Paramahansa Yogananda)[154]의 책 『요가난다, 영혼의 자서전(Autobiography of a yogi)』(뜨란)에 수록된 '요가난다의 위대한 스승, 바바지(Babaji)' 편을 읽어 보라.

인류의 진화적 미래

오로빈도가 말했듯이, 무형의 보살(bodhisattva) 존재에서의 불멸도 초정신적 창의성을 포함하는 인간의 모든 잠재력의 깨달음이 있기 때문에, 여전히 벗어나 있는 것이다. 윤회도 그렇다. 그러나 탄생 - 죽음 업보의 굴레를 넘어서면, 보신불(Sambhogakaya)의 영적 신체의 해방뿐만 아니라, 슈퍼마인드의 위대한 탐구에의 초대도 기다리고 있다. 스리 오로빈도의 말에 귀 기울여 보자.

이 말들은 자신의 무지함과 함께 사랑 속에 있다.

이의 어두움은 구세주의 빛을 외면한다.

왕관에 대한 대가로 십자가를 준다.

---

154) 인도의 요기. 미국에서 주로 활약. 그의 책 『요가난다, 영혼의 자서전(Autobiography of a yogi)』(뜨란)을 통해 서양인들에게 크리야 요가(Kriya Yoga)와 명상을 가르쳤다. 그 외에도 『예수의 재림(Second Coming of Christ)』 등 많은 저서가 있다.

그의 업적은 긴 밤중의 영광의 한 방울이다.

그는 긴 시간의 행렬을 본다. 오직 적은 수 살아남는다.

일부만 구조되고, 나머지는 노력하나 실패한다.

출구가 보이나,

슬픔과 어두움과 속박으로부터, 그 길로 탈출하기는 힘들다.

그러나 탈출한 일부 사람들은 어떻게 세계를 해방시키는가?

탈출을 하나 그 황홀감 생을 구하지는 못하고,

생은 타락한 지구에 남게 된다.

탈출로는 버려진 사람을 끌어올릴 수 없고

나(승리나) 신의 왕국을 가져올 수 없다.

더 위대한 힘, 더 위대한 빛이 도래해야 한다.

- 오로빈도(1970), 6권 2절

　최근의 이삼백 년간은, 아니 그게 아니라 일부의 고립된 예외를 제외한 최근의 천년에, 우리는 마음과 정신적 자아의 가치를 추구해 왔다. 이는 분리를 증가시키게 했다. 그러나 이는 또한 우리에게 인류라는 종(種)으로서의 진화의 다음 양자도약에 대해 이해와 발판을 가져다주었다. 아마도 우리가 막 들어간 천년은 '위대한 힘', 슈퍼마인드가 꽃피는 천년이 될 것이다. 어떻게 진행될까? 우리는 여기서 개발된 양자물리학의 관점에서 오로빈도의 과업을 살펴볼 수 있다.

퇴화와 진화

비전의 지식은 현대의 두 철학자 스리 오로빈도와 그를 따르는 켄 윌버가 강조한 측면을 가지고 있다(오로빈도; 윌버 1981). 이는 상승 또는 진화가 일어나기 전에 하강 또는 의식의 퇴화가 일어난다는 것이다.

오로빈도와 윌버는 기독교의 신비주의, 캐쉬미어 새비즘(Kashmir Shavism), 힌두교의 분파, 대승불교(Mahayana Buddhism), 수피즘(Sufism), 카발라(Kabbala)[155] 등 모든 전통의 신비주의에서 명시적이 아닌, 암시적으로 나타난 의식의 퇴화와 진화의 모델을 제시한다.

오로빈도와 윌버가 채택한 우주론에 의하면, 초월적인 역할을 하기 위해서 신격(神格) 또는 브라만 의식은 점점 총체적으로 커지는 구현 수준으로 자신을 아래로, 그리고 밖으로 던진다. 의식이 하강하면서 또한 자신을 잊게된다. 그래서 각각 하강하는 수준은 망각의 증가와 자유의 감소에 일치하게 된다. 또한 각 수준에서 이전에 더 미묘한 수준은 잊혀지고 무의식에 위임된다. 가장 낮은 수준에서는 모든 것이 무의식적이고, 모든 것이 잠재적이다. 이것이 물질 수준이다. 보다 상위의 수준은 모두 물질 내에 잠재되어 있고, 펼쳐질 준비가 되어 있기 때문에 이를 퇴화라고 부른다.

일단 퇴화가 완료되면 진화가 시작된다. 그러나 이 관점에서의 물질의 진화는 물질주의자들의 그것과는 아주 다르다. 그래서 생명은 물질, 물질적 성질 그리고 그 상호작용에서 나오지는 않는다 - 상위 수준은 하위 수준의 상호작용이나 그것이 인과가 되어 생기는 것이 아니다. 물질은 이미 잠재력이 있으므로, 그것이 어떤 수준의 복합성에 이르면 생명이 나올 수 있다. 마음도 마찬가지로 생명이 이미 잠재력이 있으므로, 어떤 수준의 복합성에 다

---

155) 유대 랍비학파의 신지학. 수 풀이, 기호 풀이 등을 사용. 비교적인 방법으로 구약을 설명. 성서에 숨겨진 교리를 가르치는 학문 체계로 엄격한 참여 의례를 거쳐서 자격을 가진 제자에게만 시행했다

다르면 마음이 나올 수 있다(그림. 12.1).

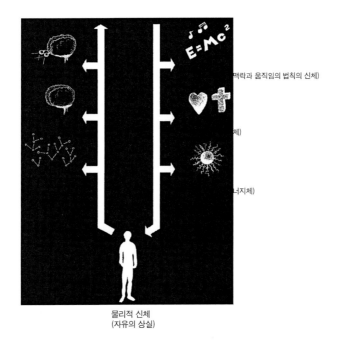

그림 12.1.　오로빈도가 보는 의식의 퇴화와 진화. 의식은 처음 점점 더 큰 제한과 망각으로 퇴화한다. 이 그림에서의 진화는 신체(하드웨어)에서 활력체와 정신체를 형성하는 표현의 진화이다. 우리의 진화적 미래에서 초정신의 신체적 표현은?

　마지막으로, 이 모든 수준에 어떤 이원론이 개입하는 것으로 생각해서는 안 된다. 의식 안에서의 이 모든 분리는 환상적인 것이고, 단지 외형에 불과하다. 의식은 역할을 하기 위해서 자신을 잊는다. 말하자면 잊는 척하는 것이다.

　이 그림은 물론 비전의 전형적인 것이다. 어떤 면에서는 이해가 가고, 또 아주 만족할 만한 것이다. 그러나 물질에서 잠재적인 무엇이 어떻게 실재가 되는가에 대한 묘사가 빠져 있다. 그리고 어떻게 망각 또는 환영이 생기는가?

관념론자 과학은 이미 말했듯이, 첫 질문에는 만족할 만한 대답을 준다. 얽힌 계층을 통해 일어나는 구현은 환상적인 분리의 원인이 되고, 이는 결국 일시적인 기억상실을 일으킨다. 그래서 테마체 수준에서 집단적 테마는 의식이 할 수 있는 제한 또는 제약을 부과하는 가능성의 파동으로서, 존재의 다음 수준의 움직임의 법칙이나 맥락을 제공한다. 그러나 아직은 아무 일도 일어나지 않는다. 정신 수준에서 이어지는 퇴화에서는 마음의 미묘한 실체가 의미의 처리를 담고 있는 가능성의 구조를 의식에게 제공한다. 그러나 의식과 이의 정신적 가능성은 아직 분리되지 않는 전체로서 남아 있다. 비슷하게, 활력체 수준에서는 의식이 모든 가능성 중에서 활력적 기능의 특정한 세트의 탐구에만 자신을 더 제한하고, 다시 망각하게 된다. 그러나 7장에서 설명한 대로, 물리적 신체가 등장할 때까지는 실제의 붕괴나 분리는 아직 일어나지 않는다.

물질의 가능태는 어떻게 실재가 되는가? 어떤 수준의 물리적 물질에 존재하는 가능성의 복합성이 있으면, 얽힌 계층과 양자측정이 작동하기 시작한다. 이제 의식이 양자 가능성의 자기참조적 붕괴를 통해서 (자신은 항상 초월적으로 남아 있으면서) 물질에 개입할 수 있다. 그리고 실재적 구현(具顯)이 시작된다. 그리고 의식은 이전의 수준, 생의 수준, 프라나를 기억한다. 의식은 우리가 살아 있는 세포와 복합체에서 생명이라고 부르는 소프트웨어를 표현하기 위해, 컴퓨터를 이용하듯이 물질을 이용한다(태아로부터 성체를 형성하는 데 길잡이가 되는 셸드레이크의 형태형성장의 개념과 비슷한 것에 주목하라). 이제 진화와 생명의 형태형성이 일어난다. 결과적으로 뇌로 알려진 세포의 복합체가 진화하여, 마음의 소프트웨어 표현이 뇌라는 하드웨어 안에 프로그램된다.

그리고 이제 여기 우리 인간은 정신적 존재이다. 이 관점에서 우리의 다음 단계 진화는 무엇인가? 이는 쉽게 알 수 있다. 이는 테마체의 표현을 만들 수 있는 진화여야 한다.

나는 이미 테마체의 존재 - 아루파데바(arupadevas)[156], 신, 무형의 보살, 천사 - 에 대해 이야기했다(7장 참조). 그들은 무한한 형태이다. 그들의 존재는 가능성 파동으로 제한되어 있다. 정신적 존재 안에서 우리가 이 존재들을 수용하는 데는 양자도약이 필요하고, 그 수용도 오직 일시적이다. 오직 수많은 내적 창의성과 맞물려야만 우리를 초정신적 존재의 안정에 올릴 수 있다. 그러나 우리의 물리적 신체가 이 존재의 표현을 만들 능력을 가질 수 있게 진화하면, 모든 인간은 우리가 오늘날 뇌를 통해서 마음에 쉽게 접근했듯이, 이 존재를 즉시 수용할 수 있을 것이다.

당신은 이것이 뇌가 없는 생물학적 존재의 마음을 그리는 것이 어떤 것인지 상상할 수 있는가? 그래서 정신적 존재에게는 다음 단계의 진화에 도달했을 때 어떻게 될 것인가를 그리는 것이 매우 힘들다. 그러나 한 가지는 명확히 할 수 있다. 우리가 초정신 소프트웨어를 개발할 수 있는 하드웨어의 존재 수준에 도달하면, 우리 모두는 신이 된다. 이것이 오로빈도의 위대한 비전이다. 이것이 그가 많은 오해가 있는 신성을 구현하기 위해 지구로 가져 내려온다는 개념을 숙고했을 때, 그가 의미하는 것이었다.

신지론자들도 같은 비전을 가지고 있다. 신지론자이자 철학자인 윌리엄 저지(William Judge)는 자세히 설명한다.

> 윤회는 자연의 법칙임에도 불구하고, 지복체 - 테마체 - 정신체(Atman - Buddhi - Manas) 삼조의 삼위일체는 인류에서 충분히 구현되지 않는다. 그들은 셋 중에 가장 낮은 수준인 Manas에 의해서 신체를 사용하고 차지한다. 그리고 다른 둘은 위로부터 거기에 빛을 비춘다. 천국의 신같이…. 그런 이유로 사람은 아직 충분히 의식적이지 않고, 마침내 신체 내에서 전체의 삼위일체가 생을 완성할 때까지 윤회가 필요하다. 이것이 성취되었을 때, 인간은 신이 될 것이

---

156) 전지전능한 영적 존재들이 사는 아스트랄 계 하위 3부분(카마데바, 루파데바, 아루파데바)의 하나로서, 정신계의 3개 상위 계층에 속한다.

다. (저지 1973)

우리는 진화의 다음 단계에서 초인간 - 이 관점에서는 신 - 이 되기로 예정되어 있는가? 수피(Sufi) 시인 루미(Rumi)는 다음과 같이 썼다.

> 나는 광물질로 죽은 후에 식물이 되었다.
> 나는 식물로 죽어서 동물에 다다랐다.
> 나는 동물로 죽어서 인간이 되었다.
> 그럼 왜 두려워하는가?
> 내가 언제 죽어 사라졌는가?
>   - 『현자, 생과 사에 대해 말하다(The Sages Speak about Life and Death)』에서 인용

우리가 정신적 인간으로 '죽을 때' 우리는 초정신, 초인간적 존재가 될 것이다. 이것이 우리를 기다리는 궁극적인 진화이다.

제13부

유에프오 연구(UFOlogy), 불멸 그리고 진화

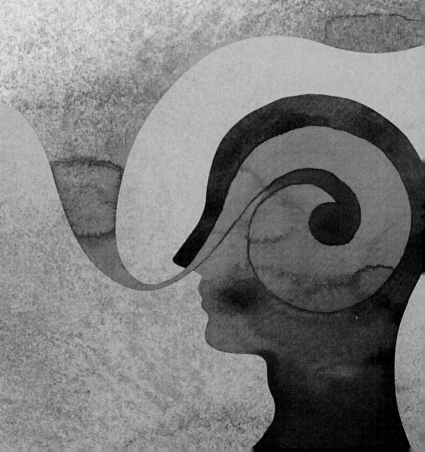

유에프오 연구(UFOlogy) - 미확인 외계 물체의 연구 - 는 죽음, 죽어가는 것, 윤회 그리고 불멸과 무슨 관계가 있는가? 표면적으로는 아니다. 일반적인 생각으로 볼 때 UFO는 우리를 방문하려는 외계에서 온 발전된 로켓이고 비행체이다. 그리고 정부는 이에 대한 정보를 억제하기 위해 최상의 노력을 기울인다. 스티븐 스필버그(Steven Spielberg)의 영화 <미지와의 조우(Close Encounters of Third Kind)>가 이런 정서를 잘 요약해 준다.

어떤 작가들은 외계인과 인간 사이의 접촉이 이미 오래 전부터 이루어져 왔다고 믿는다. 그들 책의 일부는 베스트셀러가 되었고, 이는 이 작가들의 생각에 동의하는 독자들이 많다는 것을 의미한다.

이와 같은 분위기는 공상과학 소설이 만들어 놓은 것이다. 나는 개인적으로 공상과학 소설을 좋아하는 편이다. 수년 전 나는 공상과학 소설에 대한 책을 쓰고 있었기 때문에 로켓 공학 주제에 대해 철저히 연구했다. 마음속으로 나는 '로켓이 외계로부터, 다른 항성 시스템에 있는 행성으로부터 우리에게 오는 것이 그 방대한 거리를 볼 때 가능한가?'라는 질문을 하고 있었다.

공상과학 소설 작가들은 일반적으로 이 문제에 별다른 신경을 쓰지 않는다. 왜냐하면 현대 물리학이 그들의 무기를 계속 향상시켜 왔기 때문이다. 1930년대, 1940년대, 1950년대는 공상과학 소설이 아인슈타인의 상대성 이론에 의해 주로 이루어졌다. 상대성 이론에 의하면, 광속에 가까운 속도로 운행하는 비행선 속의 시간은 더 느리게 간다. 그래서 승객은 자신의 고향 행성에 있을 때보다 나이를 덜 먹는다. 1960년대 초기에는 우주여행 시 초공간 항법이라는 개념을 사용했다. 당신도 알겠지만, 상대성 이론은 우주선의 속도를 광속 이하로 제한을 둔다. 그러나 우리 은하 내에서의 별들의 거리만 해도 10만 광년까지 걸릴 수 있다. 기껏해야 광속 이하인 은하 제국의 제국 함대로는 어림도 없다. 초공간에서 비행선은 광속보다 빠른 '워프 속도(warp - speed)'로 여행할 수 있다.

아인슈타인 덕분에 이 두 아이디어가 어느 정도 과학적으로 이해는 가지만, 이들은 현실적인 아이디어가 아니다. 생각해 보라. 우리의 화학연소 장치 로켓은 초당 10km로 여행하는데, 빛은 초당 30만km로 여행한다. 이 차이는 어떤 물리적 기술로도 메울 수 없다. 로켓 과학자들은 이들 모두를 연구해 왔다. 플라즈마 로켓, 핵융합 로켓, 물질 - 반물질 로켓(공상과학 소설에서는 이것이 가장 인기가 높다), 무엇이든지 누군가 여러 번 만들어 냈다. 모든 것 중에서 하나 분명한 것은, 어떤 물리적 로켓도 상대적으로 시간이 천천히 갈 수 있을 정도로 빠른 속도를 내지는 못한다는 것이다. 가장 빠른 속도로 여행한다고 해도 가장 가까운 별에만도 시간이 너무 많이 걸려서, 적절한 수명을 가진 살아 있는 존재가 그런 여행을 할 수 있다고 상상하는 것은 불가능하다(그런 여행을 위해 사람을 냉동하는 아이디어를 사용하기는 하지만).

그런데 초공간은 공간의 '네 번째' 차원이라고 하는 것이 타당하다. 왜냐하면 아인슈타인 이론에 의하면, 공간은 휘어 있고 우리는 4차원 용적의 3차원 (초)공간 위에서 살고 있다는 개념으로 해석될 수 있기 때문이다. 일부 공상과학 소설가들은 초공간을 전자가 양자도약을 할 때 가는 곳으로 묘사하기도 한다. 양자도약 시 전자가 그 사이의 공간을 통과하지 않는 것은 사실이다. 여기 있다가 다음에는 저기에 있다. 그러나 누구도 우리를 초공간, 양자도약 등으로 가게 하는 거대 물리적 추진은 생각해 본 적이 없다.

그래서 내 연구의 최종 결과는 이렇다. 외계에서 우리를 향해 여행 온다는 것은 불가능하다. 그런데 로봇을 실은 로켓은 이 규칙의 예외이다. 어째서 아직도 우리에게 로봇을 실은 로켓이 오지 않았는지는 작은 미스터리다. 유명한 물리학자인 엔리코 페르미(Enrico Fermi)는 궁금해 하곤 했다. "그들은 어디에 있는가?" 많은 사람들은 이 미스터리를 로봇을 발사할 만한 외계인은 주위에 없고 이 우주에 우리만 있다고 해석한다! 나는 이 장에서 우리가 그리 비관적일 필요는 없다고 주장하고자 한다.

물론 UFO와 외계인을 만난 사람들은 로봇에 대해 이야기한 적이 없다.

그들은 이제 어느 정도 친숙해진 눈이 움푹하고 키 작은 살아 있는 생명체를 만난다. 로켓이 외계로부터 오는 것이 불가능하다면, 이들은 무엇을 본 것인가? 일반적인 과학자들은 이들이 겪은 고난을 공감하지도 않고, 이들의 목격(또 납치도)을 환각으로 무시한다. 그렇긴 하지만 심리학자들은 이 현상을 완전히 묵살할 수 없다. UFO 목격자들이 종종 외상을 갖거나 심리적인 도움이 필요하다는 사실은 부인할 수 없다.

그래서 점차 심리학자들에게 보편화되는 한 가지 개념은, 융을 시작으로 하여 UFO는 정신적, 정서적 원형의 변환된 상태의 목격이라는 것이다. 과거에 사람들은 이 원형들을 꿈에서 신이나 악마로 보았다. 그러나 지금 과학기술의 시대에는 원형이 이런 초공간 기술의 형태로 나타나는 것이다.

내가 공상과학 물리학에 대한 책을 집필 중일 때, UFO에 대한 이런 아이디어와 인간 의식의 원형에 연관된 외계인의 존재는 나에게 꽤 합리적인 것이었다(고스와미 1983). 사실은 이미 스스로 약간 다르기는 하나, 비슷한 맥락에 주목하고 있었다. 신경생리학자 존 릴리(John Lilly)[157]는 외계인의 방문에 관한 많은 약물 유도 경험에 대해 기술하고 있다(릴리 1978). 그러나 그의 경험이 이런 모든 것을 다르게 새로운 해석으로 이끌지는 못한다. 예를 들면, 신의 왕국에서 사마디 상태에의 그의 여정에 대해 기술한 동인도의 영적 스승인 스와미 묵타난다(Swami Muktananda)[158]와 다를 바 없다(묵타난다 1994).

나는 죽음과 죽어가는 것, 근사체험에 관심을 갖게 되면서, 심리학자 케네스 링[159]의 연구를 접하게 되었다(실은 내 친구 휴 해리슨(Hugh Harrison)이 오메가 프로젝트(Omega Project)라는 케네스 링의 책을 한 권 주었다). 나는 링은 UFO 외계인이 원

---

157) 미국의 의사, 정신분석가, 작가.

158) 인도의 명상가, 영적 스승. 열다섯 살 때 출가하여 히말라야에서 수도. 스승인 바가반 니티아난다로부터 영적 깨달음의 모든 능력을 전수받고, 미국 뉴욕 주의 케츠킬 산에 시다요가 아쉬람을 세워 가르침을 전파.

159) 미국의 심리학과 교수. 근사체험의 연속적인 단계 모델을 제시했고, 많은 강의와 임상연구를 했다.

형을 표현한다는 아이디어에서 꽤 더 나가 있다는 것을 발견했다. 링의 아이디어 중의 하나는 나에게 특히 매혹적이었다.

오늘날 왜 많은 UFO가 목격되는 걸까? 링은 자신이 주도한 연구 결과, UFO 납치자 중 많은 사람들이 나중에 자신들의 자아를 넘어서는 일종의 변환을 겪는다는 것을 발견했다. 그들은 더 이상 자기중심적이 아니다. 대신 다른 인간들과 자연 환경을 사랑했다(링 1992). 링은 전에도 근사체험자들 중에 같은 종류의 변환을 한 사람들이 아주 많다는 사실을 발견했다. 빙고! 아마 이 두 종류의 경험은 우리의 대지 어머니인 가이아(Gaia)[160] 의식이 우리에게 다가오는 생태학적 재앙을 경고(그러나 근시안적인 시각으로 분명히 아무도 귀 기울이지 않는다)하는 힌트일 것이다. 우리가 새천년으로 들어갈 때, 현대에 일어나는 재앙에 대한 많은 예언이 있었다(이는 대중 서적의 또 다른 주제이다). 그리고 물론 누구라도 지난 수백 년 동안 지구와 환경에 대한 쾌락주의적 착취가 있어 왔다는 것을 알 수 있고, 재앙을 예측할 수 있다. 그런 예측이 아주 많이 있었다.

바로 이때쯤 나는 여행 중 인터뷰를 녹음하기 위해서 포틀랜드 오리건(Portland Oregon)에 들렀다. 로버트 맥고완(Robert McGowan)은 아마추어 천문학자로서, 빅뱅과 우주는 자기 인식을 한다는 아이디어를 포함하는 우주의 새로운 포스터를 디자인했다. 그는 나의 책 『스스로 인식하는 우주(The Self - Aware Universe)』에 대해 나와 인터뷰하고자 했다. 우리는 계속 이야기를 이어 나갔다. 그가 나한테 UFO 목격과 납치의 의미에 대해 물었다. 나는 로켓으로 외계인들이 지구로 오는 것은 물리학적으로 불가능하다는 이야기를 했다 그런데 바로 그때 나 자신이 "나는 UFO 목격과 납치는 어느 정도 의식의 변환 상태에 있는 사람들이 외계 문명으로부터의 지각 있는 존재와 소통한다는 것을 시사하는 것이라고 생각한다"라고 말하고 있는 것을 들었

---

160) '가이아(Gaia)'는 고대 그리스인들이 대지의 여신을 부른 이름이다. 가이아 이론은 지구가 대기, 해양, 토양과 생물권이 유기적으로 결합된 하나의 살아 있는 생명체라는 이론이다.

다. 로버트가 상세한 것을 물었을 때, 나는 오직 의식은 비국소적이고 그들이 서로 항성간의 거리로 떨어져 있다 하더라도, 의도에 의해 연관된 두 뇌는 비슷한 가능성을 붕괴할 수 있다는 말밖에 하지 못했다.

나중에 그 인터뷰에서 내가 로버트에게 말한 것(나 자신을 놀라게 했다)에 대해 더 생각해 보았다. 나는 내가 로버트의 논지를 무의식적으로 따르고 있고, 거기에는 만족스럽지 못한 것이 있다는 것을 깨달았다. 분명히 나는 UFO 경험이 근사체험처럼 변환적인 경험이라고 믿는다. 그러나 근사체험은 단순환 변환적 경험이 아니다. 많은 사람들이 그렇게 생각한다. 나의 연구 또한 근사체험은 죽음 자체에 대해 우리에게 무언가를 말한다고 생각한다. 그러나 비슷하게 UFO 경험 또한 마찬가지로 외계에 대해 무언가를 말하는 것이라고 생각할 수 있다. 그러나 이것이 지구의 인간과 외계인 사이의 비국소적 소통이라고 주장하려면, 문제는 이런 소통에 두 주체 사이의 양자 연관성이 필요하다는 것이다.

그러는 동안 케네스가 컨퍼런스에 참석하기 위해 로스 에인절스(Los Angels)로 오게 되고, 휴(Hugh)는 우리들 사이의 모임을 만들고자 했다. 우리는 LA 중심부에 위치한 호텔의 회의실을 예약하여 만났다. 모임에는 휴와 나, 심리학자인 마이크 데이비슨(Mike Davidson), 신지론자인 딕 롭(Dick Robb), 그리고 케네스 링이 참석했다.

이야기가 활발하게 진행되기까지 거의 두 시간이 걸렸다. 가끔은 예비 단계를 넘어서기가 어려울 때도 있다. 그러나 결국 내가 링에게 물었다.

"켄, 나는 UFO 경험이 근사체험처럼 변환적이라고 믿는데, 당신도 분명히 그들이 진정한 외계의 의식에 대해 말하는 것일 수도 있다는 것을 배제하지는 않는 것 같다. UFO 피납자들은 비국소적 의식을 통해서 외계문명으로부터의 외계인과 정말로 소통하는 것일 수도 있는가?"

켄은 직접 대답하는 것을 피했지만, 반대하지는 않았다. 그러나 그는 지질학적, 환경적 또는 그 성격이 무엇이든지 일어나게 되어 있는 재앙이 있고, UFO와 근사체험은 다가오는 재앙 이전에 변환을 하라는 인류에게 주는 가이아 식 경고라는, 그가 책에서 제기한 아이디어에 동조하는 것이 명확했다. 그러나 다음에 일이 아주 재미있게 되었다. 나는 이 책의 일부 아이디어와 육신을 떠난 존재, 양자 모나드에 대해, 그리고 켄이 나에게 물어본 모든 것에 대해 켄과 공유하게 되었다. "나에게 이것을 말해 달라. 정말 재앙이 지구를 뒤덮으면 우리가 육신을 떠난 존재로 살아남을 수 있겠는가? 우리가 물리적 신체의 필요성을 초월했다고 가정해 보자. 우리는 육신을 떠난 존재로서 문명을 계속 이을 수 없는가? 그것이 우리의 미래인가?"

"지금 죽는 사람들이 그렇듯이, 우리는 틀림없이 육신 없는 존재로 살아남을 것이다." 나는 대답했다. "그러나 켄, 문제가 하나 있다. 내 모델에 의하면, 당신은 물리적 신체 없이는 경험할 수 없다. 육신 없는 존재의 의식 상태는 수면 상태와 같은 것이다. 가능성은 붕괴되지 않는다. 그래서 문명을 위해서 우리는 이런 공백 상태를 선택하기 힘들고 만족되지 않는다."

딕 롭이 나의 말에 동의했다. 그는 신지론 문헌도 같은 견해를 가지고 있다고 말했다. 업보를 이어가기 위해서는 사람으로 태어나야 한다고 했다. 이것이 인류의 탄생이 그토록 소중한 이유이다. 나는 그가 그런 관점을 가지고 있어서 기뻤다.

켄은 다소 실망했거나, 적어도 내게는 그렇게 느껴졌다. 나는 그를 위로하려 했다. "물론 아마겟돈(Armageddon)[161]에서 살아남기 위해 우리가 단체로 육신 없는 존재를 선택하고, 그리고 무의식적 과정을 통해 다른 거주할 만한 행성을 찾아 거기서 탄생을 시작하는 것도 가능하다. 비국소성에서는 행성간 거리가 문제 되겠는가? 모든 것이 '가까이'에 있다."

그 후 우리는 다른 주제로 옮겨갔다. 모임은 얼마 후에 끝나고, 나는 내

---

161) '므깃도의 산'을 의미하는 히브리어의 그리스 음역이다. 신약성서의 '요한계시록'에서 므깃도의 산은 사탄과 하나님의 마지막 전쟁의 장소다.

숙소로 돌아왔다. 그리고 갑자기 무엇이 머리에서 번쩍거렸다! 아, 나는 진정한 창의적 행위의 진실의 가치를 확신할 때까지, 그 아이디어를 주장하지 말았어야 했다. 왜냐하면 돌이켜 생각하니, 나는 잘 모르고 있다. 그러나 그 아이디어는 새로운 것이었고, 나를 전율하게 만들었다.

내가 켄에게 말한 것을 뒤바꾸면 어떨까? UFO 경험과 연계된 자신들의 행성이 소멸되어 외계의 납치자가 외계 행성에서 온 육신 없는 존재라고 가정해 보자. 그들 종은 인간과 아주 달라 지구에서 재탄생할 수 없다(테마체의 맥락이 다르다). 그러나 그들은 육신 없는 존재가 영매와 소통하듯이, 우리와 소통할 수 있다.

이런 간단한 아이디어가 UFO 경험의 이상한 측면들을 설명할 수 있다. 예를 들면, 어떻게 옆에서 자고 있던 부인이 아무도 모르게 납치되는 경험을 할 수 있을까? 휘트니 스트라이더(Whitley Strieder)의 믿을 만한 이야기 『영적 교감(Communion)』을 읽어 보라(1988). 당신은 내가 말하는 의미를 알게 될 것이다.

나는 대안으로 대중 최면을 배제하는 것은 아니다. 단지 가능성이 아주 적을 뿐이다. 더 가능성이 적은 것은, 실재의 물리적 형체를 가진 존재가 있을 가능성이다.

나는 분명하게 무형의 외계 양자 모나드가 우리와 관계를 가지려 한다는 아이디어를 진지하게 받아들인다. 그러나 이 이론이 자료에 대한 설명과 향후의 연구에 유용하기 위해서는 더 많은 연구가 필요하다. 요점은 이렇다. 우리가 의식 위주의 과학을 설립할 준비가 되면, 우리가 다룰 수 있는 현상에 더 잘 주목할 수 있다. 번개는 인류 문명의 시작부터 인간에게 알려져 있었다. 그러나 전기를 과학적으로 파악할 때까지 우리는 이 현상의 많은 미묘함을 모르고 있었다. 같은 일이 죽음, 윤회, UFO에 일어나고 있는 것이다.

그리고 별로 놀랍지는 않지만, 이 논란이 되는 주제에 대해 나의 아이디어를 지지해 주는 자료들이 있다. 커트니 브라운(Courtney Brown)이라는 원격 보기 연구자(distant viewing researcher)는 무형의 외계 존재로 원격 보기를 하는 실험에 대한 프로토콜을 발견했다고 주장한다(1999). 그가 발견한 것 중의 하나는, 이 지구에 새로운 거주지를 찾으려는 무형의 외계 종족이 있는데, 인간의 게놈을 유전자 변형을 시켜서라도 인간으로 태어나려 노력하고 있다는 사실이다. 연구 방법론은 그럴듯해 보인다. 자, 살펴보자.

UFO와 불멸

그러면 UFO는 불멸과 무슨 관계가 있는가? 몇 년 전 나는 UFO 전문가들과의 아주 흥미로운 토론에 참여하게 되었다. 토론회는 당신이 상상할 수 있는 가장 목가적인 장소인 바하마의 파라다이스 아일랜드(Paradise Island)에서 열렸다. 어떻게 UFO 전문가들과 양자물리학자들이 파라다이스 아일랜드에서 모일 수 있을까? 우리는 그 섬에 있는 시바난다 요가 수련원(Sivananda Yoga Retreat Center)의 책임자 스와미 스와루파난다(Swami Swaroopananda)에게 초청받았다.

나는 UFO 목격에 대한 새로운 관점을 가지고 이 토론회를 떠났다. 물질주의자들은 이 자료들을 초자연적인 자료라고 끊임없이 격렬하게 논쟁한다. 오랫동안 나는 초자연 현상에 대한 물질주의 과학자들의 관점에 편견이 있다는 것을 알게 되었다. 이는 부분적으로 나 자신이 초자연적 현상을 경험했고, 두 번째는, 이 방정식에 의식을 집어넣으면, 양자 비국소성이 우리에게 초자연적 현상을 설명할 수 있는 골조를 줄 수 있기 때문이다(2장 참조). 그러나 어떻게든 나는 이 토론회까지는 많은 검토 없이 이루어지는 UFO 목격에 대한 물질주의자들의 비판의 일부를 계속 받아들였다.

목격에 대한 자료는 아주 훌륭하고, 그것들의 의미는 우리가 일상적으로 추측하는 것보다 훨씬 급진적이다. 누가 UFO를 인용하는 말을 들을 때 그 자료를 어떻게 생각할 것인가? 아마도 당신은 나와 같이(이 논의 전까지의), 만약 이 주장이 사실이라면 어떤 외계인들이 우주선을 타고 지구에 오고, 이 목격의 진실성에 대한 당신의 모든 판단은 당신이 예상하는 묵시적 가정과 혼합돼 버릴 것이라고 생각할 것이다. 적어도 그것이 나의 묵시적 가정이었다. 나는 이 장의 앞에서 나에게 신빙성을 주는 모든 과학적 이유를 들어, 다른 행성에서 지구를 방문하는 외계의 우주선은 있을 수 없다고 말했다. 그래서 신뢰할 수 있는 UFO 전문가들과의 밀접한 논의는 이 두 신념 체계 사이에서 갈등하게 만들었다. 나의 이론에 근거한 한 신념 체계로는 이 자료들이 말이 안 된다는 것이고, 다른 신념 체계는 자료 수집자들이 믿을 만한 사람들이기 때문에, 과학자로서 나는 그들의 자료에 진지하게 마음을 열어야 한다는 것이다.

나는 한동안 갈등을 겪었다. 그러나 결국 새로운 아이디어가 생겼다. 만일 UFO를 말한 사람들이 경험한 우주선은 정말이지만, 그들이 외계에서 오지 않았다면? 그리고 그들이 사람이 만든 것도 아니라면! 이럴 수 있을까? 만일 당신이 물질화와 비물질화의 개념을 받아들일 수 있다면 그렇다. UFO를 말한 사람들이 문명이 아주 발전되어 전체 비행선의 물질화와 비물질화를 할 수 있는 외계인(모든 경험자가 우주선과 연관되어 외계인을 경험하는 것은 아니지만, 어떤 사람들은 그렇다)을 경험했다고 가정해 보자.

발전된 문명이란 무엇인가? 다시 한번, 우리는 보통 물질적 기술에 관한 발전을 생각하고, 물리 법칙은 물질화와 비물질화 같은 특정한 가능성의 발전 방향을 배제한다. 그러나 오로빈도가 그렸듯이, 인류의 다음 진화는 초정신 방향으로 우리를 올리는 것이다.

내가 마지막 장에서 말한 대로, 테마체의 명령에 의해 정립된 초정신의 존재는 관습적인 물리 법칙을 넘어서 의지대로(언제나 신성의 의지, 목적과 조화를 이루머) 갈 수 있다. 그래서 UFO 자료에서, 우리가 지금 노력하고 있는 진화의 초정신 단계에 이미 도달한 존재인 초정신 존재에 대한 오로빈도의 견해를 확인하고 있는 것인가?

뇌의 진화인가, 아니면 물질의 진화인가?

정신과 의사 우마 고스와미는 오로빈도의 개념을 강의할 때, 뇌의 계층 구조에 대해 말하기를 좋아한다. 간은 엽(lobe)으로, 심장은 근육으로 된 단순 구조이다. 계층 구조는 신체의 어디서도 볼 수 없다. 그러면 뇌가 계층적으로 되어 있다는 것은 무엇을 의미하는가? 이는 틀림없이 뇌가 진화했다는 신호이다. 신체의 다른 부위는 과거로부터 진화하지 못했지만 뇌는 진화한 것이다. 가장 오래되고 뒤쪽에 있는 뇌는 파충류의 뇌이고, 중뇌(中腦)는 포유류의 뇌이고, 가장 앞에 있는 뇌인 신피질(新皮質)은 인류의 뇌이다. 뇌의 계층 구조는 우리의 동물 선조들을 말해 준다. 그녀는 오로빈도를 인용한다. "동물은 인류 진화의 실험실이었다. 그리고 인간은 비슷하게 초인간의 탄생을 위한 실험실이 될 것이 틀림없다." 이는 뇌의 추가적인 진화를, 새로운 층, 즉 신 - 신 피질을 통해 이루어지지 않을까(크리슈나무르티 2000)?

이는 인류 진화의 주제에 접근하는 한 방법이다. 그러나 나는 여기서 하나의 결점을 발견할 수 있다. 세 가지 뇌가 모두 마음을 표현한다. 첫 번째 두 층은 진화적으로 말할 때, 감정적인 사고를 표현한다. 처음에는 간단한 감정을, 다음에는 섬세한 감정을 표현하는 것이다. 신피질은 추상적 사고를 표현하도록 진화되었다(이를 위해서는 언어가 필요하다). 뇌의 어떤 진화도 사고하지 않은 것을 표현할 수 있는가. 즉 사고를 넘어설 수 있는가?

오로빈도와 그의 영적 동반자 마더(Mother)는 다른 아이디어로 실험했다. 그들은 초정신을 지도화하기 위해서는, 즉 테마체의 물리적 표현을 위해서는 물질 자체가 진화해야만 하고 보다 섬세해져야 한다고 직관했다. 그래서 오로빈도와 마더는 그들 삶의 대부분을 그들 신체의 물질을 변환하기 위해 노력했다. 그러나 모든 편견 없는 관점으로부터 그들은 성공하지 못했다. 오로빈도가 사망했을 때, 많은 제자들은 신체의 변환을 통해서 실제로 보통 시체처럼 부패하지 않는 것을 보여주리라고 믿었다. 많은 제자들은 심지어 그의 신체가 보존될 것이라고 믿었다. 왜냐하면 예수처럼 오로빈도가 부활할 것으로 생각했다. 신체는 한동안 보존되었는데, 부패했다. 물리적 신체의 변환과 부활의 증거는 발견되지 않았다.

물질이 보다 섬세한 형태로 변환된다는 개념은 과학적으로 신빙성이 있는가? 이원론의 오래된 문제 - 어떻게 미묘한 물질이 현실의 다양성과 상호작용하는가? - 가 다시 우리를 사로잡는 것 아닌가? 나 자신은 이런 이유로 물질의 보다 섬세한 형태라는 개념을 좋아하지 않는다. 뇌를 넘어선 신체의 새로운 구조의 진화를, 아마 초월 뇌를 생각하는 것이 훨씬 더 쉽다. 초월 뇌는 테마체를 표현하고, 세 가지 뇌를 통합하며 우리의 새로운 신(God)과 같은 정체성을 구성할 것이다!

파라다이스 아일랜드의 스와미 스와루파난다(Swami Swaroopananda)에 대해서는 이미 이야기한 적이 있다. 이스라엘에서 태어났고 카발라에 정통했으며, 날아다니는 유명한 스와미 비쉬누드바나나(Swami Vishnudevanana, 자신의 비행기로 날아다니는 것을 좋아해서 이렇게 부른다) 수하에서 공부한 후 베단틴(Vedantin, 인도 베단타의 대가)이 되었다. 스와미 스와루파난다는 지혜의 길, 사고로부터의 양자도약을 통해서 실재의 본성을 발견한 사람, 전통 요기에서 말하는, 즈냐나 요기(jnana yogi)이다. 그래서 그와 나는 자연스럽게 같이 대화 나누기를 좋아한다. 전반적으로 그는 의식 내에서의 새로운 과학을 찬성한다.

오로빈도의 업적에 대한 우리의 토론 중에 그는 나를 놀라게 했다. "당신은 물질의 다른 형태와 그것이 보통의 물질과 어떻게 상호작용하는가에 대해 조급하게 편견을 가지고 있지 않은가?"라고 그는 말했다. "어째서 물질과 정신이 하듯이, 의식이 그들 사이의 상호작용을 중개할 수 없는가?"

그리고 베일이 걷혔다. 정말 왜 안 되겠는가? 실제로 이원론은 오로빈도와 마더가 추구한 것의 타당성을 인지하는 것으로부터 우리를 방해하지 않는다. 만일 그렇다면, 그들이 물질의 변환을 목적으로 개발한 필수 요가의 방법에 주의를 기울여야만 한다.

지금이 필수 요가의 개념에 대해 논의할 시간과 장소는 아니다. 아주 간단히 말하면, 이 제안은 우선 활력체, 그 다음에 물리적 신체에 대한 창의성을 가지고 있는, 모든 알려진 요가의 통합적인 요소를 가져오는 것이다. 핵심은 신체를 변환하려는 의도가 확실해서, 어떤 방법으로 오든지 간에, 초정신 테마체를 지도화할 수 있다. 또는 초월 뇌의 개발이나 초물질의 개발을 할 수 있는 것이다.

나는 또한 앞에서 말했던 쿤달리니[162] 현상도 열쇠가 될 수 있다고 생각한다. 쿤달리니의 상승은 새로운 활력적 표현을 물리적 신체에 만드는 의식의 잠재적 힘을 발산하는 것 같다. 여기에는 증거가 있다. 쿤달리니가 오르고 적절히 통합된 사람들에게는 기이한 신체 변화가 일어난다(예를 들면 뱀의 모양을 한 신체 결절의 성장). 인도의 방갈로르(Bangalore)에 사는 U.G 크리슈나무르티(U.G. Kishnamurthy)라는 쿤달리니의 달인이 있는데, 그의 몸에서는 누가 보아도 알 수 있는 쿤달리니 통합의 기이한 신체적 징후를 보였다.

만일 우리가 초월 뇌 또는 초물질을 만들기 위해 창의적으로 쿤달리니 힘의 추진력을 이용하려면, 경우에 따라서는, 그리고 우리가 그것을 집단적으로 한다면, 우리는 지금까지 대부분 무의식적으로 이루어지는 자연의 진화 방법을 촉진할 수도 있다. 신비주의 철학자 떼이야르 드 샤르뎅(Teilhard

---

162) 산스크리트어로 '감겨 있다'는 뜻. 우주 에너지로서 생명과 영혼의 근원이며, 모든 인간뿐만 아니라 우주 안에 있는 모든 것 속에 잠재된 형태로 존재하는 여성적 에너지이다.

de Chardin)[163], 그의 오메가 포인트로의 인류 진화 개념은 오로빈도의 슈퍼마인드 진화 개념과 비슷하다)이 사랑의 에너지를 이용하는 것을 이야기하곤 했다(떼이야르 드 샤르뎅 1964를 읽어 보라). 지금 나는 그가 말 그대로 쿤달리니 에너지를 이용하는 것을 말했다고 생각한다. 그리고 그것을 이용하는 것에 오메가 포인트를 향한 인류 진화의 길을 여는 것보다 나은 방법이 무엇이 있겠는가.

---

163) 프랑스 예수회 신학자, 과학자. 신학과 함께 자연과학, 특히 지질학과 고생물학에 관심을 가졌다. 우주는 항상 진화 과정을 향해 움직이며, 그 움직임은 더 큰 복잡성을 향해 달리고 있다고 주장.

끝맺는 말

영혼의 아홉 가지 생애

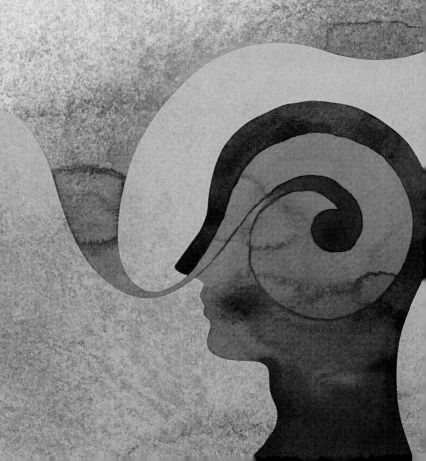

자, 영혼이 있고 영혼의 물리학이 있는가? 당신이 판단하라. 나는 믿을 만하고 상당히 완전한 영혼의 모델로 점진적으로 인도하는 물리학의 개념을 요약할 것이다. 나는 고양이의 아홉 가지 생애를 비유적으로 사용하겠다. 그러나 거기에는 반전이 있다. 고양이가 더 살수록 결국은 궁극적인 죽음에 가까워진다. 여기서는 정반대이다. 물리학이 확장될수록 영혼의 모델은 더 발전하며, 영혼은 불멸에 가까워진다. 그리고 보너스로 모델 내에서 축적될 수 있는 자료는 더 많아진다.

1. 첫 번째 생애에서 영혼은 이원론적이다. 즉 영혼은 비물질적 실체로 이루어진 분리된 세계이고, 물리학은 이를 부정해 왔다. 이원론에서의 영혼은 물질 그리고 물리적 신체와 구분되어 있고, 물질적 신체가 죽은 다음에도 살아남는다. 이원론적 영혼은 개별적이고, 신으로부터도 별개이며(신은 세계 영혼 또는 대영혼으로 생각할 수 있다. 산스크리트어로 파라마트만〔paramatman〕), 신과 같이 영원하다. 이 영혼은 물리학에 기반을 둔 비판에 의해 사망한다. '어떻게 비물질적 영혼이 중개자 없이 물질적 신체와 상호작용할 수 있는가? 또는 물질세계만의 에너지가 보존되는 에너지 보존의 법칙을 어떻게 설명할 것인가? 물질세계와 상호작용하는 영혼이 있다면, 물질세계의 에너지를 가져가든가, 아니면 보태든가 하게 되지 않는가?'와 같은 질문들로 말이다. 이 모델의 또 하나의 문제는, 만일 영혼이 영원하다면, 그리고 영혼의 수가 보존된다면, 오늘날의 인구 폭발은 어떻게 설명하는가? 그리고 새 영혼들은 어디에서 오는가? 이다.

2. 영혼의 두 번째 생애에서는, 영혼은 물질적이고 사산(死産)되어 있다. 이는 살아 있지 않은데, 이는 물질적 신체의 부수 현상이고 신체가 죽으면 같이 죽는다는 의미이다. 그러나 여기서 위안을 얻을 수도 있다. 개

별적 영혼은 부수 현상으로서 죽지만, 기본 물질인 원자와 소립자는 살아남아서 재순환되기 때문이다. 여기에서 물리학은 보수적인 입장이고, 논란의 여지가 없다. 그러나 생존과 윤회의 자료를 설명하는 데는 사용할 수 없다.

3. 세 번째 생애에서는, 영혼은 의식과 동일시된다. 하나이자 유일하며, 존재의 근거가 된다. 물질은 이 근거가 나타나는 구현이고 부수 현상이다. 그래서 물질은 수명이 짧고, 지각 있는 존재의 경험에 등록될 때 존재로서 나타나다가, 다음에 전체로 용해된다. 물질적 신체는 소멸되나 영혼은 영원히 산다.

이 삶에서 개별적인 영혼은 원래 있지 않았기 때문에 죽는다. 영혼은 항상 우주적이고 속성을 가지지 않는다. 영혼의 물리학은 여기서 시작하고, 비국소적 통합적 의식이 물질의 양자 가능성으로부터 실체화된 실재를 창조한다는 개념인 관념론적 해석에서 양자물리학으로 이루어진다.

4. 네 번째 생애에서는, 우주적 영혼이 속성(屬性)을 가진다는 개념이 상정되고, 이 속성은 테마체로 인지된다. 인류라는 종에 속하는 우리 모두는 이 테마를 배울 필요가 있다. 이것이 우리 삶의 목적이다. 사랑 같은 그 테마의 일부는 아주 미묘하기 때문에, 테마를 창의적으로 발견하고 그렇게 사는 것을 배우려면, 자연히 많은 생애가 필요하게 된다. 우리의 다양한 생애는 시공간을 지나서 양자 비국소성으로 상호 연관되어 있고, 화환의 꽃을 연결하는 끈처럼 테마체를 통해 연결되어 있다. 이것이 테마체가 수트라트만(sutratman, 산스크리트어로 수트라는 실, 아트만은 영혼을 의미)이라고 불리는 것으로 인식될 수 있는 이유이다. 그러나 아직도 영혼의 물리학은 충분치 않다. 개별적인 영혼은 아직 존재하지 않는

다. 신체가 죽은 다음에도 살아남는 것은 전 인류의 종을 위한 보편적 모나드인 테마체이다. 이 모델의 좋은 부분은 윤회의 중요한 자료, 특히 어린이에 의한 전생의 회고 같은 것이 설명된다는 것이다.

5. 다섯 번째 생애에서는, 우주적 영혼은 추가적인 속성을, 즉 의미 처리를 위한 마음과 생명의 진화에서 구현할 형태 뒤에 있는 청사진을 위한 활력체를 가지는 것으로 상정된다. 테마체는 이제 마음과 활력체 모두를(물리적 신체와 마찬가지로) 위한 움직임의 맥락을 설정하는 것으로 보일 수 있다. 의미의 맥락을 설정하는 역할에서 이는 이제 창의적 기능, 무조건적 사랑, 도덕적 식별 등, 우리가 (초정신) 지능이라고 부르는 것으로 인지될 수 있다.

분명히 영혼의 물리학은 이 생애에서 번성하나, 양자 모나드로 여겨지는 영혼은 아직 성숙되지 않았다. 아직 개별적 영혼을 설명할 힘을 가지지 못한다.

6. 영혼의 여섯 번째 생애에서는, 영혼의 물리학이 성숙한다. 마음과 활력체의 역학을 적절히 인정함으로써 영혼 또는 모나드의 개별화가 일어나는 것이 보일 수 있다. 초정신 지능과 마찬가지로 마음과 활력체들 역시 우리가 공유할 수 있게 보편적이다(개별적 구조 없이). 이 보편성은 경험의 축적의 결과로서 부여된다.

살아온 경험에 따라 양자의 정신적(그리고 활력적) 가능성의 확률이 수정된다. 그들은 과거의 자극에 대한 반응과 심리학자들이 훈련(조건화)이라고 부르는 과정 쪽으로 성향을 개발한다. 나는 이를 양자기억이라고 부른다. 왜냐하면 이렇게 편향된 성향의 기억들은 일상적인 기억으로서 객체에 함유되어 있지 않고, 대신에 수정된 확률이 따르는 양자수학 내에 있기 때문이다.

훈련(조건화) 또는 양자기억의 결과로, 우리 모두는 개별적인(기능적인) 마음과 활력체를 개발한다. 그래서 우리의 물리적 신체가 죽을 때, 물리적 신체에(특히 뇌에) 기록된 역사는 함께 죽으나, 습관 패턴과 성향은 개별적인 양자 모나드의 가능성 파동이 수정된 확률로 양자기억 형태로 살아남는다.

오랜 시간이 지난 다음 양자 모나드는 생존하는, 그리고 윤회하는 영혼의 성공적인 모델이 된다. 양자 모나드의 물리학이 영혼의 보다 완전한 모델을 생산하는 상호 연관된 윤회 사이의 양자 비국소성의 물리학과 통합되면, 사후 생존과 윤회에 관한 많은 종류의 자료들이 설명될 수 있다. 그 중에는 근사체험, 영재 현상, 설명할 수 없는 공포와 채널링 등이 포함된다.

모든 것은 좋은 일이다. 그러나 지금은 영혼이 업보의 수레바퀴(전생에 습득한 성향)에서 견고하게 정립되어 있고, 윤회의 반복은 끝이 보이지 않는다. 영혼의 물리학은 해방을 향한 영혼의 진화를 설명하기에는 아직 적절치 않다.

7. 영혼의 일곱 번째 생애에서는, 영혼의 물리학은 우리가 어떤 특정한 생애에 가진 과거의 성향에서 가져온, 실증적인 자료에 근거한 업보의 법칙을 인지한다. 이들은 우리가 우리의 해방을 향한 진화에 공헌할 수 있는, 특정한 생애의 특정한 학습 의제를 만족시킬 수 있게 하는 성향(prarabdha)이다. 영혼의 물리학에 이제 우리는 힌두교에서 다르마라고 불리는 기술인, 우리의 프라라브다(prarabdha)를 기억하는 기술을 추가한다. 이제 우리는 이 특정한 생애에서의 학습 의제인 다르마를 충족하기 위해, 이 특정한 생애에 가져온 성향을 기억하는 것을 능동적으로 수행한다. 우리가 우리의 목적성에 맞게 학습하면, 우리의 생은 특별히 즐거움으로 가득할 것이다. 우리의 생은 우리가 학습 의제를

만족시킬 때, 의미로 충만해질 것이다.

물질주의 물리학을 수행하는 사람들은 "우리가 우주를 이해할수록, 더 무의미해지는 것 같다"라고 불평한다. 자, 보시라! 그에 비해서 영혼의 물리학은 잃어버린 의미를 회복해 준다.

8. 영혼의 여덟 번째 생애에서는, 영혼은 그의 물리학에 따라서 창의적 발견이라는 모나드의 책임성을 충족하고 업보(業報)의 수레바퀴로부터 해방된다. 영혼은 더 이상 진화하지 않고, 해방을 얻으려는 다른 영혼의 노력을 도와주는 천사나 영적 안내자같이 1차적 불멸을 성취한다.

9. 현재의 물리학을 넘어서는 추론적인 생애인 영혼의 아홉 번째 생애에서는, 영혼의 목적은 불멸의 물리적 신체(부활)를 가지려는 창의적 의도이다. 영혼의 물리학의 더 이상의 발전은 우리에게, 이것이 초정신 지능을 표현할 수 있는 새로운 종류의 물질을 포함할지, 또는 같은 일을 할 수 있는 뇌의 새로운 발전을 포함할지를 말해 줄 것이다.

이렇게 이 책에서 탐구한 대로 영혼의 서사시는 끝난다.

용 어

- **가능성 파동**(Possibility wave) : 각각 다른 양상(또는 가능성) 사이에서 위상관계에 따른 다변적 양자 상태. 예를 들면, 이중 슬릿을 통과하는 전자는 두 가능성 상태의 파동이 된다. 한 상태는 슬릿 1을 통과는 것에 상응하는 상태와, 다른 하나는 슬릿 2를 통과하는 것에 상응하는 상태이다.

- **가능태**(可能態, Potentia) : 양자물리학에서 가능성 파동의 초월적 영역.

- **간섭**(Interference) : 각 파동의 개별적 장해를 대수적으로 합한 것과 같은 총 장해를 만드는 같은 공간 지점 내에서의 두 파동 사건의 상호작용.

- **간섭패턴**(Interference pattern) : 두 개 이상의 파동의 중첩에 의해서 발생하는, 어떤 지점에서는 파동 장해가 보강 되고 다른 지점에서는 상쇄되는 패턴.

- **개별적 자신**(Individual self) : 개인 자신을 정의하는 자아 - 내용과 특징.

- **거시체**(Macrobody) : 야구공이나 책상 같이 규모가 큰 객체.

- **결정론**(Determinism) : 세계는 인과적이고 뉴턴의 운동법칙과, 시공간 우주에서의 객체의 처음 위치와 속도라는, 처음 조건에 의해 완전하게 결정된다는 철학.

- **경락**(meridian) : 기(chi), 활력에너지의 흐름의 경로를 말하는 중국의 개념.

- **고전물리학**(Classical physics) : 고전역학(Classical mechanics) 참조.

- **고전역학**(Classical mechanics) : 아이작 뉴턴의 운동의 법칙에 근거한 물리학 체계; 오늘날에는 양자 역학의 특별한 경우로서 거시객체에 대해서만 근사적으로 타당하다.

- **관념론**(Idealism) : 실제의 근본적인 요소는 물질과 마찬가지로 마음을 포함해야 한다는 철학. 이 책에서는 우리는 관념론을 일원론적 관념론(monostic idealism)과 동의어로 사용하고 있다. 일원론적 관념론 참조.

- **관념론적 과학**(Idealist science) : 의식 위주에 기반을 둔 과학; 의식 내에서

의 과학(science within consciousness) 참조.

- **광속**(Speed of light) : 빛이 여행하는 속도, 300,000km/s; 자연이 허락한 시공간에서의 최고 속도.

- **광자**(Photon) : 빛의 양자.

- **구나**(Gunas) : 현대적 용어로는 심리학적 충동에 해당하는 고대의 인도 심리학에서 말하는 의식의 자질. 세 가지 구나가 있는데 : 사트와(sattwa〔빛, illumination), 라자스(rajas〔리비도, libido) 그리고 타마스((tamas, 조건부 무관심)이다.

- **국소성**(局所性, Locality) : 객체들 사이의 모든 상호작용 또는 소통은 광속의 한계 내에서 시공간을 지나서 전파하는 장이나 신호를 통한다는 개념.

- **근사체험**(近死體驗, near-death experience, NDE) : 심정지 또는 유사한 근사상태에서 살아난 사람들이 보고한 경험.

- **기**(Chi) : 활력체의 움직임의 양식을 말하는 중국어.

- **기**(Ki) : 활력체의 움직임 양식을 표현하는 일본어.

- **내재적 시공간**(Immanent space-time) : 내재적 현실(imminent reality) 참조.

- **내재적 현실**(immanent reality) : 생각의 초월적 세계와 원형으로부터 구분하기 위해 우리가 경험하는 내재적 공간-시간-물질-운동의 일상적 세계에 대한 일원론적 관념론자들의 호칭.

- **노이만**(Neumann, John von) : 의식이 양자의 파동 기능을 붕괴한다는 것을 처음으로 상정한 수학자. 그는 또한 게임 이론과 현대의 컴퓨터 이론에 근본적 업적을 세웠다.

- **뉴턴**(뉴턴, Issac) : 고전역학의 창시자.

- **니르마나카야**(Nirmanakaya) : 불교 용어로 의식의 구현체.

- **다르마**(dharma) : 각 개인의 윤리적이고 창의적인 발견 경로, 말하자면, 개

인의 생의 창의적인 운명.

- **다르마**(Dharma) : 의식, 전체성, 존재의 근거. 소문자 'd'로 쓰면 의무와 창의적 운명을 의미한다. 또한 힌두에서는 정의의 신을 말한다.

- **다르마카야**(Dharmakaya) : 불교에서 의식의 신체, 존재의 근거.

- **다윈**(Darwin, Charles) : 자신의 이름으로 된 진화이론의 발견자.

- **단속평형이론**(Punctuate equilibrium) : 다윈의 진화의 연속적인 진행과는 달리 그 속에는 구두점이 - 구두점, 쉼표, 빠른 진화의 시기가 - 있다고 하는 진화 이론.

- **대뇌피질**(Cerebral Cortex) : 포유류의 뇌에서 가장 바깥에 있는 최근에 진화된 부분; 신피질 이라고도 부른다.

- **대응원리**(對應原理, Correspondence principle) : 보어에 의해 발견된 개념으로 특정 제한 조건 하에서(일상적인 상황 하에서는 대부분의 거시체에 의해 만족된다.) 양자 수학이 뉴턴의 고전적수학과 같은 운동을 예측한다는 것이다. 비슷한 대응원리가 관념론적 과학에서도 발견 된다; 완벽한 훈련(조건형성) 하에서 관념론적 과학은 물질주의 과학과 일치한다.

- **데바**(Deva) : 산스크리트어로 '천사'의 의미.

- **동시성**(동시발생, Synchronicity) : 원인은 없는 그러나 의미 있는 우연으로 융에 의해 사용된 말.

- **라자스**(Rajas) : 리비도와 비슷한 활동성을 향한 경향을 의미하는 산스크리트어. 프로이트 식으로는 심리학적 욕구.

- **루파**(Rupa) : '형태(form)'를 의미하는 산스크리트어.

- **셸드레이크**(Sheldrake, Rupert) : 생물학적 형태형성 이론이라는 과학의 관념론적 이론을 처음 가져다 준 사람 중의 하나인 생물학자.

- **마슬로우**(Maslow, Abraham) : 일원론적 관념론의 틀을 기반으로 한 초개인

심리학의 창시자.

- **마야**(Maya) : 나와 세계의 분명한 분리; 또한 환상이라고 말하기도 한다. 현재의 이론에 의하면 마야는 양자측정의 얽힌 계층에서 온다.

- **마나스**(Manas) : 마음을 의미하는 산스크리트어.

- **마음**(Mind) : 정신체(mental body) 참조.

- **맥락**(脈絡, Context) : 세계에서의 의미의 흐름을 안내하기 위해 의식이 사용하는 해석적 분야; 내용 뒤에 있는 인과적 근거

- **모나드**(Monad) : 죽음 이후에도 살아남는 실체.

- **모크샤**(Moksha) : 탄생 - 죽음 - 윤회의 순환에서의 해방을 의미하는 산스크리트어.

- **무의식**(Unconscious) : 이 책에서는 의식의 실재는 있으나 주체 - 객체 분리의 인식이 없는 것; 집단적 무의식(collective unconscious) 참조.

- **무의식적 과정**(Unconscious processing) : 인식 없이 의식에 의한 처리 과정(즉 가능성 파동의 붕괴 없이).

- **무의식적 지각**(unconscious perception) : 그것에 대한 인식 없는 지각; 이 책에서는 양자적 뇌 상태의 붕괴 없는 지각.

- **물질적 현실주의**(Material realism) : 오직 물질적 현실만이 존재하고, 모든 것은 물질로 이루어지며(물질과 연관된 것들, 에너지, 장 등), 그리고 의식을 물질의 부수현상이라고 보는 견해를 가지는 철학.

- **물질주의자**(Materialist) : 이 책에서는 물질이 모든 존재의 근거라는 견해를 가진 물질적 현실주의자를 의미하는 데에 사용하였다.

- **물질파동**(Matter waves) : 양자 역학에 따라서 파동성을 가지는 전자나 원자(때로는 거시체도)같은 물질 객체. 물질적 객체의 파동을 물질파동이라고 부른다.

- **미묘체**(Subtle body) : 일반적으로는 오직 내적으로, 개인적으로만 경험하는, 정신체, 활력체, 테마체의 집합.

- **바르도**(Bardo) : '통로' 또는 '전이'를 의미하는 티베트어.

- **박티 요가**(Bhakti yoga) : 사랑과 헌신의 요가.

- **방사능**(Radioactivity) : 원자핵이 붕괴하는 동안 자연히 해로운 방사선을 방출하는 특정한 화학적 성분의 특성. 방사능 붕괴는 양자 확률규칙을 따른다.

- **법칙을 따르는 행동**(Law - like behavior) : 물리법칙 같은 인과적 법칙에 의해서만 지배되는 행동.

- **베단타**(Vedanta) : 일원론적 관념론을 제기하는, Upanishad에 나오는 힌두 Vedas의 마지막 메시지.

- **보살**(보디사트파, Bodhisattva) : 의식의 밝은 빛에 합쳐지는 것을 택하지 않고, 대신 모든 사람들이 도달할 때 까지 출입구에서 사람들을 돕기 위해 서 있는 깨달은 사람(불교에서).

- **보어**(Bohr, Niels) : 네덜란드 물리학자로서, 보어 원자와 상보성 원리의 발견자. 살아있는 동안 양자 역학의 메시지를 위한 가장 영향력 있는 대변인이었다.

- **부수현상**(附隨現像, Epiphenomenon) : 인과적 효력이 없는 이차적 현상; 다른 사전 존재에 따라 부수되어 존재하는 것.

- **부활**(resurrection) : 죽은 사람이 살아나는 것; 기독교의 용어.

- **불확정성원리**(不確定性原理, Uncertainty principle) : 양자 객체의 운동량과 위치 같은 상보적인 양은 완전히 정확하게 동시에 측정될 수 없다는 원리.

- **붕괴**(崩壞, Decay) : 원자핵이 해로운 방사선을 방출하고 다른 상태로 변환하는 과정.

- **브라만**(Brahman) : 산스크리트어로 모든 존재의 근거인 의식을 의미한다; 신격(godhead), 도(Tao).

- **비국소성**(Nonlocality) : 시공간을 통한 신호의 교환 없는 즉각적인 영향 또는 소통; 시공간을 초월하는 깨지지 않은 전체성 또는 불가분성. 초월(transcendence) 참조.

- **비국소적 상호연관**(Nonlocal correlation) : 한동안 상호작용하다가 다음에 상호작용을 중지하는 두 양자 객체 사이의 먼 거리에서도 유지되는 위상관계. 이 책에서의 모델은 두 객체 사이의 잠재적 비국소적 영향에 상응하는 아인슈타인 - 포돌스키 - 로젠(Einstein - Podolsy - Rosen) 상호 연관이다.

- **사토리**(Satori) : 사마디를 의미하는 선 용어. 양자 자신의 경험.

- **사트와**(Sattwa) : 창의성을 의미하는 산스크리트어, 힌두 심리학에 의하면 심리학적 욕구의 하나.

- **사마디**(Samadhi) : 삼매. 자아의 정체성을 초월하는 양자자신의 경험. 이 경험에서는 관찰자와 관찰 대상이 통합된다.

- **삼보가카야**(Sambhogakaya) : 보신불. 의식의 원형적 신체, 불교 용어.

- **삼보가카야 바디**(Sambhogakaya body) : 구현된 세계에서 재탄생을 초월한, 업보적으로 성취한 무형의 양자 모나드.

- **상대성**(relativity) : 아인슈타인에 의해 1905년 발견된 특수 상대성 이론으로 이에 의해 우리의 시간에 대한 개념이 뉴턴의 절대적 시간으로부터 운동에 관련되어 존재하고 변하는 시간으로 바뀌었다.

- **상보성**(Complementrity) : 파동성과 입자성과 같이 반대되는 양상을 가지는 양자객체의 특성으로, 주어진 실험 환경에서 우리는 오직 한 가지만 관찰할 수 있다. 양자객체의 상보적 양상은 초월적인 파동성과 내재적인 입자성을 말한다.

- **생명**(Life) : 살아있는 세포와 세포군에서 자기참조적 양자측정으로부터 생기는 주체 - 객체 인식의 능력.

- **선문답**(禪問答, Koan) : 이해를 함에 있어 마음이 비연속적(양자) 도약을 하게 하기 위해서 선불교 전통에서 사용하는 역설적 담화 또는 질문.

- **슈뢰딩거**(Schrödinger, Erwin) : 오스트리아의 물리학자로서, 양자 역학을 하이젠버그와 공동으로 발견하였다. 한동안 확률적 해석에 반대하였으나, 나중에 일원론적 관념론의 일부 요소를 수용하였다.

- **슈퍼마인드**(Supermind) : 물리법칙을 포함하여, 사람이 존재의 인과적 신체를 "통제"(control over) 할 때의 활기(활동성).

- **스티븐슨**(Stevenson, Ian) : 어린이의 환생 일화를 연구한 가장 유명한 연구자.

- **신**(God) : 모든 구현의 전체 뒤에 있는 창의적 원리.

- **신비적 경험**(mystical experience) : 자아를 넘어선 의식위주에서의 의식의 경험.

- **신지학**(神智學, Theosophy) : 헬레나 블라바츠키(Helena Blabatsky)에 의해 1875년 미국에서 시작한, 진화와 윤회에 대한 동양의 신비적 개념에 근거한 교리.

- **신피질**(Neocortex) : 대뇌피질(Cerebral cortex) 참조.

- **실제**(Reality) : 국소적과 비국소적, 내재적과 초월적 모든 것을 포함하여, 있는 모든 것; 이에 반해, 시공간의 우주는 실제의 국소적 내재적 측면을 말한다.

- **심신평행론**(Psychophysical parallelism) : 마음과 신체가 사건이 평행하게 일어나는, 두개의 분리된 상호작용하지 않는 실재에 속한다는 개념. 다시 말하면, 뇌의 모든 상태에 대하여 이에 대응하는 정신 상태가 있다.

- **아인슈타인**(Einstein, Albert) : 상대성 이론의 발견자로서, 역사상 가장 유명한 물리학자. 그는 파동 - 입자의 이중성과 확률의 기본 개념을 포함하

여, 양자이론에 지대한 공헌을 하였다.

- **아트만**(Atman) : '자아를 넘어선 상위의 높은 우주적 자신'을 의미하는 산스크리트어, 일차적 경험의 양자적 창의적 자신.

- **알고리즘**(Algorithm) : 단계 A에서 단계 B로 가는 규칙에 근거한 절차.

- **알랭**(Alain, Alain) : 파리 11대학(Paris - Sud)의 실험물리학자로서 1982년 그의 이름을 딴 실험으로 양자의 비국소성을 정립하였다. 이 실험은 실험적 형이상학의 최초의 예가 된다.

- **양자 모나드**(Quantum monad) : 정신체와 활력체의 양자기억을 통해서 한 생애에서 다른 생애로 살아있을 때의 성향과 학습된 맥락을 이전하는 모나드.

- **양자**(Quantum) : 에너지의 이산 다발; 에너지의 또는 교환 가능한 다른 물리량의 가장 낮은 단위.

- **양자기억**(Quantum memory) : 뇌, 마음과 활력체의 양자 역동학을 지배하는 비선형적 양자 방정식의 확률계산의 수정에 근거한 기억. 이 기억에 의해 학습된 반응의 회상의 확률이 증가한다.

- **양자도약**(量子跳躍, Quantum leap) : 전자가, 원자의 한 궤도에서 다른 궤도로 궤도 사이의 공간을 통하지 않고 가는, 비연속적 전이.

- **양자역학**(Quantum mechanics) : 원자적 객체와 연관되어 처음 발견된, 양자(이산량), 양자 도약 (quantum jump; 비연속적 전이)의 개념을 근거로 한 물리 이론.

- **양자자신**(Quantum self) : 인간 경험의 진정한 자유, 창의성, 비국소성에 있는 자아를 넘어선 자신의 기본적 주체 양식.

- **양자측정이론**(Quantum measurement theory) : 어떻게 다면 양자 가능성 파동이 측정에 의해 단면(한 가지 양상)으로 감소 또는 붕괴하는가에 대한 이론. 이 이론에 의하면 측정은 오직 인식을 하고 있는 관찰자에 의한 의식적

인 관찰에 의해서만 이루어질 수 있다.

- **얽힌 계층**(Tangled hierarchy) : 범주 수준 사이의 순환; 비연속성 없이는 인과적으로 추적될 수 없는 계층. 예를 들면, 거짓말쟁이의 역설 '나는 거짓말쟁이이다.'

- **업보 요가**(Karma yoga) : 행위의 요가, 행위를 하나 행위로부터 얻은 이익은 포기하는 요가.

- **업보**(業報, Karma) : 한 생애에서 다음 생애로 전달되는 전생의 성향, 학습 그리고 좋고 나쁜 조건.

- **에너지 보존의 법칙**(Law of conservation of energy) : 현재까지 여러 실험에서 입증된 것으로 물질적 우주의 에너지는 일정하다는 개념.

- **열반**(Nirvana) : 불꽃(욕망의)의 소멸을 의미하는 산스크리트어. 힌두의 불교적 개념으로 모크샤(Moksha)와 같은 의미이다.

- **염력**(念力, Psychokinesis) : 사물을 옮기는 영적 능력.

- **영매**(靈媒, Medium) : 죽은 사람과 소통할 수 있는 사람.

- **영혼**(Soul) : 물리적 신체가 죽은 후에도 살아남는 실체; 양자 모나드.

- **오로빈도**(Aurobindo) : 우리에게 슈퍼마인드(Supermind)의 개념을 가져다 준 예지자적 철학자 - 현자. 슈퍼마인드 참조.

- **원형**(原形, Archetype) : 물질적, 활력적 또는 정신적 구현의 전구체로서 플라톤의 개념; 본능 과 집단적 무의식의 원초적 정신 과정인 융의 상징.

- **위상 관계**(Phase relationship) : 특히 파동 같은 객체의 운동의 위상(조건) 사이의 관계.

- **윌버**(Wilber, Ken) : 초개인심리학자. 그의 방대한 연구는 동양의 지혜를 서양의 정신에 가져오는 데에 중요한 역할을 했다.

- **유아론**(唯我論, Solipsism) : 오직 자기 자신만이 존재를 증명할 수 있다는 철학.

- **유전자**(Gene) : 번식 시에 유전적 특성을 전이하는 성분으로 알려져 있는 DNA 분자의 구성요소; 유전자는 또한 생물학적 진화에서 유리하게 또는 불리하게 선택되는 것으로 믿어지고 있다; 일부 생물학자에 의하면 유전자는 생물학적 존재의 근거적 요소이다.

- **유체이탈 경험**(Out - of - the - body experience, OBE) : 자신의 신체 밖에 있는, 사람들의 경험. 밖에서 그들은 자신의 신체를 수술하는 장면 등 자신의 국소적 시야 넘어서 있는 것을 본다.

- **윤회**(輪廻, Reincarnation) : 죽음 이후에 생존과 재탄생이 있다는 개념; 우리에게는 한 탄생에서 다음 탄생으로 이전되는 어떤 본질이 있다.

- **융**(Jung, Carl G) : 자신의 이름이 담긴 현대 심리학의 주류를 창시한 심리학자. 집단적 무의식 개념과 언젠가는 물리학이 심리학과 합쳐져야만 한다는 환상적인 통찰로 유명하다.

- **의미론**(Semantic) : 의미에 대한 연구.

- **의식 상태**(State of consciousness) : 다양한 인식의 정도에서의 의식의 상태; 예를 들면, 각성 상태, 깊은 수면, 꿈꾸는 수면, 최면, 명상 상태 등.

- **의식**(Consciousness) : 뇌 또는 살아있는 세포, 또는 세포군 안에서 양자의 파동 기능을 자기 참조적으로 붕괴하면서, 선택하는 주체와 경험으로서 구현하는 존재의 근거(원래의, 자족적인, 모든 것의 구성 요소인).

- **의식내의 과학**(Science within consciousness) : 의식이 모든 존재의 근거라는 개념에 근거한 과학. 관념론적 과학(idealist science)을 참조.

- **이원론**(Dualism) : 마음과 뇌가 각각 두 분리된 실재의 영역에 속해 있다는 개념.

- **이중슬릿실험**(Double - slit experiment) : 파동의 특성을 결정하는 고전적 실험; 예를 들면, 빛 또는 전자의 줄기를 방출하여 스크린에 있는 두 작은 구멍을 통과하게 하여 사진 석판 또는 형광 스크린에 간섭 패턴을 만든다.

- **인과관계**(因果關係, Causality) : 모든 효과에 선행하는 원인에 대한 원리.

- **인과적 결정론**(Causal determinism) : 결정론(Determinism) 참조.

- **인과체**(Causal body) : 존재의 근거로서의 의식; 지복체. 자기참조(self - reference)를 참조.

- **인식**(Awareness) : 주체 - 객체 분리 의식.

- **일원론**(Monism) : 마음과 뇌가 같은 실제에 속한다는 철학.

- **일원론적 관념론**(Monistic Idealism) : 의식을 모든 존재의 근거인 일차적 실제라고 정의하는 철학. 일치하는 경험적인 현실의 객체는 모두 의식의 수정으로 부터 생기는 의식의 부수현상이다. 의식을 제외하고는 의식의 경험의 주체나 객체에 자기 본성 (self - nature)이라는 것은 없다.

- **자기참조**(Self - reference) : 자신을 참조하는 논리적 순환. 순환성(circularity) 참조.

- **자신**(Self) : 의식의 주체. 개인 자신(individual self) 또는 양자 자신(quantum self) 참조.

- **자아**(Ego) : 특성에 개인적인 이야기의 내용을 더한 정체성.

- **자유의지**(Free will) : 다른 필수적인 원인에 의해 결정되지 않는 선택의 자유.

- **정신체**(mental body) : 분리된 세계에 속하는 마음에 관한 것들의 신체. 마음은 뇌에 관한 것들에 의미를 준다.

- **존재론**(Ontology) : 존재의 본질 또는 근본적 실제에 대한 연구; 형이상학.

- **죽음 요가**(Death yoga) : 의식의 죽음을 위해 고안된 수행.

- **죽음**(Death) : 의식의 수반과 – 가능성 파동의 붕괴의 형태에서 – 생명으로부터 의식의 정체성의 철회.

- **즈냐나 요가**(Jnana yoga) : 지능을 초월하기 위해서 지능을 이용하는 것에 기반을 둔 요가.

- **지능**(Intellect) : 정신적, 활력적 그리고 정신적 움직임을 위한 맥락을 제공하는 의식의 초정신체(supramental body). 오늘날 일반적인 사용으로는, 지능은 지능체 맥락의 정신적 아이디어를 말한다. 초정신적 테마체(theme body) 참조.

- **지바**(Jiva) : 양자 모나드(Quantum monad)의 산스크리트어.

- **지반무크타**(Jivanmukta) : 탄생 – 죽음 – 재탄생의 순환에서 해방에 이른 개인.

- **지복체**(至福體, Bliss body) : 존재의 근거로서의 의식, 모든 행복의 원천

- **지옥**(Hell) : 폭력적인 감정에 대응하는 의식의 원형적 영역.

- **집단적 무의식**(Collective unconscious) : 통합 무의식 – 우리가 인식하지는 못하지만, 공간, 시간, 문화를 초월하는 우리 의식의 측면. 융에 의해 처음으로 소개된 개념.

- **차크라**(Chakra) : 활력체의 기능을 표현하는 상호 연관된 세포군 또는 기관을 따라 활력체가 붕괴된 물리적 신체의 위치. 또한 느낌의 중심.

- **창의성**(Creativity) : 새로운 맥락 내에서 또는 새로운 의미와 함께 새로운 가치를 발견하는 것.

- **천국**(Heaven) : 원형적 영역; 또한 경건한 특성의 원형적 영역.

- **초개인 심리학**(Transpersonal psychology) : 우리의 의식은 통합적이고 초월적인 측면을 포 함하기 위해 훈련(조건화)된 개인의 자아를 넘어서 확장된다는 개념을 근거로 한 심리학 학파.

- **초월적 경험**(transcendental experience) : 자아를 넘어선 의식의 직접적 경험.

- **초월적 영역**(Transcendental domain) : 역설적으로 물리적 시공간 안과 밖에 같이 있는 실제의 영역에 관한 것. 이 책에서는, 초월적 영역은 비국소적 존재로서 해석 된다 – 이는 시공간을 통한 신호의 교환 없이 가능한 연결을 만듦으로써 시공간에서의 사건에 영향을 줄 수 있다. 비국소성(nonlocality), 가능태(potentia) 참조.

- **초정신**(Supermental) : 정신체, 활력체 그리고 물리적 신체의 움직임을 지배하는 마음을 넘어 선 의식의 신체. 테마체(theme body)와 지능(intellect) 참조.

- **총체**(Gross body) : 외적인 것으로 우리에게 인식되는 구현인 물리적 신체.

- **카오스 이론**(Chaos theory) : 그 움직임이 초기 조건에 민감해 장기적인 예측 가능성이 없는, 특정한 결정론적 고전적 시스템(카오스 시스템)의 이론. 물질주의자들에게는 이 결정된 그러나 예측 가능하지는 않은 카오스 시스템의 특성이 주관적인 현상의 적절한 은유를 만들어 준다.

- **쿤달리니**(Kundalini) : 척추와 평행하게 있는 nadi를 따라 올라가며 차크라(차크라)를 여는 말려 올라간 활력에너지. 차크라 참조.

- **타마스**(Tamas) : 힌두 심리학에서 조건부 행동을 향한 성향을 의미하는 산스크리트어.

- **테마체**(Theme body) : 정신체, 활력체 그리고 물리적 신체의 움직임을 위한 테마 또는 맥락의 초정신체. 초정신 또는 지능 참조.

- **특성**(Character) : 성향, 패턴 그리고 개인을 규정하는 학습된 맥락의 모든 것.

- **파동함수**(Wave function) : 양자 가능성 파동의 진폭을 표현하는 수학적 함수; 슈뢰딩거 방정식의 해법으로 얻는다.

- **패러다임 전환**(Paradigm shift) : 당시의 과학적 연구를 지배하는 거시 이론 또는 상부 세계관의 근본적 변화.

- **프라나**(prana) : '활력 에너지'(그리고 또한 호흡과 생명)를 의미하는 산스크리트어.

- **프로그램을 따르는 행동**(Program - like behavior) : 컴퓨터 프로그램과 같은 원인뿐만 아니라 목적에 의해 지배받는 행동.

- **프로이트**(Freud, Sigmund) : 정신분석학의 창시자. 어떤 사람들은 현대 심리학의 창시자라고도 함.

- **플라톤**(Plato) : 서구의 원조 일원론적 관념론자 중 한 사람.

- **하이젠버그**(Heisenberg, Werner) : 양자역학의 공동 발견자인 독일 물리학자. 그의 양자역학 발견은 물리학 역사상 가장 창의적인 사건으로 간주된다.

- **해방**(Liberation) : 탄생 - 죽음 - 재탄생의 순환에서의 해방.

- **핵**(Nucleus) : 원자의 무거운 중심부로 그 주위에 전자가 회전한다.

- **행동주의**(Behaviorism) : 현 세기 심리학의 주요한 패러다임으로, 인간의 행동을 개인의 자극 - 반응 - 강화 패턴의 역사에서 찾을 수 있다고 설명한다.

- **헤이플릭 효과**(Hayflick effect) : 인간의 세포는 오직 50회 정도만 복제할 수 있다는 레너드 헤이플릭(Leonard Hayflick)이 발견한 효과.

- **현실주의**(Realism) : 관찰자 또는 주체와 독립적으로 실증적인 실재의 존재를 제기하는 철학. 물질 현실주의 (Material realism) 참조.

- **형태형성**(形態形成, Morphogenesis) : 생물학적 형태를 만드는 것.

- **형태형성장**(Morphogenetic field) : 정보의 장으로서, 루퍼트 셸드레이크에 의하면, 생물학적 존재의 형태형성 계획을 가지고 있다.

- **환원주의**(Reductionism) : 모든 현상은 미소수준의 물질로 환원될 수 있다는 철학.

- **활력 에너지**(Vital energy) : 활력체(vital body)의 움직임의 양식; 또한 프라나, 기(chi 또는 ki)라고도 부른다.

- **활력체**(活力體, Vital body) : 물리적, 정신적 과정과는 다른 생명 - 물질(life - substance)(프라나 또는 chi 또는 ki)로 이루어진 생명 - 과정(life - process)의 신체; 물리적 신체, 정신체와 독립적인 분리된 신체이다. 형태형성장(morphogenetic field)의 운반자이다.

영혼의 물리학(Physics of the Soul)

2판 발행일   2022년 4월 25일

지은이   아미트 고스와미
옮긴이   최 경 규
펴낸이   손 형 국
펴낸곳   (주)북랩
편집인   선일영   편집   정두철, 배진용, 김현아, 박준, 장하영
디자인   이현수, 김민하, 안유경   제작   박기성, 황동현, 구성우, 권태련
마케팅   김회란, 박진관
출판등록   2004. 12. 1(제2012 - 000051호)
주소   서울시 금천구 가산디지털 1로 168, 우림라이온스밸리 B동 B113, 114호
홈페이지   www.book.co.kr
전화번호   (02)2026 - 5777   팩스   (02)2026 - 5747

ISBN   979-11-5987-549-6 03510(종이책) 979-11-5987-550-2 05510(전자책)

이 도서의 국립중앙도서관 출판예정도서목록(CIP)은 서지정보유통지원시스템 홈페이지(http://seoji.nl.go.kr)와
국가자료공동목록시스템(http://www.nl.go.kr/kolisnet)에서 이용하실 수 있습니다.
(CIP제어번호 : CIP2017011042)

(주)북랩 성공출판의 파트너
북랩 홈페이지와 패밀리 사이트에서 다양한 출판 솔루션을 만나 보세요!

홈페이지 book.co.kr   •   **블로그** blog.naver.com/essaybook   •   **출판문의** book@book.co.kr

작가 연락처 문의 ▸ ask.book.co.kr
작가 연락처는 개인정보이므로 북랩에서 알려드릴 수 없습니다.